Mosaik
bei GOLDMANN

Buch

Das Geheimnis der neuen Atkins-Diät basiert auf der Regulierung des Stoffwechsels. Denn 95 Prozent der übergewichtigen Menschen haben keine Eß-, sondern Stoffwechselprobleme: Der Körper verbrennt die Nahrung nicht richtig und setzt deswegen Fett an. Dr. Atkins zeigt, daß nicht die Kalorienzufuhr vermindert werden muß, sondern die Nahrung arm an Kohlenhydraten sein muß. Die Vorteile einer solchen Diät liegen auf der Hand: Man kann soviel essen, wie man will, man muß lediglich auf die versteckten Kohlenhydrate achten. Da man letztlich normal ißt, fällt der Jo-Jo-Effekt weg. Außerdem bewirkt diese Ernährungsweise einen ungeheuren Energieschwung im Körper und beugt zum Beispiel zu hohem Blutdruck und zu hohem Cholesterinspiegel vor.

Autor

Dr. Robert C. Atkins ist Gründer und Direktor des »Atkins Center for Complementary Medicine«. Als Diätarzt ist er zudem Autor von zahlreichen Gesundheits- und Ernährungsratgebern, die weltweit zu Bestsellern wurden.

ROBERT C. ATKINS

Die neue Atkins Diät

Abnehmen ohne Hunger

Aus dem Amerikanischen von
Anneli von Könemann

Die hier vorgestellten Informationen sind nach bestem Wissen und Gewissen geprüft, dennoch übernehmen der Autor und der Verlag keinerlei Haftung für Schäden irgendeiner Art, die sich direkt oder indirekt aus dem Gebrauch der hier vorgestellten Anwendungen ergeben. Bitte beachten Sie in jedem Fall die Grenzen der Selbstbehandlung, und nehmen Sie bei Krankheitssymptomen professionelle Diagnose und Therapie durch ärztliche oder naturheilkundliche Hilfe in Anspruch.

Umwelthinweis:
Alle bedruckten Materialien dieses Taschenbuches
sind chlorfrei und umweltschonend.

Deutsche Erstausgabe Mai 1999
© 1999 der deutschsprachigen Ausgabe
Wilhelm Goldmann Verlag, München
in der Verlagsgruppe Bertelsmann GmbH
© 1992 by Robert C. Atkins, M.D.
Originalverlag: M. Evans and Company, Inc., N.Y.
Originaltitel: Dr. Atkins New Diet Revolution
Umschlaggestaltung: Design Team München
unter Verwendung folgender Fotos:
Umschlag und Umschlaginnenseiten:
Tony Stone Bilderwelten, David Steward
Redaktion: Renate Weinberger
Druck: Presse-Druck Augsburg
Verlagsnummer: 14113
Kö · Herstellung: Max Widmaier
Made in Germany
ISBN 3-442-14113-3
www.goldmann-verlag.de

3 5 7 9 10 8 6 4

Für meine liebende und wunderschöne Frau Veronica,
die mich stets treu mit emotionaler, intellektueller,
spiritueller und kohlenhydratarmer Nahrung versorgt hat.

Inhalt

Vorwort 9

I. Warum die Diät funktioniert 11

Dr. Atkins Diät-Offenbarung 13
Was dieses Buch Ihnen offenbaren wird. 36
Sind Sie das? – Drei Typen, für die eine
ketogene Diät genau das Richtige ist 48
Insulin – das Hormon, das Sie dick macht 60
Die große Fettschmelze –
das Geheimnis einer ketogenen Diät 68
Der Stoffwechselvorteil – Traum aller Diätwilligen 75

II. Wie Sie Ihre zweiwöchige Diät durchhalten –
in 14 Tagen zum Erfolg 91

Der Anfang – so gelingt Ihnen der Start der
14-Tage-Diät 93
Die Regeln der Diätphase eins –
Ihr 14-Tage-Testprogramm 101
Durchhalten der Diätphase
eins zu Hause und im Beruf 115
Überprüfung Ihrer Erfolge
nach 14 Tagen Diät 129

Inhalt

III.	Warum diese Diät Sie gesund macht	137

Ernährungsbedingte Störungen 139
Die Leiden der Hypoglykämie und die
Gefahren des Diabetes 141
Die Welt der Pilzinfektionen 159
Nahrungsmittelunverträglichkeiten – warum
jeder Mensch eine spezielle Diät benötigt 168
Ein guter Schutz für Ihr Herz 174
Fett in der Nahrung: ein echter Übeltäter oder
unschuldiger Sündenbock? 198

IV.	Wie Sie die neue Ernährung Ihr Leben lang durchhalten	215

Diätphase zwei –
die grundlegende Reduktionsdiät 217
Behandlung eines extrem hohen Stoffwechsel-
widerstands – das einzigartige Fettfasten 234
Diätphase drei – die Vorbereitung auf eine
lebenslang schlanke Figur 247
Diätphase vier – für immer schlank 250
Sport – ein angenehmer Weg zur
schlanken Figur 263
Ernährungszusätze –
die Geheimnisse des Atkins-Centers 272
Essen Sie sich zu immerwährender Schlankheit .. 283
Das Selbst, dem Sie dienen, sind Sie selbst 301

V.	Menüs und Rezepte	305

Der »Atkins und ich«-Speiseplan 307
Prototypen für die »Atkins und ich«-Mahlzeiten .. 309
Typische Frühstücksgerichte,
Mittag- und Abendessen 313

Inhalt

Rezepte 324
Suppen 328
Eierspeisen 331
Geflügel, Rindfleisch, Meeresfrüchte 337
Salate und Dressings 355
Vegetarische Gerichte 362
Zwischenmahlzeiten 367
Brot, Pfannkuchen, Muffins 369
Desserts 373
Kohlenhydratangaben in Gramm 380

Glossar 387
Benutzte Quellen 390
Register 399

Vorwort

Dutzende von Diäten reduzieren vorübergehend Ihr Gewicht. Doch wenn Sie nicht nur an Gewichtsverlust, sondern auch an Ihrer Gesundheit interessiert sind, sollten Sie einen Schritt weitergehen. Stellen Sie sich konsequentere und weitaus interessantere Fragen: *Welche Diäten können die Energie und das Wohlbefinden wiederherstellen, das ich früher einmal kannte und fast vergessen habe? Welche Diäten stärken meine Gesundheit, Tag für Tag und Jahr für Jahr?*

Ich glaube, Sie brauchen nichts anderes als eine Wohlfühl-Diät, eine Hochenergie-Diät, eine lebenslange Wellness-Diät.

Als Veteran der Diätfront schreibe ich aus einer einzigartigen Perspektive heraus. Die Menschen kommen zu mir aus Sorge um ihre Gesundheit, denn sie wissen, daß ich weiß, wie man Gewicht verliert. Aber ich glaube, sie sind sich vor allem der Tatsache bewußt, daß ich den Ruf habe, Männern und Frauen bei ihren ernsten Gesundheitsstörungen helfen zu können. Das *Atkins Center for Complementary Medicine* ist eine bedeutende ambulante Klinik in der 55. Straße in Manhattan, mit einem Patientenstamm von fast 10 000 Personen. Diese Menschen haben Diabetes und Herzkrankheiten, multiple Sklerose und Arthritis, sind chronisch müde oder leiden an Bluthochdruck. Weniger als 5 Prozent dieser Patientinnen und Patienten hatten als *wichtigstes* Ziel Gewichtsverlust, als sie an meine Tür klopften.

Ruhm und Reichtum erntete ich jedoch erst, nachdem ich

Vorwort

wirkungsvollere Diätmaßnahmen entwickelt hatte. Erst nachdem die Atkins-Diät mich berühmt gemacht hatte, machte ich die Ernährungsberatung zu meinem Lebensinhalt, um damit ernste gesundheitliche Probleme zu lösen.

Die richtige Ernährung ist ein wesentlicher Teil der von mir vertretenen Gesundheitsvorsorge. Wenn Sie nicht richtig essen, können Sie nicht gesund sein, und wenn Sie richtig essen, werden Sie, ganz allgemein gesprochen, *kein* Übergewicht bekommen.

Dies ist eine Binsenweisheit, die von all meinen Erfahrungen als Arzt bestätigt wird.

Fettsucht und schlechte Gesundheit, Griesgrämigkeit und Erschöpfungszustände, schläfrige Tage und schlaflose Nächte – dies alles sind vertraute Klagelieder im Ohr eines jeden Arztes, der schon lange übergewichtige, schlecht ernährte Menschen ohne ausreichende Bewegung behandelt. Fettsucht ist keine zufällige Ansammlung von überflüssigen Pfunden, sondern eine *Stoffwechselstörung*, die in direktem Zusammenhang mit Gesundheitsstörungen steht.

Als ich vor zwanzig Jahren meinen ersten Bestseller *Diätrevolution* schrieb, wollte ich den Menschen vor allem zeigen, wie man schnell abnehmen kann, und zwar leicht und ohne allzuviel Aufwand und Mühen. Die Prinzipien, die ich damals dafür aufstellte, gelten heute noch. Sie bieten eine wirkungsvolle Möglichkeit, überflüssige Pfunde loszuwerden und das Gewicht danach auch zu halten. Ich bezweifle sogar, daß es je eine andere Methode gegeben hat, die so bombensicher und ganz ohne Hunger funktioniert.

Aber die Prinzipien, mit denen ich mich seitdem als Diätarzt beschäftige, bieten *mehr* als Gewichtsverlust. Sie beinhalten eine Verpflichtung zu völliger Wellness – die stoffwechselbedingte Basis für ein absolut zufriedenstellendes Wohlgefühl.

Dr. Robert C. Atkins

I
Warum die Diät funktioniert

Dr. Atkins Diät-Offenbarung

Finden Sie sich im folgenden wieder?

Sie waren entschlossen abzunehmen und haben geschworen, es diesmal »richtig« zu machen, bis der Erfolg Ihnen sicher wäre. Sie haben kein rotes Fleisch mehr gegessen, sich Ihr Omelett nur aus Eiweiß in einer Teflonpfanne gebraten, die Haut vom Hühnchen entfernt, viel Nudeln und die in der Schale gebackenen Kartoffeln ohne Butter gegessen. Es gab gefrorenen Joghurt und Fruchtsorbet zum Dessert, Hafergrütze und fettarme Milch oder auch Müsli und eine Banane zum Frühstück, weißes Putenfleisch auf Brötchen und einen großzügigen Salat ohne Öl zum Mittagessen.

Und Sie sind auch drangeblieben. Sie wußten, es war die richtige Diät, denn ihre Freunde und Bekannten gratulierten Ihnen zu Ihrem guten und gesunden Ernährungsverhalten. Und trotzdem hatten Sie immer irgendwie ein ungutes Gefühl, und die Diät funktionierte nie ganz so, wie Sie es sich vorstellten, diese Art zu essen stellte Sie einfach nicht zufrieden. Manchmal hatten Sie noch Hunger und nicht dieses aufbauende Gefühl, das Sie von der »richtigen« Diät erwarteten. Am schlimmsten war jedoch, daß sich ein dauerhafter, merklicher Gewichtsverlust nicht klar und deutlich einstellte. *Nie hat Ihnen eine Diät das gebracht, was Sie eigentlich wollten.*

Wenn also diese Beschreibung auf Sie zutrifft, sind Sie vielleicht einfach ein ganz normaler Mensch, der *übers Ohr gehauen* wurde. Reingelegt von der Gesellschaft, in der wir leben und die Ihnen einen Weg vorgaukelte, der für Sie ein-

Dr. Atkins Diät-Offenbarung

fach der falsche war. In die Irre geführt von den Medien, die immer wieder vorübergehende Diätmoden propagieren – ungeachtet des Stoffwechsels des einzelnen. Sind Sie tatsächlich diese Person, werden diese Enttäuschungen bald ein Ende haben. Ich habe mittlerweile 25 000 Menschen geholfen, die zu mir kamen, weil sie abnehmen mußten und nicht sicher waren, wie sie es anstellen sollten, und ich werde auch Ihnen helfen.

Diäten kommen und gehen, doch die Erwartungen, welche die Menschen an sie knüpfen, bleiben weitgehend dieselben. Lassen wir unserer Phantasie einmal freien Lauf. Würden Sie nicht eine Diät begrüßen, die

⇨ Ihnen keinerlei Beschränkungen auferlegt hinsichtlich der Mengen, die Sie essen dürfen?
⇨ den Hunger völlig aus Ihrem Diätplan ausschließt?
⇨ so viele gehaltvolle Nahrungsmittel in Ihren Ernährungsplan einbezieht, wie Sie sie noch nie zuvor gegessen haben?
⇨ Ihren Stoffwechsel so anregt, daß Ihnen schon die Idee, Kalorien zu zählen, absurd erscheint?
⇨ für einen stetigen Gewichtsverlust sorgt, auch wenn frühere Diäten oft versagt oder Sie hinterher wieder zugenommen haben?
⇨ so perfekt als lebenslange Ernährungsform ist, daß Sie das verlorene Gewicht, anders als bei anderen Diäten, nicht wieder zunehmen?
⇨ stetige Verbesserungen bei den meisten Problemen bewirkt, die mit Übergewicht einhergehen?

Zu schön, um wahr zu sein? Ganz und gar nicht. Einfach nur wahr und außerdem immer wieder nachweisbar und wissenschaftlich unanfechtbar. Das ist eine Offenbarung.

Der Erfolg von mehr als 90 Prozent der Zehntausenden Menschen, die unter meiner persönlichen Kontrolle die in diesem Buch dargelegte Diät durchgeführt haben, beweisen es. Und ich schätze, dasselbe gilt für einen sehr großen Prozentsatz von Millionen Menschen, die diese Diät allein gemacht haben. Wenn Sie unter Übergewicht leiden, ist diese Erfolgsaussicht derart lebensverändernd, daß sie Ihnen vermutlich wie ein unerreichbarer Kuchen erscheint. Sie werden schon bald merken, daß diese Metapher kaum zutrifft. Erstens nehme ich Ihnen den Kuchen weg, und zweitens basieren die Ergebnisse dieser Diät auf gut begründeten wissenschaftlichen Fakten, die kaum jemand in der Diätbranche so recht zur Kenntnis nimmt.

Vorrangiges Ziel: Gesundheit

Seit fünfundzwanzig Jahren behandele ich übergewichtige Menschen, doch bezeichnenderweise *kamen die meisten meiner Patienten in den letzten fünfzehn Jahren nicht primär, um abzunehmen.* Die verlorenen Pfunde waren eine willkommene Nebenwirkung einer normalerweise erfolgreichen Behandlung gegen Beschwerden, die weitaus ernster sind als Fettleibigkeit.

Als Arzt hat mich besonders das sich langsam einstellende Wohlgefühl beeindruckt. Als Mensch, der potentiell diese Diät durchführen wird, werden Sie von Ihrer neuen schlanken Figur beeindruckt sein.

Verzeihen Sie mir also den Titel dieses Kapitels, aber er paßt genau. Und wenn die erste Hälfte der Offenbarung in dem verlockenden Versprechen des Gewichtsverlusts liegt, so liegt die zweite in den wissenschaftlichen Erkenntnissen, die sie untermauern. Diese Erkenntnisse haben eine überwältigende Bedeutung für Menschen, die am eigenen Leibe erfahren haben, daß es nicht unbedingt einfach ist, ein Wunschgewicht zu halten.

Die folgenden Tatsachen möchte ich gleich zu Anfang offen auf den Tisch legen.

Dr. Atkins Diät-Offenbarung

1. Fast immer rührt Fettleibigkeit von Stoffwechselstörungen her. Die meisten Studien zeigen, daß Fettleibige ihr Gewicht durch *weniger* Kalorien ansetzen als Menschen ohne Gewichtsprobleme.

2. In den letzten zehn bis fünfzehn Jahren haben Wissenschaftler den Grund von Stoffwechselstörungen bei Fettleibigen ziemlich genau erforscht. Der Grund liegt nicht in der Verstoffwechselung des Fetts, das aufgenommen wird, sondern im Hyperinsulinismus und in der Insulinresistenz. Das Hormon Insulin und seine Wirkung auf die Höhe des Blutzuckers (der stets als Reaktion auf das, was Sie essen, steigt oder fällt), hängt viel direkter mit Ihrem allgemeinen Gesundheitszustand zusammen und mit der Wahrscheinlichkeit, Opfer von tödlichen Krankheiten wie Herzanfällen und Schlaganfall zu werden, als man bislang vermutete. Es ist außerdem *der wichtigste Einzelfaktor für Ihr Gewicht.* Deshalb sind 85 Prozent der Diabetes-II-Patienten in ihrem fünften Lebensjahrzehnt fettleibig.

3. Diese mit dem Insulin zusammenhängende Stoffwechselstörung kann durch die Einschränkung von Kohlenhydraten umgangen werden. Wenn Sie weniger Kohlenhydrate zu sich nehmen, *vermeiden Sie eine Gruppe von Nahrungsmitteln, die Sie dick machen.*

4. Diese Korrektur auf Stoffwechselebene ist so verblüffend, daß Sie *Gewicht verlieren* können, obwohl Sie *mehr Kalorien* zu sich nehmen als bei stark kohlenhydrathaltigen Diäten. Die »Kalorientheorie« ist ein Mühlstein um den Hals von Diäthaltenden und hat schlechten und abträglichen Einfluß auf ihre Abnehmbemühungen.

5. Diäten, die viele Kohlenhydrate bieten, sind genau das, was Übergewichtige nicht brauchen, um abzunehmen.

6. Eine kohlenhydratreduzierte Diät löst so wirkungsvoll fettreiches Gewebe auf, daß der Fettverlust *größer* sein kann als beim Fasten.

7. Unsere heutigen Volkskrankheiten wie Diabetes, Herz-

krankheiten und Bluthochdruck sind weitgehend auf diese Verbindung zum Hyperinsulinismus zurückzuführen.

8. Die Atkins-Diät kann diese ernsten medizinischen Komplikationen der Fettleibigkeit korrigieren. Tatsächlich kommen 35 Prozent meiner Patientinnen und Patienten hilfesuchend zu mir, weil sie Herz-Kreislauf-Probleme haben. Die Atkins-Diät ist vermutlich die einzige Diät, die ganz offensiv Ihre Gesundheit im Auge behält.

Doch nun zurück zu dem Wort Offenbarung. Es bedeutet und beinhaltet, daß wir eine Wahrheit allgemein bekannt machen, die schon immer da war. Sobald also die Tatsachen, die ich soeben umrissen habe, von einem wichtigen Teil der wissenschaftlichen Gemeinde als Wahrheit anerkannt oder zumindest doch nicht so stark abgelehnt werden wie von der Mehrheit der Bevölkerung, dann ist dieses Buch in der Tat so etwas wie eine Offenbarung.

In den vergangenen zwanzig Jahren wurde der Öffentlichkeit immer wieder wie bei einer Gehirnwäsche eingetrichtert, die einzig gesunde Ernährungsweise bestehe darin, wenig Fett zu sich zu nehmen. Wenn das stimmte, wäre für jeden einzelnen von uns klar, was zu tun wäre. Aber es stimmt nicht: *Für viele von uns besteht die Lösung darin, Kohlenhydrate zu vermeiden.*

Werfen wir einen Blick auf viele Mißverständnisse, die immer noch weit verbreitet sind.

Ich dachte, man nimmt zu, weil man zuviel ißt

Stimmt nicht. Die meisten Übergewichtigen essen nicht zuviel. Tun sie es doch, so sind sie dabei zumeist von Stoffwechselvorgängen getrieben, meistens von einer wahrhaften Sucht nach Kohlenhydraten.

Menschen, die richtig essen, können essen, was sie wollen,

Dr. Atkins Diät-Offenbarung

und halten dennoch ihr Gewicht. Doch wenn man älter wird, stellt man normalerweise fest, daß man *nicht* die bemerkenswert unnatürliche Ernährungsweise der modernen Welt beibehalten und gleichzeitig schlank und gesund bleiben kann.

Ihr Körper, der mit gesunden Nahrungsmitteln ein langes, hartes Leben lang funktionieren kann, reagiert immer sensibler auf ungesunde Lebensmittel. Ihr Stoffwechsel schleppt sich immer langsamer dahin. Nicht nur die Pfunde werden mehr, auch gesundheitliche Probleme nehmen zu. Erdrückende Müdigkeit, Kopfschmerzen, Mattigkeit, Reizbarkeit, Depressionen – diese Beschwerden sind nicht unbedingt Folgen der mittleren Jahre, auch wenn dies in unserer Gesellschaft so aussieht, sondern sind weitgehend in unserer Ernährungsweise begründet.

Kohlenhydrate oder Fett

Es paßt recht gut, mit Übergewicht zu beginnen, nicht nur, weil Sie und viele andere dieses Problem lösen wollen, sondern weil es auch das offensichtlichste Symptom falscher Ernährung ist. Meine Erfahrungen bei der Behandlung von 25 000 übergewichtigen Menschen haben gezeigt, daß in 90 Prozent aller Fälle das Übergewicht durch einen gestörten Kohlenhydratstoffwechsel verursacht wurde.

Ausgehend von meiner These, daß ein gestörter Kohlenhydratstoffwechsel der Fettleibigkeit zugrunde liegt, ist meine Erfolgsrate hoch und gut nachvollziehbar.

Hier möchte ich gern eine kurze alte Geschichte erzählen. Vor zwanzig Jahren verkaufte ich im Gefolge von umfangreichen und ziemlich genauen Berichten über meinen ungewöhnlichen Erfolg bei der Behandlung von Übergewicht sechs Millionen Exemplare von *Dr. Atkins' Diätrevolution* (mittlerweile sind es weltweit mehr als zehn Millionen Exemplare).

Dieses neue Buch habe ich geschrieben, um einer *neuen Generation* die vielen Entwicklungen der erfolgreichsten Diät zur

Gewichtsabnahme zu erklären. Und ich möchte darin meinen Kritikern erläutern, wie viele neue wissenschaftliche Belege gefunden wurden (ganz besonders in den letzten zehn Jahren), welche die Grunderkenntnisse einer kohlenhydratarmen Diät unterstützen. Diese Form der Ernährung wurde in den letzten Jahren von der einflußreichen, aber leider wirkungslosen Schule der fett- und kalorienarmen Ernährung verdrängt, die sicherlich jedem bekannt ist. Dieser Trend herrschte im letzten Jahrzehnt vor, doch hat er im großen und ganzen nicht dazu geführt, überflüssige Pfunde zu beseitigen.

Der Kalorienmythos

Eine Kalorie steht für eine Einheit Energie – die Wärmemenge, die nötig ist, um die Temperatur von 1 Gramm Wasser bei normalem Atmosphärendruck von 14,5 auf 15,5 Grad Celsius zu erhöhen.

Nun geht man immer davon aus, daß es zu einer Gewichtszunahme kommt, wenn man mehr Kalorien zu sich nimmt, als man durch Sport, Thermogenese (die Wärmeerzeugung des Körpers) und alle Stoffwechselfunktionen des Körpers verbrennt. Und das ist auch ganz richtig.

Nicht richtig sind die Schlußfolgerungen, die viele Ärzte daraus ziehen und an ihre unglücklichen Patientinnen und Patienten weitergeben. Ich meine damit die Auffassung, daß der einzige Weg, das eigene Gewicht zu kontrollieren, darin bestehe, strikt die Kalorienaufnahme zu überwachen. Durch diese Gedankenschule erwecken Ärzte bei ihren Patienten den Eindruck, alle Diäten könnten zu einer Gewichtsabnahme verhelfen, es komme nur darauf an, wie viele Kalorien man zu sich nehme!

Das ist jedoch nicht der Fall. Verschiedene Diäten können unterschiedliche Auswirkungen auf die Kalorienmenge haben,

Dr. Atkins Diät-Offenbarung

die ein Mensch täglich zu sich nimmt. Weil der Stoffwechsel des Körpers unterschiedlich darauf reagiert, können sogar unterschiedliche Kalorienmengen erforderlich sein, damit er seine Aufgaben erfüllen kann. Eine kohlenhydratarme Diät auf Stoffwechselbasis bietet den Vorteil, daß *man genauso viele oder sogar mehr Kalorien als vor der Diät zu sich nehmen kann und trotzdem Pfunde verliert.*

Und wenn man weniger Kalorien aufnimmt – das gilt für die meisten Menschen, die diese Diät machen –, verliert man sehr schnell an Gewicht. Das heißt nicht, daß Kalorien nicht von Bedeutung sind, sondern nur, daß man sie sozusagen ganz langsam aus dem Körper schleust, ungenutzt oder zu Hitze verbrannt.

Wie funktioniert das alles nun bei Menschen mit massiven Problemen? Nehmen wir einmal Stanley Moskowitz, ein vitaler Bildhauer, 64 Jahre alt, der in den achtziger Jahren einen »kleineren« und zwei schwere Herzanfälle überlebt hat. Stanley hatte Übergewicht, sein Cholesterinspiegel war zu hoch, und er litt unter ziemlich starker Arthritis – ein recht langwieriges Problem für ihn. Natürlich verboten wir ihm sein Eis und seine Pommes frites, seine »Junk food Americana«, wie er es nannte. Ebenso selbstverständlich wiesen wir ihn an, so viel Fleisch, Fisch, Geflügel, Eier, Nüsse, Salat, Gemüse zu essen, wie er wollte, und dazu ein wenig Käse. Eine typische kohlenhydratarme Diät, die ihm sehr gut schmeckte. Aber was sollte er für seinen Körper und sein geplagtes Herz tun?

Doch auch hier konnte Stanley sich bald über gute Ergebnisse freuen. Sein Cholesterinspiegel ging von 228 auf 157 zurück – nach der Standardberechnungsmethode eine massive Senkung seines Risikos für einen weiteren Herzanfall um 64 Prozent. Und sein Gewicht? Das fiel von 228 auf 190 Pfund, ein recht gutes Gewicht für einen kräftig gebauten Mann von 1,80 Meter, der in seinem Studio Metallskulpturen herstellt. Als Nebeneffekt seiner neuen Diät besserten sich auch die Schmerzen in seinen Schultergelenken, an die Stanley sich schon gewöhnt hatte. Die Gelenke fühlten sich schließlich besser an als in den zwanzig Jahren zuvor.

Ich fragte Stanley, was er davon hielt. »Also, Dr. Atkins, das sind vermutlich die verwirrendsten körperlichen Veränderungen, die ich in meinem ganzen Leben erfahren habe, und das Sensationelle daran ist, daß ich nicht mehr tun mußte, als Spaß zu haben.«

Richtig. Ich will Ihnen noch von einer Patientin ein wenig ausführlicher berichten.

Mary Anne Evans

Bevor sie mich aufsuchte, hatte Mary Anne Evans sich aufgegeben. Ich bat sie, mir ihre Geschichte zu erzählen.

> »Ich sagte mir, ich bin einfach den Rest meines Lebens
> dick. Ich wog 209 Pfund, als ich herkam, und ich
> hatte in den vergangenen zwanzig Jahren stetig
> zugelegt – ganz besonders nach den Geburten meiner
> Kinder.«

Bei einer Größe von 1,65 Meter und im Alter von 42 Jahren war Mary Annes Gewicht von mehr als 200 Pfund ein Gesundheitsrisiko. Sie sagte, sie habe zahllose Diäten ausprobiert – kalorienarme Diäten einschließlich Weight Watchers, ein Programm unter ärztlicher Aufsicht, bei dem Kalorien gezählt werden, und eine Flüssigproteindiät, bei der sie mehr als 30 Pfund in drei Monaten verlor und mit Zinsen in vier Monaten wieder zunahm.

Sie hatte geglaubt, es sei sinnvoll, ihre Kalorienzufuhr zu kontrollieren, wenn sie abnehmen wollte, doch irgendwie hatte das nie funktioniert. Die Pfunde verschwanden unter Mühen, kamen jedoch ganz schnell immer wieder, und das erschien ihr ziemlich unfair.

Dr. Atkins Diät-Offenbarung

Was sollte das alles also? Außerdem war sie nicht wegen einer Gewichtsabnahme zu mir gekommen. Mary Annes Blutdruck war zu hoch (160/100), sie hatte zahlreiche Allergien, und ihr Hauptproblem bestand in der starken Müdigkeit, mit der sie seit Jahren kämpfte. Nahm man zu diesen Symptomen noch ihr Übergewicht hinzu, so konnte ich voraussehen, daß sie in eine schwere körperliche Midlife-crisis schlitterte. Man mußte also sofort etwas dagegen unternehmen.

Als erstes strich ich alle Kohlenhydrate von ihrem Speiseplan. Bei einer Kohlenhydratzufuhr von Null entwickelt auch der fetteste Körper eine Ketose/Lipolyse, das heißt vereinfacht ausgedrückt, er verbrennt sein eigenes Fett. Ketose ist die Geheimwaffe supererfolgreichen Abnehmens.

Viele Ärzte haben ein ungünstiges Bild von der Ketose, doch nutzt man sie wie bei der Atkins-Diät, ist sie für Sie genauso sicher wie für 25 000 meiner übergewichtigen Patienten. Ihre Wirkung ist äußerst wünschenswert und verdient voll und ganz den Namen, den ich der Diät gegeben habe: Benigne-Diät-Ketose (BDK). Aber vergessen Sie nicht, Sie können das Ziel erst erreichen, wenn Sie so gut wie keine Kohlenhydrate mehr zu sich nehmen. Für die meisten Menschen bedeutet das weniger als 40 Gramm pro Tag. Zu Ihrer Orientierung: im Durchschnitt konsumiert der Mensch pro Tag um die 300 Gramm Kohlenhydrate. Und natürlich essen viele Menschen sehr viel mehr.

Sehen wir uns also wieder Mary Anne an. Ich wollte, daß bei ihr die Ketose eintrat. Sie war bereit, es zu versuchen. Was tat sie?

Mary Anne gab die Cracker auf, die sie sonst zum Mittagessen aß, und die Kartoffeln zum Abendessen, sie verzichtete auf Popcorn, Kuchen und Pizza, die sie sonst tagsüber als Zwischenmahlzeit aß, sie nahm keinen Zucker mehr in den Kaffee, sie ließ das gelegentliche Erfrischungsgetränk weg. Außerdem verzichtete sie auf den Orangensaft zum Frühstück und zeitweise sogar auf das Gemüse zum Abendessen.

Mary Anne Evans

Sie aß Eier mit Schinken zum Frühstück, Thunfisch zu Mittag, Hühnchen, Schweinekotelett oder Steak zum Abendessen. Nach den ersten paar Tagen war offensichtlich, daß sie ohne Probleme den Zustand der BDK erreichte, und wir setzten einen Salat zum Mittag und einen Salat zum Abendessen zusätzlich auf ihren Speiseplan.

»In der zweiten Woche merkte ich, daß ich mich richtig wohl fühlte. Ich hatte viel mehr Energie als bei meiner alten Ernährungsweise, und ich hatte keinen Hunger.«

Es ist eine typische Folge dieses Zustands, und einer der großen Pluspunkte dieser Diät, daß Sie keinen Hunger haben.

Schon bald trug noch ein weiterer Punkt dazu bei, daß Mary Anne diese Diät weitermachte: sie nahm ab – zehn Pfund in 16 Tagen. Nach fünf Wochen hatte sie 21 Pfund verloren, und ihr Blutdruck lag bei 120/78.

Es dauerte neun Monate, bis Mary Anne nur noch 139 Pfund wog, ein Gewicht, das ihrem Wunschgewicht ziemlich nahe kam. Mit 70 verlorenen Pfunden hatte sie ein Drittel der Person hinter sich gelassen, die sie einmal gewesen war.

»Und es war so einfach. Ich habe das Gewicht ohne große Anstrengung verloren. Ich konnte Dinge essen, die ich ohnehin gerne mochte, und ich hatte niemals Hunger. Sie sagten, wenn ich Hunger bekäme, sollte ich so viel essen, wie ich wollte, solange es nur keine Kohlenhydrate enthielt, und genau das habe ich getan. Die Veränderungen in meinem Leben waren unglaublich. Vorher habe ich am liebsten herumgesessen. Jetzt gehe ich mit meinem jüngsten Sohn, der bei den Pfadfindern ist, campen, und letzten Sommer war ich in den Rockies zum Reiten. Die Kollegen im Labor, in dem ich arbeite, können es

Dr. Atkins Diät-Offenbarung

kaum glauben. Ich gehe mit ein paar anderen Frauen, die auf Diät sind, Mittagessen, und sie nehmen einfach nicht ab und sind immer hungrig. Und ich sitze da und esse einen Hamburger und einen großen Salat.«

Zwei weitere Jahre sind vergangen. Mary Annes Gewicht hat sich um die 142 Pfund eingependelt. Ein paarmal pro Woche trinkt sie vor dem Abendessen ein Glas Wein, und sie ißt zwei Kartoffeln pro Woche. Die einzigen Kohlenhydrate, die sie zu sich nimmt, bestehen aus Gemüse und Salaten, die aber reichlich. Sie ist auf einer Luxusdiät, die sie sehr genießt. Sie ist energiegeladen, und ihr Blutdruck ist normal. Sie ist ein typisches Beispiel für den Erfolg der Atkins-Diät.

Schockiert Sie das?

Wenn ja, so ist das ganz normal. Es widerspricht dem Mythos, man könne nur dann fit, schlank und gesund sein, wenn man ein für allemal eine fettarme Ernährung bevorzuge. Dieser Mythos gründet sich auf einige gut beobachtete wissenschaftliche Tatsachen, die aber falsch interpretiert werden. Dieser Mythos ist zumeist unzuträglich, weil eine moderate fettarme Diät, die es Ihnen gestattet, Zucker, weißes Mehl und andere verarbeitete, minderwertige Lebensmittel zu essen, ganz und gar nicht gesund ist. Und eine extreme fettarme Diät, die gesund sein kann, wenn sie minderwertige Lebensmittel ausschließt, ist für die meisten Menschen einfach zu hart und unendlich viel schwerer durchzuhalten als die Atkins-Diät.

Außerdem muß ich Ihnen sicher nicht sagen, daß moderate fettarme Diäten – ebenso wie die kalorienarmen Diäten, die davor modern waren – völlige Versager sind, wenn es um den dauerhaften Gewichtsverlust geht. So große Versager, daß es schon fast peinlich ist. Bei kalorienreduzierten und/oder fettarmen Diäten gelingt es nur *drei bis fünf Prozent* der Diäthaltenden, ihre überflüssigen Pfunde auf Dauer abzunehmen.

Alle Diäterfahrenen unter Ihnen wissen, daß eine gute Diät den Test dann besteht, wenn Sie das verlorene Gewicht *nicht wieder zunehmen.* Bei jeder Diät, die Sie konsequent durchhalten, verlieren Sie anfangs Pfunde. Doch können Sie die biologische Lücke einer fett-/kalorienarmen Diät zwischen Hunger und Erfüllung nicht mehr durchhalten, welch einen Rückschlag erleiden Sie dann!

Die große Mehrheit derer, die meine Atkins-Diät machen, haben dagegen wenig oder gar keine Schwierigkeiten, ihr Idealgewicht nach dem Verlust der überflüssigen Pfunde auch zu halten.

Wenn ich in meiner nächtlichen Radiosendung auf WOR in New York über meine Diät spreche, rufen mich Zuhörer und Zuhörerinnen an, um mir zu erzählen, daß sie meine Diät seit fünf, zehn oder zwanzig Jahren durchhalten und sich dabei großartig fühlen. Fett? Nein, das ist nie zurückgekommen. Ich lächle und gratuliere ihnen. Und tief im Innern lache ich fröhlich. Denn sie erzählen mir, daß nicht nur meine eigenen Patienten mit der Atkins-Diät erfolgreich waren.

Doch schließlich ist der Erfolg einer richtig durchgeführten kohlenhydratarmen Diät so gut wie unausweichlich.

Was bedeutet Diäthalten?

Das Wort »Diät« stammt vom Lateinischen *diaeta* und dem Griechischen *diaita* ab und bedeutet Lebensart oder Lebenseinteilung bzw. geregelte Lebensweise. Es ist also nichts, was man nur zwei oder drei Monate lang tut, sondern die Art und Weise, wie man sein Leben lang ißt. Sie sollten eine Diät unter diesem Gesichtspunkt betrachten, denn nur so wird es Ihnen gelingen, Gewicht zu verlieren.

Die meisten Amerikaner essen auf ganz typische moderne

Dr. Atkins Diät-Offenbarung

Weise, und 40 Prozent von ihnen werden übergewichtig. Warum?

Die Lebensmittel, die wir zu uns nehmen, werden in drei grundlegende Nährstoffgruppen aufgeteilt – Kohlenhydrate, Fette und Proteine. Proteine finden sich in ihrer größten Konzentration in Fleisch, Fisch, Geflügel, Eiern und Käse, außerdem in Gemüse, Nüssen und Samen und in hochproteinhaltigen Hülsenfrüchten wie Bohnen. Fett gibt es in vielen Variationen, doch existiert es vor allem in fast allen tierischen Nahrungsmitteln. Kohlenhydrate kommen in allen Gemüsen vor, in Früchten, Getreide und Getreideerzeugnissen und in ihrer reinsten Form in raffiniertem Zucker.

Falls Sie schon sehr lange dick sind, haben Sie so gut wie sicher einen gestörten Kohlenhydratstoffwechsel. Das zeigt der Großteil der Untersuchungen immer wieder. Das heißt, daß Zucker, die raffinierten Kohlenhydrate, die minderwertigen Lebensmittel, die einen so großen Anteil an unserer Ernährung ausmachen, wie ein langsames Gift wirken.

Diese Nahrungsmittel sind schlecht für Ihre Gesundheit, schlecht für Ihr Energieniveau, schlecht für Ihren geistigen Zustand, schlecht für Ihre Figur. Schlecht für die Karriere, schlecht für Ihr Sexualleben, schlecht für Ihre Verdauung, schlecht für Ihren Blutdruck, schlecht für Ihr Herz. Ich sage also, sie sind schlecht.

Die meisten übergewichtigen Menschen auf der Welt reagieren sensibel auf Kohlenhydrate – oft sind sie regelrecht abhängig davon. Sie brauchen eine Lösung Ihres Problems auf der Basis Ihres Stoffwechsels, keine fettarme Diät. Sie haben sich immer wieder mit kalorien- und/oder fettarmen Diäten abgemüht und nie Erfolg gehabt. Warum ist das bei meiner Diät anders?

Diese Diät muß gewisse Vorteile haben

Ja, darauf können Sie wetten. Hier sind sechs Gründe, warum die Diät funktioniert:

1. Die Diät mobilisiert das Fett weitaus mehr als alle anderen Diäten, von denen Sie je gehört haben. Es wurde wiederholt bewiesen, daß Sie dabei mehr *Fett* verlieren als bei anderen Diäten, bei denen Sie genauso viele Kalorien zu sich nehmen.

2. Eine kohlenhydratarme Diät ist nicht schwer durchzuhalten. Hinter dem Scheitern vieler Diäten steckt einfach blanker Hunger. Eine Ernährungsform, die man sein Leben lang durchhalten möchte, muß wohlschmeckend sein und satt machen. Das größte Problem dieser Diät liegt darin, daß der Zucker und bearbeitete Kohlenhydrate wie etwa weißes Mehl weggelassen werden. Die meisten Menschen merken jedoch, daß sie kein Bedürfnis mehr danach spüren, wenn sie ihre Sucht erst einmal abgeschüttelt haben. Sie empfinden eine Diät als absolut nicht schwierig, bei der sie eine fast grenzenlose Vielfalt an Fleisch und Fisch, Salaten und Gemüse essen dürfen, die auf die appetitlichste Weise zubereitet sind (das heißt mit Butter, Sahne, Gewürzen und Kräutern ganz nach Geschmack). Die Atkins-Diät ist eine Traumdiät – luxuriös, vernünftig, gesund und abwechslungsreich.

3. Mit dieser Diät ist es besonders leicht, das *neue Gewicht zu halten*. Das Problem eines Gewichtsverlusts aufgrund einer kalorienarmen oder Flüssigproteindiät liegt darin, daß das Erhaltungsprogramm sich so stark vom Gewichtsverlustprogramm unterscheidet. So kehren die Pfunde mit erstaunlicher Geschwindigkeit zurück, da Sie auf die Erhaltungsphase nicht vorbereitet sind und wieder in Ihre früheren Ernährungsgewohnheiten zurück-

Dr. Atkins Diät-Offenbarung

fallen. Dafür gibt es klare physiologische Gründe.. Wenn Sie die Kalorienzufuhr beschränken, neigt der Stoffwechsel dazu, das Gewicht später wieder zuzulegen.

Das große Plus der Atkins-Diät liegt darin, daß das neue *Gewicht gehalten* wird. Das ist besonders interessant, da die meisten Menschen wissen, daß man mit einer kohlenhydratarmen Diät schnell viel Gewicht verlieren kann. Das stimmt auch, aber das ist nicht der springende Punkt. Gewichtsverlust ist nur dann sinnvoll, wenn das Gewicht danach auch gehalten werden kann.

Aus diesem Grund gibt es eigentlich vier verschiedene Atkins-Diäten. Sie beginnen mit *Diätphase eins,* der Einleitungsdiät, die für Sie die Hindernisse auf dem Weg zum Gewichtsverlust aus dem Weg räumt und im allgemeinen auch jenen Menschen hilft, deren Stoffwechsel besonders widerstandsfähig gegen Gewichtsabnahme reagiert. *Diätphase zwei* ist eine Dauerdiät – sie bringt Sie ganz sanft an Ihr Ziel. *Diätphase drei* ist eine Art Vor-Erhaltungsdiät – dadurch lernen Sie einen Ernährungsstil, der es Ihnen ermöglicht, mit ein wenig Sorgfalt Ihrerseits, für immer schlank zu bleiben. Mit *Diätphase vier* erhalten Sie Ihr einmal erreichtes Gewicht.

Lassen Sie mich noch einen wichtigen Punkt nennen, den Sie stets im Hinterkopf behalten sollten. *Wenn Sie wirklich abnehmen wollen, ist ein Scheitern mit der Atkins-Diät so gut wie unmöglich.*

4. Diese Diät ist nicht nur einfach, sie gibt Ihnen auch ein gutes Gefühl. Es ist eine Hochenergiediät. Sie geht schnell und bietet eine dauerhafte Lösung für viele der bekanntesten Gesundheitsstörungen: Müdigkeit, Reizbarkeit, Depressionen, Konzentrationsschwierigkeiten, Kopfschmerzen, Schlaflosigkeit, Schwindelgefühle, viele Formen von Gelenk- und Muskelschmerzen, Sodbrennen, Dickdarmentzündung, Wasser im Gewebe, Prämenstruelles Syndrom, sogar Nikotinabhängigkeit. Für den

Diese Diät muß gewisse Vorteile haben

Löwenanteil aller Patientinnen ist eine kohlenhydratarme Diät ein Heilmittel gegen diese Krankheiten. Und
das ist auf jeden Fall ein Faktor, der das Gewicht dauer-
haft reduziert, denn kaum jemand möchte sich freiwillig
wieder schlecht fühlen, wenn er oder sie erst einmal erlebt hat, wie schön es ist, sich gut zu fühlen.

5. Die Diät ist gesund. Das fand ich sehr schnell heraus, als
ich vor 25 Jahren begann, sie als Therapie einzusetzen.
Die Patientinnen und Patienten erholten sich von Krankheiten, die ich bis dahin niemals auf diese Weise behandelt hätte. Ich entdeckte, daß die meisten meiner Patienten und Patientinnen unter Beschwerden litten, die ich
ernährungsbedingte Störungen nannte (ich werde im
dritten Teil, Seite 137ff., genauer darauf eingehen, wo
ich auch über Hypoglykämie, Pilzinfektionen, Lebens-
mittelallergien/-unverträglichkeiten und einige andere
Beschwerden spreche).
Die Heilung der ernährungsbedingten Störungen war
für die meisten meiner Patientinnen der Schlüssel zu
einer neuen Gesundheit. Außerdem reagieren auch Bluthochdruck, Diabetes und die meisten Herz-Kreislauf-
Beschwerden außerordentlich schnell auf diese Diät. Da
ich praktizierender Kardiologe war, als ich die Diät zum
ersten Mal verschrieb, und 30 bis 40 Prozent meiner Patientinnen auch heute noch mit Herz-Kreislauf-Proble-
men zu mir kommen, können Sie sich sicher vorstellen,
wieviel meines Erfolgs auf den Vorteilen der Diät für das
Herz basiert.

6. Die Diät funktioniert, wie eine wachsende Anzahl wissen-
schaftlicher Daten beweist, weil der Grundfaktor sowohl
in der Kontrolle der Fettleibigkeit als auch in der Kontrolle der meisten modernen degenerativen Krankheiten
ansetzt. Dieser Faktor ist das erhöhte Niveau von Insulin,
ein lebenswichtiges Hormon. Insulin reguliert den wichtigsten Mechanismus, durch den der Körper Fett einla-

gert. Ist das Niveau übermäßig hoch – Mediziner nennen das Hyperinsulinismus – fördert es Diabetes, Arteriosklerose und Bluthochdruck.

So findet sich die Atkins-Diät im Zentrum gesundheitlicher Vorkehrungen für ein langes, aktives Leben – zum Teil durch mehr Glück als Verstand, denn als ich die Diät entwickelte, hatte ich nicht die Absicht, gegen die modernen degenerativen Krankheiten vorzugehen.

Ihr Blick auf Ihren Körper sollte sich verändern

Stoffwechselstörung, Hyperinsulinismus, ernährungsbedingte Störungen – schon bald werden Sie verstehen, was hinter diesen Begriffen steckt. Sie haben ja schon einen kleinen Eindruck bekommen, warum Sie für Ihr Gewichtsproblem mitverantwortlich sind. Im Augenblick bedenken Sie einfach, daß Diäten, die einen hohen Anteil an Zucker und bearbeiteten Kohlenhydraten haben, die Insulinproduktion des Körpers radikal erhöhen, und daß Insulin, wie ein hervorragender Wissenschaftler einmal gesagt hat, »der wichtigste Einzelfaktor für Adipositas« ist. Adipositas ist ein medizinischer Fachbegriff für Fettleibigkeit oder Fettsucht.

Ich wette, Sie kennen Menschen, die mehr essen als Sie und weniger Sport treiben und dennoch offenbar niemals zunehmen. Diese Menschen lügen genausowenig, was die Menge ihrer Nahrung angeht, wie Sie. Sie essen viel. Es ist zum wahnsinnig werden, aber es stimmt.

Was für eine revolutionäre Tatsache! In gewisser Weise ein Grund zum Feiern. Wenn Sie Übergewicht haben, sind Sie nicht gierig, nicht willensschwach, nicht faul, nicht maßlos, kein furchtbar schlechter Mensch, sondern aller Wahrscheinlichkeit nach einfach mit einem schlechten Stoffwechsel geschlagen. Ergibt das nicht viel mehr Sinn? Zuviel essen? Das ist nur ganz selten der Fall. Die meisten Menschen essen, wenn sie Hunger haben und hören wieder auf, wenn sie satt sind. Also, wie können Sie dann *zuviel* essen? Sie tun, was Ihr Körper Ihnen sagt, und der Körper besitzt so etwas wie eine eigene Weisheit. Der kritische Faktor liegt in dem, *was* Sie essen.

Was ist falsch an Kohlenhydraten?

Wenn Sie sich fragen, was mit Brokkoli oder Spinat nicht stimmt, dann lautet die Antwort: gar nichts, es sind hervorragende Lebensmittel.

Wenn ich von Kohlenhydraten spreche, dann meine ich die ungesunden, die in Zucker, weißem Mehl, Milch, weißem Reis sowie in verarbeiteten und raffinierten Lebensmitteln jeder Art, Junk food und so weiter, enthalten sind. Doch zumindest während der Phase der Atkins-Diät, in der Gewicht abgenommen werden soll, sollte die Zufuhr von an sich gesunden Kohlenhydraten, zum Beispiel die der Stärke und vieler Früchte, genau überwacht werden.

Haben Sie erst einmal die überflüssigen Pfunde verloren, können Sie beides wieder in einem Umfang essen, der Ihren Stoffwechsel nicht durcheinanderbringt und Sie dadurch wieder zunehmen. Doch die raffinierten und anderweitig bearbeiteten Lebensmittel, von denen ich sprach, sind einfach nicht gut für Sie – *niemals.* Befürworte ich damit eine Fettdiät? Langfristig gesehen nicht. Wie schon meine Kritiker vor zwanzig Jahren nach genauerer Prüfung feststellen mußten und auch Professor John Yudkin gezeigt hat, ist diese Diät keine Diät mit hohem Fettanteil. Der durchschnittliche Anwender einer kohlenhydratarmen Diät ißt weniger Fett als bei seiner vorher üblichen »ausgewogenen« Ernährung.

Dafür gibt es viele Gründe, die ich Ihnen nennen will. Doch zunächst wollen wir uns der Frage widmen, ob wir Probleme bekommen, wenn wir uns an Steaks und Hot dogs laben.

Dr. Atkins Diät-Offenbarung

Ich muß Ihnen kaum erzählen, wie wir uns heute ernähren. Sie alle kennen die Regale im Supermarkt, vollgestopft mit Keksen und Crackern, Eiscreme, Kuchen, Erfrischungsgetränken und minderwertigem weißem Brot, das so abstoßend ist, daß einige Nagetiere – die sich damit als klüger erweisen als der Mensch – es nur essen würden, wenn ihnen gar nichts anderes mehr übrigbleibt.

Das alles ist gar kein richtiges Essen, es ist nur erfunden und nachgemacht. Es steckt voller Zucker und stark bearbeiteten Kohlenhydraten *und* voller Fett (von der gräßlichen Palette chemischer Zusatzstoffe ganz zu schweigen). Tausende von Jahren hatten die Menschen Glück – keines dieser Lebensmittel existierte. Heute haben wir das Zeug am Hals. Denn es ist unglaublich rentabel und weit verbreitet. Aber niemand auf diesem Planeten sollte so etwas essen.

Ich will Ihnen sagen, daß Sie so nicht weiteressen können, wenn Sie schlank und energiegeladen sein wollen, sollten Sie essen können wie eine Königin – ganz gewiß aber wie eine Prinzessin. (Wenn Sie einmal einen Blick auf die Rezepte in Teil V, ab Seite 305 werfen und sehen, welche Köstlichkeiten unser Meisterkoch der kohlenhydratarmen Küche, Graham Newbound – vormals Küchenchef des Prinzen und der Prinzessin von Wales – zusammengestellt hat, dann werden Sie sehen, wie angemessen diese Aussage ist.)

Bei der Atkins-Diät essen Sie die natürlichen, gesunden tierischen und pflanzlichen Nahrungsmittel, die sich seit Jahrhunderten als gesund erwiesen haben. Dabei müssen Sie nicht hart zu sich selbst oder wählerisch sein. Sie müssen nicht wie ein Kaninchen, sondern können wie ein Mensch essen. Sie dürfen Salat und Fisch genießen, gebratene Lammrippchen, Hummer, Butter, Brokkoli und sogar den schlimmsten Alptraum aller Diäthaltenden – Eier und Speck zum Frühstück.

Nun zu der Frage, die diesen Abschnitt einleitet: *Was ist falsch an Kohlenhydraten?* Die Antwort lautet: Nichts, wenn Sie nicht abnehmen wollen und wenn es die richtigen Kohlenhydrate sind. Die Atkins-Diät ist eine kohlenhydratarme Diät, weil die einzigen Kohlenhydrate, die Sie während der ersten beiden Stufen zu sich nehmen, in bescheidenen Portionen Gemüse und Salat enthalten sind. Später, wenn Sie Ihr Idealgewicht erreicht haben, können Sie größere Portionen gesunder kohlenhydratreicher Nahrunsmittel zu sich nehmen, solange Sie unter der »Kritischen Kohlenhydratschwelle« (KKS) bleiben. Überschreiten Sie diese, nehmen Sie wieder zu.

Die Atkins-Diät ist keine merkwürdige, exotische Diät. Sie ist *die* menschliche Ernährung auf den gesündesten Punkt gebracht und bar jeglicher nahrungsmitteltechnischer Erfindungen des 20. Jahrhunderts, die ökonomisch so erbaulich und physiologisch so katastrophal sind.

Die Vorstellung, daß diese Ernährungsweise nicht gesund ist, weil ich Ihnen nicht rate, entsetzt vor einem Steak zu fliehen, ist gleichzeitig amüsant wie traurig. Im Dickicht der Medizin lauern viele große Lügen, und dieses Buch will Ihnen unter anderem zeigen, wie Sie sie aufdecken können.

Was Sie tun müssen

Ich möchte Sie bitten, die Diät 14 Tage lang auszuprobieren. Das ist mehr als genug Zeit, um nicht nur überraschend viel Gewicht zu verlieren, sondern auch um herauszufinden, wie wundervoll Sie sich mit einem kohlenhydratarmen Speiseplan fühlen, und wie erfrischend es ist, Pfunde zu verlieren, obwohl Sie *soviel essen, wie Sie wollen.*

Es gibt viele Diäten, bei denen Sie vorübergehend Gewicht verlieren und sich gleichzeitig grauenhaft fühlen. Diese hier gehört nicht dazu.

Wenn ich Ihnen vorschlage, die Diät 14 Tage lang auszuprobieren, erwarte ich von Ihnen nicht, daß Sie danach wie-

Dr. Atkins Diät-Offenbarung

der aufhören. Vielmehr möchte ich Sie dazu verführen, Ihre Ernährungsweise für immer umzustellen.

Beobachten Sie genau, was in den ersten 14 Tagen mit Ihnen geschieht. Sie werden herausfinden, wie Ihr Stoffwechsel auf den Gewichtsverlust reagiert (siehe die Gewichtstabelle auf Seite 224).

Stoffwechselwiderstand – wenig oder viel

Nicht alle Menschen verlieren gleich schnell an Gewicht, nicht einmal mit einer kohlenhydratarmen Diät. Menschen mit weniger als einem durchschnittlichen Stoffwechselwiderstand verlieren zwischen acht und 15 Pfund in zwei Wochen, Menschen mit einem durchschnittlichen Wert etwas weniger.

Ein Mensch mit hohem Stoffwechselwiderstand verliert kaum Gewicht, wenn er nicht mehr Sport treibt oder Nahrungsmittelzusätze nimmt, die den Gewichtsverlust fördern. Oder aber er schränkt die Mengen, die er zu sich nimmt, ein wenig ein – oder wendet eine Kombination dieser drei Faktoren an. Sollten Sie zu diesen seltenen Menschen gehören, werde ich Ihnen zeigen, was Sie tun müssen. Für Sie wird dieses Programm dann ein klein wenig anstrengender als für andere.

Viele Menschen jedoch, die zeit ihres Lebens gegen Übergewicht kämpfen und andere Diäten nie lange durchhalten konnten, haben oft nur einen sehr niedrigen Stoffwechselwiderstand und verlieren mit der Atkins-Diät sehr leicht Gewicht. Niemand ist darüber mehr überrascht als die Person selbst, deren Pfunde so rasch verschwinden. Als Diätprofi freue ich mich immer wieder über die Begeisterung solcher Menschen.

Ich hoffe, ich kann Sie so in Erstaunen versetzen, wie es mir schon bei Millionen von Diätwilligen in der Vergangenheit gelungen ist. Ich

Stoffwechselwiderstand – wenig oder viel

will, daß Sie sich selbst überraschen. Glauben Sie nie, daß Sie es nicht schaffen. Anderen ist es auch schon gelungen.

Diese Diät hat sich bewährt – sie wurde umfangreicher, wurde verfeinert und, wie ich glaube, auch verbessert. Dennoch ist sie im wesentlichen dieselbe Diät, die schon Millionen Menschen geholfen hat, überflüssiges Gewicht zu verlieren. *Keine andere Diät auf der Welt kann dieselben Erfolge vorweisen.*

Was dieses *Buch Ihnen* offenbaren wird

Falls Sie Gewichtsprobleme haben, dann bin ich sicherlich qualifiziert, Ihnen zu helfen. Ich nehme an, noch nie ist ein Diätbuch von einem Arzt geschrieben worden, der soviel Erfolg bei diesem Thema zu verzeichnen hat, einschließlich der großen Mehrheit der 25 000 übergewichtigen Personen, die im Atkins-Center behandelt wurden, einer Klinik in einem sechsstöckigen Gebäude in Manhattan. Ohne Zweifel ist dieser Erfolg auch den Millionen von Menschen zu verdanken, die meine Bücher oder Rundbriefe gelesen oder meine wöchentliche Radiosendung gehört haben.

Diese Erfolge gäbe es nicht, hätte ich mich eines Diätsystems bedient, das allen anderen ähnelt oder sie nur variiert. Einzig und allein die Tatsache, daß ich mich auf revolutionäre Weise von konventionellen Diätweisheiten verabschiedet habe, konnte diese ermöglichen. Wir schwammen gegen den Strom, hielten trotzdem an unseren wissenschaftlichen Prinzipien fest und fanden eine Diät, die ganz anders ist als alle anderen, die Sie vielleicht schon gemacht haben.

Ich habe mir nicht zum Ziel gesetzt, andere Diäten zu kritisieren, denn besonders charakterstarke Menschen können mit jeder Methode etwas erreichen. Leider hat sich in den letzten zehn Jahren die Ansicht durchgesetzt, es gebe *nur eine* richtige, alleinseligmachende Ernährungsform für alle – eine einzige Diät, die funktioniert.

Nie zuvor in meiner ärztlichen Laufbahn habe ich so viele Patienten sagen hören: »Ich weiß, was ich eigentlich essen

Was dieses Buch Ihnen offenbaren wird

sollte, aber das funktioniert bei mir einfach nicht.« Das Problem ist, viele Menschen wissen eben *nicht,* was sie essen sollen. Doch haben sie falsche Antworten so oft gehört, daß sie diese für die unangefochtene Wahrheit halten.

Sie haben sicher schon den Ausdruck Modediät gehört. Mode bedeutet, eine Sache stößt auf weitverbreitete, wenn auch nur flüchtige Beliebtheit. Der tatsächliche Wert einer Sache kommt damit nicht zum Ausdruck. Die gegenwärtige Modediät ist eine fettarme, kohlenhydratreiche Diät, für die sich praktisch alle Diätzentren, Zeitschriftenverlage, Multimedia-Ratgeber, Berufsorganisationen und sogar die entsprechenden ministeriellen Stellen einsetzen. Fettarme Diäten sind für manche Menschen in Ordnung, das weiß ich wohl. Ich habe selbst gesehen, daß sie funktionieren. Doch die Ansicht, daß sie bei allen Menschen gleich gut anschlagen, ist ein trauriger Fehlschluß. Und wenn Sie in medizinischer Fachliteratur stöbern, werden Sie merken, daß ein Konsens über die Vorteile dieser Art von Diät nur scheinbar besteht. Sind Sie außerdem noch übergewichtig, dann sind Sie vielleicht der lebende Beweis, daß eine fettarme Diät für Sie persönlich nicht in Frage kommt. Meiner Erfahrung nach funktioniert sie bei Millionen von Menschen nicht – einem Großteil der Übergewichtigen in Amerika. Diese Art von Diät läuft allen wissenschaftlichen Erkenntnissen über den menschlichen Stoffwechsel und die Wirkung kohlenhydratreicher Lebensmittel genau zuwider.

Vielleicht erinnern Sie sich, daß vor zwanzig Jahren der hervorragendste britische Ernährungswissenschaftler, Dr. John Yudkin, verkündete, fast alle englischen Ärzte empfehlen eine kohlenhydratarme Diät. Der Großteil der amerikanischen Diäthaltenden, die Bücher von mir gelesen hatten, sowie die Ärzte Dr. Taller, Dr. Stillman und Dr. Tarnower hatten in dieser Zeit das Prinzip der kohlenhydratarmen Ernährung so stark ins Bewußtsein der Öffentlichkeit gerückt, daß diese Art der Diät Modestatus erlangte. Davor war Kalorienzählen »in«.

Was dieses Buch Ihnen offenbaren wird

Doch gab es seitdem eine positive Veränderung in der Physiologie fettleibiger Menschen? Das bezweifle ich. Das Pendel schwingt lediglich weiter.

Wir brauchen dringend einen Ausschlag in die andere Richtung. Die gegenwärtige Mode basiert auf einer stark vereinfachten Argumentation, die mit der Phantasie der Unwissenden spielt: »Wenn Sie nicht fett werden wollen, essen Sie kein Fett, wenn Sie keine Probleme mit Cholesterin haben wollen, essen Sie kein Cholesterin.« Dieses »Sie sind, was Sie essen«-Argument entbehrt jeglichen Bezugs auf menschliche Stoffwechselvorgänge. Und die Ergebnisse sind nicht sehr ermutigend.

Die Gefahren einer fettarmen Modediät lassen sich eindeutig aus einer Studie der USDA, des amerikanischen Landwirtschaftsministeriums, entnehmen. Das Pendel schlug zum ersten Mal 1975 in Richtung fettarme Ernährung aus. Damals begann der Rückgang des Pro-Kopf-Verbrauchs von rotem Fleisch, und bei Fisch, Huhn und fettarmer Milch war ein überraschender Anstieg zu verzeichnen. In den letzten fünfzehn Jahren ist diese Entwicklung stetig fortgeschritten. Doch diese Zahlen enthalten auch eine unheimliche Warnung. In dieser Zeit ist der Pro-Kopf-Verzehr von Zucker (einschließlich Getreidesirup) von der bislang weltweit höchsten Rate von 118 Pfund pro Jahr auf 137,5 Pfund hochgeschnellt![1] Übertragen wir diese Zahlen in konkrete Bilder, die wir uns besser vorstellen können. Wir nehmen pro Tag fast 680 Kalorien in Form von Zucker zu uns. Und das gilt für den Durchschnittsbürger, Mann, Frau oder Kind, nicht für einen regelrecht Zuckersüchtigen. Das heißt vorsichtig gerechnet, daß ein Erwachsener seinem Körper $\frac{1}{5}$ bis $\frac{1}{4}$ aller Kalorien durch ernährungswissenschaftlich gesehen leere und metabolisch schädliche, kalorische Süßstoffe zu sich nimmt.

Wenn ich Sie nicht davon überzeugen kann, daß soviel Zucker ein großes gesundheitliches Risiko darstellt, dann würde es mir vermutlich auch sehr schwerfallen, Sie im Winter vom Tragen warmer Kleidung zu überzeugen.

Ich werde nicht auf denselben Fehler verfallen wie alle anderen Menschen, die auf fettarme Diäten schwören, und behaupten, die Atkins-Diät sei für alle Menschen gleich gut geeignet. Dann würde ich mir sehr dumm vorkommen. Noch mal: Keine Diät ist für alle Menschen gleich gut geeignet. Dazu unterscheiden sich die Menschen biologisch viel zu sehr. Dennoch habe ich die letzten 25 Jahre daran gearbeitet, eine Diät zu perfektionieren, die aus Erfahrung schon bei vielen meiner Patienten erfolgreich anschlug. Und durch diese Diät werden auch Sie sich besser fühlen. Langfristig wird Ihre Gesundheit unterstützt sowie Ihr Gewicht ohne Hunger oder Unbehagen kontrolliert – das sind bemerkenswerte Vorteile.

Die Diät der Natur

Ich kann gar nicht genug betonen, daß die Natur von sich aus gut für uns sorgt. Sogar bevor es Landwirtschaft gab, war das Tier Mensch über Millionen von Jahren in der Lage, stark und gesund zu bleiben, und das unter oft schwersten Bedingungen. Es aß andere Tiere, Obst, Gemüse und Beeren aus seiner nächsten Umgebung. Ohne Medikamente, ohne ärztlichen Rat, ohne schützende Unterkunft oder zuverlässige Heizung haben so auch unsere Vorfahren überlebt.

Der Umstand hat uns geholfen, daß diese gesunde Ernährungsweise unsere primitiven Leben sehr unterstützte.

Dieser existenzielle Punkt unseres heutigen verfeinerten Lebensstils ist dagegen außergewöhnlich *un*gesund.

Ich bin optimistisch, daß Sie schon bald zu schätzen wissen, daß frische Lebensmittel – unraffiniert, unverarbeitet, nicht maschinell gefertigt, unverfälscht, nicht mit irgendwelchen Zusätzen »angereichert« – das Allerbeste für Sie sind.

Die Atkins-Diät, die Sie, wie ich sicher hoffen darf, für Ihr ganzes Leben befolgen werden, enthält eigentlich nur wenig einschränkende Vorschriften. Gestattet sind: das meiste Ge-

Was dieses Buch Ihnen offenbaren wird

müse, Nüsse, Körner, Getreide und Stärke, ganz wie es unser Stoffwechsel braucht, gelegentlich sogar Obst. Außerdem enthält sie eine üppige Vielfalt an köstlich schmeckenden proteinhaltigen Lebensmitteln sowie auch einige stark fetthaltige wie Butter und Sahne, die Sie sonst in keiner der anderen üblichen Diäten finden werden.

Das liegt nicht daran, daß diese Diät besonders fetthaltig wäre. Davon kann keine Rede sein, obwohl der Himmel weiß, daß ich diesen Vorwurf oft genug gehört habe. Im Augenblick werden praktisch nur alle negativen Eigenschaften des Fettes diskutiert, seine Vorzüge werden irgendwie nie erwähnt. Fett sättigt. Fett bereitet dem Verlangen nach Kohlenhydraten ein Ende. Und Fett beschleunigt, wenn keine Kohlenhydrate zugeführt werden, die Verbrennung von eingelagertem Fett. Wer diese Diät hält und dabei klug vorgeht, kann Fett zu seinem Vorteil nutzen.

Obwohl ich Ihnen die Vorzüge von Fett und Proteinen aufzeigen werde, muß ich doch immer wieder darauf hinweisen, die wahre Quelle gesundheitlicher Verbesserungen bei dieser Diät erschließt sich daraus, die für die moderne Ernährung so typischen riesigen Mengen an minderwertigen Kohlenhydraten wegzulassen. Folgend, Seite 63f., werde ich Ihnen erklären, was Hyperinsulinismus bedeutet. Sobald Sie mein modernes Diätkonzept verstehen – einer der entscheidenden medizinisch-wissenschaftlichen Durchbrüche der letzten 15 Jahre – begreifen Sie auch, warum eine *fettarme* Diät unnötig ist, wenn Sie *diese* Diät machen. Die gesundheitlichen Verbesserungen, die mit dieser Diät, bei der alle möglichen Kombinationen von Zucker und weißem Mehl ausgeschlossen werden, unweigerlich eintreten, sind mehr als ausreichend. Die Atkins-Diät ist eines der gesündesten Ernährungsprogramme, dem Sie überhaupt folgen können.

Dies ist das Grundlagenwissen, was Sie über diese Diät aufklärt. Vielleicht erziele ich auch deshalb bei Ihnen Erfolg, weil Sie im Fitneßstudio besonders gesundheitsbewußt auftreten

Aber, Dr. Atkins, ich will mit Vergnügen essen

wollen. Das soll mir recht sein, aber das wäre noch lange kein ausreichender Grund, dieses Buch zu schreiben.

Diese Diät ist dazu gedacht, Ihre Gesundheit zu stärken. Ich habe *keine Zweifel*, daß es gelingen wird. Meine gegenwärtigen Patienten sind nicht dumm. Wichtig ist, daß sie durch die Diät gesünder geworden sind. Daß sie auch noch überflüssige Pfunde verloren haben, war für viele nur eine willkommene Nebenwirkung. Die emotionalen Auswirkungen betrachte ich zudem noch als angenehme Begleiterscheinung, doch standen die medizinischen Vorzüge im Mittelpunkt. Übergewicht ist auf komplexe, aber unbestreitbare Weise mit einem schlechten Gesundheitszustand verbunden. Ich konnte nicht zulassen, daß meine Patienten dick bleiben, denn sie waren zu mir gekommen, um gesund zu werden, und eine ideale Gesundheit erfordert nun mal ideales Gewicht.

Sie für Ihren Teil haben dieses Buch gekauft, um abzunehmen, und damit dies gelingt, werde ich Sie auch gleichzeitig gesünder machen. Bei dem Atkins-Programm könnten Sie diese beiden Wirkungen auch gar nicht voneinander trennen, selbst wenn Sie es wollten. Was bei Ihnen funktioniert, biete ich jetzt auch *Ihnen* an.

»Aber, Dr. Atkins, ich will mit Vergnügen essen, Spaß haben und für immer Gewicht verlieren!«

Und das sollen Sie auch. Können Sie sich vorstellen, daß man anstatt ½ Pfund pro Woche zuzunehmen bis zu 3,9 Pfund abnimmt, ohne die Anzahl der zugeführten Kalorien wesentlich zu verringern? Um dies zu belegen, möchte ich Ihnen Harry Kronberg vorstellen. In meiner Praxis gibt es viele Harry Kronbergs, aber ich mußte mich gar nicht anstrengen, um den richtigen auszuwählen, denn Harry suchte mich zufällig an dem Tag auf, als ich dieses Kapitel schrieb. Bitte lesen Sie seine Geschichte sehr aufmerksam, und lassen Sie Ihrem

Was dieses Buch Ihnen offenbaren wird

Zweifel nicht Oberhand gewinnen, denn die Behandlungsergebnisse sind wahr. Ich werde Harry an verschiedenen Stellen dieses Buches noch öfter ins Spiel bringen.

Harry Kronberg, 39 Jahre alt, Geschäftsführer einer Holzhandlung, kam mit Herzrhythmusstörungen und einem verzweifelten Gewichtsproblem zu mir. Schon als Kind war er dicklich, doch nun hielt er sein Gewicht überhaupt nicht mehr unter Kontrolle. Ein paar Jahre zuvor hatte er sein Gewicht mit einer fettarmen Diät von 245 auf 185 Pfund gesenkt. 95 Pfund kamen aber zurück.

Als Harry mich aufsuchte, blieb die Waage tatsächlich bei 280 Pfund stehen – bei einer Größe von 1,73 Meter in der Tat recht stattlich. In den 35 vorangegangenen Monaten hatte er eine relativ stärkehaltige, fettarme Diät mit ungefähr 1700 Kalorien pro Tag zu sich genommen und damit 70 Pfund zugelegt, genau 2 Pfund pro Monat. Das Resultat wies eindeutig auf ein Stoffwechselproblem hin. Dann begann er mit meiner Diät. Diese Diät strich ganz strikt jegliche Kohlenhydrate von seinem Speiseplan, doch Fleisch, Fisch, Geflügel und Eier durfte er essen, soviel er wollte. Der Kaloriensatz war fast genauso hoch wie bei seiner letzten Diät, doch ließ er keine Mahlzeit aus und war nicht einen Augenblick lang von Hunger geplagt. In den ersten drei Monaten der Diät verlor er 50,5 Pfund (3,9 Pfund pro Woche), und er nimmt immer noch stetig 3 Pfund pro Woche ab. Seine Herzprobleme sind inzwischen verschwunden, sein Cholesterinspiegel ist von 207 auf 134 gefallen, seine Triglyzeridwerte von 134 auf 31.

Ich kann wohl sagen, daß Harry beeindruckt war. Er sagte sogar zu mir: »Diese Vitamine, die Sie mir geben, werde ich immer weiter nehmen. Da ist irgend etwas drin, das mein Gewicht verscheucht.« Na ja, es war schon etwas darin, das ihm seinen Umgang mit dieser Erfahrung erleichterte, doch ich muß gestehen, daß dieses Mittel an seinem Gewichtsverlust nicht beteiligt war.

»Aber werde ich bei dieser Diät weiterhin Freude am Essen haben?«

Falls nicht, so wäre das eine echte Überraschung. Schauen wir einmal auf Patricia Finleys Speiseplan. Sie befindet sich seit dreieinhalb Monaten in der Diätphase eins und hat bereits 31 Pfund verloren. Weitere 35 stehen ihr noch bevor, aber ich bin überzeugt, sie wird es schaffen. Nebenbei bemerkt: Die meisten meiner Patienten, von denen ich in diesem Buch spreche, werden zwischenzeitlich ihr Idealgewicht erreicht haben, doch sehe ich keinen Grund, mich auf ihre Fallbeispiele zu beschränken. Ich habe so viele Diäterfolge zu verbuchen, daß es nicht vermessen von mir ist, davon auszugehen, daß die Mehrheit aller, die ihre Diät noch nicht vollendet haben, am Ende ebenso erfolgreich sein werden.

Patricia, die früher recht viele stärkehaltige Lebensmittel zu sich nahm und bei Streß oft regelrechte Freßanfälle bekam, bei denen sie Süßigkeiten nur so in sich hineinstopfte, ließ sich nun zu einer schmackhaften kohlenhydratarmen Ernährungweise bekehren.

Zum Frühstück ißt sie Schinken mit Eiern oder ein Käseomelett oder Gemüse mit Schimmelkäse. Das Mittagessen kann aus Thunfisch bestehen oder aus Hühnchen mit einem üppigen Salat. Manchmal ißt sie auch geschnetzeltes Steak, angebraten mit Zwiebeln, Chilipulver und Pfeffer. Zwischendurch nascht Patricia sehr gern Oliven oder Spargelspitzen, doch die größte Sorgfalt läßt sie ihrem Abendessen zukommen. Sie findet, daß man wohl kaum etwas vermißt, wenn man ein Gericht aus Guacamole (für alle, die es noch nicht kennen: Avocadobrei mit Tomaten, Zwiebeln und Gewürzen), Hühnerstreifen und Steak essen darf. Dazu noch ihre Leidenschaft für mit Käse überbackene Zucchini in Olivenöl mit Butter und Muskat, ihre Vorliebe für Brokkoli in Zitronenbuttersauce und ihr Hausrezept für Hühnersuppe – was be-

Was dieses Buch Ihnen offenbaren wird

kommt man da? Hunger? *Nein!* Außerdem ißt Patricia gern Lammkoteletts mit gehackten Zwiebeln, zubereitet mit Olivenöl, Kräutern und einer Salzwürzmischung. Und das sind nur wenige Beispiele der Köstlichkeiten, die sie essen darf – *während ihrer Diät.* Was ich soeben beschrieben habe, ist tatsächlich eine strenge Diät zum Abnehmen. Eine Diät, die Sie ganz nach Ihrem persönlichen Geschmack zusammenstellen können, solange Sie die erlaubten Lebensmittel essen.

Ich glaube, so eine Geschichte über Nahrungsmittel gibt auch genügend Nahrung zum Nachdenken. Lassen Sie mich noch einige andere Punkte erwähnen, die dieses Buch Ihnen zeigen wird:

Diäterfahrungen und Gewichtsveränderungen

➪ Wie Sie für sich die Nahrungsmenge begrenzen, gleichzeitig damit aber einen Vorteil auf der Stoffwechselbasis herausholen, der es Ihnen erlaubt, bei höherer Kalorienzufuhr mehr Gewicht zu verlieren, als Sie je zuvor verloren haben.

➪ Wie Sie die Diät erfolgreich durchhalten, auch wenn Sie bei anderen Diäten bisher stets hungrig, müde, deprimiert und erfolglos gewesen sind. Bei dieser Diät wird für Sie alles anders.

➪ Warum Sie keine große Willenskraft benötigen.

➪ Wie Sie in einem Tag Ihre Heißhungeranfälle in den Griff bekommen.

➪ Wie Sie Ihr Idealgewicht erreichen, indem Sie überschüssiges Fett verbrennen – die wundervollen Bedingungen der Benignen-Diät-Ketose (BDK).

➪ Wie Sie sicherstellen, daß Sie Fett verlieren und keine Muskelmasse.

➪ Wie Sie Ihre überschüssigen Pfunde für immer loswerden, indem Sie Ihre Ernährungsgewohnheiten für im-

Aber werde ich weiterhin Freude am Essen haben?

mer umstellen und Ihre Basisdiät mit Ihren Lieblings-
nahrungsmitteln verbinden.

➪ Wie Sie Ihren Grad des Stoffwechselwiderstands bestimmen können, um Gewicht zu verlieren, und wie Sie Ihre
Diät entsprechend modifizieren.

➪ Wie Sie das neuartige Atkins »Fettfasten« nutzen können,
wenn der Widerstand Ihres Stoffwechsels hoch ist.

➪ Wie Sie die Ernährungsmedizin nutzen können, um den
Widerstand Ihres Stoffwechsels zu überwinden.

Veränderungen des Gesundheitszustands

➪ Wie Sie ernährungsbedingte Störungen besiegen können – also das böse Trio aus Hypoglykämie, Pilzinfektionen und Nahrungsmittelunverträglichkeiten.

➪ Wie Sie die gesundheitliche Katastrophe des Hyperinsulinismus vermeiden können.

➪ Wie Sie Ihr Sportprogramm maßschneidern.

➪ Wie Sie Ihr Energieniveau anheben.

➪ Wie Sie in Verbindung mit Ihrer Diät ein Programm von
Ernährungszusätzen zusammenstellen, das Wunder für
Ihre Gesundheit wirkt.

➪ Wie Sie Ihren Cholesterinspiegel bei der Diät senken und
andere Blutfettwerte verbessern.

➪ Wie Sie die Diät nutzen können, um gesundheitliche Probleme wie Diabetes, Herzkrankheiten und Bluthochdruck
zu überwinden, die häufig mit Fettleibigkeit einhergehen.

Veränderungen bei den Lebensmitteln

➪ Wie Sie reichhaltige, üppige Nahrungsmittel, die bei anderen Diäten verboten sind, nutzen, und so einen Speiseplan bekommen, der einer Prinzessin würdig ist.

Was dieses Buch Ihnen offenbaren wird

⇨ Wie Sie überaus wohlschmeckenden Ersatz für die Kohlenhydrate schaffen, die Sie so gerne essen.

⇨ Wie Sie sich in Supermärkten, Restaurants und bei Einladungen zum Essen verhalten, nachdem Sie sich an Ihren neuen Lebensstil gewöhnt haben.

⇨ Wie Sie Ihre Diät genau auf Ihre persönlichen Bedürfnisse zuschneiden, auf Ihren Geschmack, Ihren Lebensstil und Ihren Stoffwechsel.

⇨ Wie tierische Nahrungsmittel Ihr Verlangen nach Süßigkeiten unterdrücken können.

Persönliche und familiäre Veränderungen

⇨ Wie Sie Ihrer Familie und Ihren Freunden Ihre neue Diät erklären.

⇨ Wie Sie mit ihnen gemeinsam essen können, auch wenn Sie weiterhin anders essen als sie.

Wie Sie die Diät beibehalten

⇨ Was Sie tun können, wenn Ihr Verlangen nach Süßigkeiten und stärkehaltigen Nahrungsmitteln zu groß wird.

⇨ Wie Sie eine Diätphase vier machen, die Ihnen zur zweiten Natur wird.

⇨ Wie Sie Ihre vierte Diätphase ein Leben lang durchhalten.

⇨ Wie Sie die Diät brechen und trotzdem weiterleben.

⇨ Wie Sie Fett aus der Nahrung nutzen können, um Ihre Gesundheit zu verbessern.

⇨ Wie Sie wieder zu Ihrem Idealgewicht zurückkommen, falls Sie irgendwann einmal wieder zunehmen sollten.

⇨ Wie Sie es schaffen, niemals mehr als fünf Pfund über Ihrem Idealgewicht zu liegen.

Dies könnte genau die richtige Diät für Sie sein

Das Programm, das ich soeben umrissen habe, ist sehr ehrgeizig, und es gibt immer wieder Augenblicke, in denen ich mir vorstelle, ich müßte Ihnen sagen, wie schwierig es werden wird und daß Sie all Ihre Reserven und Ihren Mut mobilisieren müssen, um dabeizubleiben. Aber in Wahrheit muß ich solche Heldentaten nicht von Ihnen verlangen. Alles wird überraschend einfach, und Ihr Leben wird sich positiv verändern.

Ich fechte seit dreißig Jahren einen Grabenkampf mit den Menschen aus, denen es nicht gefällt, was das Fett mit ihnen macht – junge und alte, einige mit nur zehn, andere mit zweihundert Pfund Übergewicht. Ich habe Menschen gesehen, die weinend in meinem Büro zusammenbrachen, weil sie mit ihren vielen Fehlschlägen nicht mehr fertig wurden, und mich verzweifelt um Hilfe baten.

Ich hoffe, ich habe Sie davon überzeugt, daß Sie in diesem Augenblick die Hilfe in Ihren Händen halten.

Sind Sie das? – Drei Typen, für die eine ketogene Diät genau das Richtige ist

Mit Fug und Recht werden Sie fragen, ob ich von Ihnen spreche. Ich behauptete, falls Sie ein Problem mit Ihrem Gewicht haben, besteht zu mehr als 90 Prozent die Chance, daß ich Ihnen helfen kann. Ist das wirklich wichtig für Ihre ganz spezielle Gewichtssituation? Damit Sie besser verstehen, in welches Grundmuster Sie passen (oder auch nicht), beschreibe ich Ihnen meinen typischen fettleibigen Patienten. Das ist nicht schwer. Es gibt mehrere Grundmuster des Übergewichts, die auf Störungen des Kohlenhydratstoffwechsels basieren und sofort zu erkennen sind.

Trifft diese Beschreibung auf Sie zu? – Gruppe A

➪ Haben Sie Übergewicht, obwohl Sie gar nicht soviel essen?

➪ Machen Sie die üblichen Diäten und nehmen trotzdem kaum ab, oder aber scheitern Sie weit vor Ihrem Ziel?

➪ Ist Ihnen aufgefallen, daß schlanke Menschen entschieden mehr essen und täglich mehr Kalorien zu sich nehmen als Sie?

➪ Sind Sie bei kalorienarmen Diäten einfach immer hungrig?

➪ Sind die Mengen, die Sie zu sich nehmen, Ihrem Gefühl nach das mindeste, damit Sie sich körperlich nicht angegriffen fühlen?

Oder finden Sie sich eher bei dieser Beschreibung wieder?

➪ Fühlen Sie sich irgendwie nicht ausgefüllt, wenn Sie normale Portionen essen?

➪ Wenn Sie die Menge essen, bei der Sie sich wohl fühlen, nehmen Sie dann nicht ab – oder sogar noch zu?

➪ Sagen Sie oft: »Ich bin eigentlich sehr diszipliniert, also muß es an meinem Stoffwechel liegen?«

Oder finden Sie sich eher bei dieser Beschreibung wieder? – Gruppe B

➪ Verspüren Sie eine unerklärliche Besessenheit, was Essen angeht?

➪ Essen Sie häufig nachts?

➪ Neigen Sie zu Heißhungeranfällen?

➪ Verspüren Sie häufig heftiges Verlangen nach kohlenhydratreichen Lebensmitteln wie Süßigkeiten, Pasta oder Brot?

➪ Haben Sie den ganzen Tag etwas im Mund, wenn etwas Eßbares in Reichweite ist?

➪ Verspüren Sie direkt nach einem üppigen Mahl wieder den Drang, etwas zu essen?

➪ Würden Sie sich als zwanghaften Esser beschreiben? Haben Sie schon einmal gesagt: »Ich wünschte, ich könnte mein Eßverhalten kontrollieren.«?

➪ Zeigen sich bei Ihnen spezifische Symptome wie die folgenden, die sich bessern oder verschwinden, sobald Sie essen? Kennen Sie die folgenden Symptome:

- Reizbarkeit?
- Mehrmals am Tag unerklärliche Einbrüche Ihrer Kraft und Ihres Durchhaltevermögens – oft überwältigende Müdigkeit, besonders am Nachmittag?
- Stimmungsschwankungen?
- Schlafstörungen – ein Verlangen nach viel Schlaf oder unvermitteltes Aufwachen mitten in der Nacht?

Sind Sie das?

- Angst, Traurigkeit und Depressionen, für die es keine unmittelbare Erklärung gibt?
- Benommenheit, Zittern, starkes Herzklopfen?
- Geistige Erschöpfung und Verlust geistiger Regsamkeit?

Oder vielleicht sind Sie dieser Typ? – Gruppe C

⇨ Gibt es ein Getränk oder Nahrungsmittel, ohne das Sie nicht auskommen können?

⇨ Würden Sie eine Einladung zu einem opulenten Essen ausschlagen, um Ihr Lieblingsgericht essen zu können?

⇨ Gibt es ein bestimmtes Nahrungsmittel oder Getränk, nach dessen Genuß Sie sich *besser* fühlen?

⇨ Haben Sie schon einmal gedacht: »Ob ich wohl süchtig nach diesem Getränk/Nahrungsmittel bin?«

⇨ Haben Sie diese Gefühle bei einer ganzen Kategorie von Lebensmitteln, wie Süßigkeiten, Erfrischungsgetränken, Milchprodukten, Getreideprodukten usw.?

Was diese Antworten Ihnen bringen

Nun wollen wir einmal untersuchen, was Sie mit diesen Informationen anfangen können. Erstens lassen Sie mich sagen, daß ich es kaum glauben könnte, wenn ein Mensch mit beträchtlichem Übergewicht keine dieser Fragen mit eindeutigem Ja beantworten würde. Wenn Sie einige Fragen mit Ja beantworten, dann handelt dieses Buch von Ihnen und ist für Sie gedacht, und ich habe vermutlich auch die Lösung für Ihr Problem.

Falls Sie hauptsächlich in Gruppe A mit Ja antworten, haben Sie ein Stoffwechselproblem, das sich entweder durch a) eine relative Unfähigkeit, Gewicht zu verlieren oder ein erreiches Gewicht zu halten oder b) Hunger oder die Unfähigkeit, satt zu werden und auch satt zu bleiben, ausdrückt.

Falls Sie die meisten Fragen in Gruppe B mit Ja beantwortet haben, leiden Sie vermutlich unter einer Glukose-Intoleranz, die allgemein als Hypoglykämie bekannt ist.

Finden sich die meisten Ihrer Ja-Antworten in Gruppe C, dann sind Sie vermutlich nach einem bestimmten Getränk/ Nahrungsmittel süchtig. Andere Begriffe für dieses Phänomen lauten »Nahrungsmittelallergie« oder genauer gesagt »individuelle Nahrungsmittelunverträglichkeit«.

Falls Sie zur Gruppe C gehören und das Nahrungsmittel/ Getränk viele Kohlenhydrate enthält, dann leiden Sie unter einer Kohlenhydratsucht, und dieses Buch wird Ihnen mehr Antworten liefern, als Sie je für möglich gehalten haben.

Diese drei Antworten sind verschiedene Facetten ein und desselben Problems

Alle, die zu den Gruppen A und B gehören (und auch die meisten aus Gruppe C) haben einen gemeinsamen Nenner: Hyperinsulinismus.

Bevor ich die Bedeutung von Hyperinsulinismus erkläre und die gute Botschaft verbreite, wie leicht Sie diesen Zustand mit dieser Diät heilen können, möchte ich Sie bitten, einmal über die Bedeutung des Essens nachzudenken.

Halten Sie einmal inne, und fragen Sie sich selbst: »*Was tue ich sonst noch im Laufe eines Tages, das so radikal in die Funktionen meines Körpers eingreift wie essen?*«

Zwischen dem Aufstehen am Morgen und dem Augenblick, wenn Sie abends ins Bett gehen, stecken Sie pfundweise organische Stoffe in den Mund. Ihr Körper lebt davon. Seien Sie nicht überrascht, daß Sie den hohen Preis bezahlen müssen, wenn Sie hier falsche Entscheidungen treffen.

Bevor ich mich nun den problematischen Stoffwechselme-

Sind Sie das?

chanismen zuwende, die daraus resultieren, möchte ich Ihren
Blick noch auf den Konsum von Zucker und Kohlenhydraten
ganz normaler Menschen lenken.

Unkontrolliertes Leben

Zwanghaftes Essen ist recht verbreitet, und einige der schweren Fälle lassen sich auch mit dieser Diät kaum heilen. Bestimmte Fachautoren im Diätenbereich sprechen von Koh-
lenhydratabhängigkeit. Dieser Ausdruck ist gar nicht mal so
schlecht gewählt. Die Frauen und Männer, die Opfer von
Heißhungeranfällen, die ständig an Essen denken und beinahe nur leben, um zu essen, stecken in der gleichen Zwick-
mühle wie Alkohol- oder Drogensüchtige. Sie brauchen dringend auf Stoffwechselebene einen Lösungsansatz für ihr
Problem.

Gordon Lindgard, leitender Angestellter einer Immobilien-
firma, war ein extremes Beispiel. Er war 53 Jahre alt, als er
mich aufsuchte, bei einer Größe von 1,78 Meter wog er 306
Pfund. Bis zu seinem 30. Geburtstag hatte sich Gordons Körper von normalen Gewichtsverhältnissen zu Collegezeiten (in
denen er als Rettungsschwimmer arbeitete) zu extremer Fettleibigkeit entwickelt. Einmal kletterte sein Gewicht sogar auf
450 Pfund. Sein Hormonhaushalt war ausgeglichen, und er
hatte schon alles ausprobiert – Abklemmen des Magens,
Brechmittel, Abführmittel und alle Diäten von B bis Z.

Gordon blieb sich selbst ebenso wie vielen Ärzten ein Rätsel. Er wußte nur, daß er essen mußte. Das Verlangen danach
war unbeschreiblich. Er erzählte mir, daß er ständig nur an die
nächste Nahrungsaufnahme dachte. Eis verschwand literweise
ebenso schnell, wie ein »normaler« Kohlenhydratsüchtiger
einen Schokoriegel verschlingt. Zucker war Gordons wichtigstes Suchtmittel.

Unkontrolliertes Leben

»Es gab nicht einen Moment, in dem ich nicht danach gierte. Oft zitterte ich, bis ich endlich etwas Süßes im Mund hatte. Die Symptome zeigten sich absolut körperlich, und sie machten mir wirklich angst. Für mich gab es nur noch Essen. Mein Weg zur Arbeit dauerte eine Stunde, und ich kannte jedes Restaurant, jedes Lokal, jeden Getränke- oder Süßigkeitsautomaten auf dem gesamten Weg.«

Sicher würden Sie darauf wetten, daß das alles rein psychisch war – doch damit würden Sie haushoch verlieren.

Gordon Lindgards Fall lag mir am Herzen, doch eine Zeitlang war seine Behandlung kein Kinderspiel. Bei ihm leisteten einige der Vitaminzusätze, auf die ich ab Seite 272 eingehen werde, eine wertvolle Hilfe.

Ich möchte Ihnen jedoch klarmachen, daß Gordons Dilemma nur eine sehr extreme Variante des Problems darstellte, das so viele übergewichtige Menschen haben. Seine Schwierigkeiten bestanden im wesentlichen aus Stoffwechselproblemen, aber sie waren auch lösbar. Heute hat Gordon Lindgard zum ersten Mal seit dreißig Jahren fast sein Normalgewicht wieder erreicht, und er verspürt nicht mehr den Drang, Süßes zu essen.

An fett- und kalorienarmen Diäten ist Gordon wiederholt gescheitert. Und warum? Sein Problem lag an der Reaktion seines Stoffwechsels auf Kohlenhydrate. Will man eine Situation, die derart außer Kontrolle geraten ist, dadurch lösen, daß man zwar Kalorien, nicht aber Kohlenhydrate reduziert, könnte man sich genausogut der Brandung mit der Absicht entgegenstellen, das Meer aufzuhalten.

Vielleicht haben Sie in der geheimen persönlichen Überzeugung zu diesem Buch gegriffen, ein »zwanghafter Esser« zu sein. Aller Wahrscheinlichkeit nach sind Sie kohlenhydratsüchtig. Wie viele zwanghafte Esser von Steaks haben Sie schon kennengelernt? Nicht sehr viele, oder? Ich versichere Ihnen, sie sind auch rar gesät.

Sind Sie das?

Heftiges Verlangen nach Süßem ist oft ein deutliches Zeichen

Viele Menschen ernähren sich als Kind »ausgewogen«, doch als Erwachsene wird ihre Ernährungsweise immer unausgewogener. Essen ist in jungen Jahren im Gegensatz zu später offenbar nicht so wichtig. Doch dann betrachten sie ihre Hüften und nehmen ihre Eßgewohnheiten kritisch in Augenschein und erkennen, daß sie ein Problem haben. In der Regel geben sie zu, daß ihnen bestimmte Nahrungsmittel besonders gut schmecken. Zu diesem Zeitpunkt machen Kohlenhydrate den Großteil ihrer Nahrung aus: Brot und Gebackenes, Kuchen und Süßigkeiten, Pasta und Popcorn. Das aus heiterem Himmel sich einstellende Verlangen nach bestimmten Lebensmitteln ist typisch. Essen Sie manchmal zu Abend ein großes Dessert und verspüren direkt anschließend den dringenden Wunsch nach weiteren Süßigkeiten? Das ist ebenso wie ständige Müdigkeit ein Zeichen, daß Ihr Kohlenhydratstoffwechsel nicht in Ordnung ist.

Das liegt nicht etwa daran, daß Sie nicht essen, wenn Sie Hunger haben, sondern daran, daß Sie offenbar *immer* Hunger haben. Doch wenn Sie kohlenhydratreiches Essen zu sich nehmen, fühlen Sie sich nur kurzfristig besser. Ihre Situation ist also dann genau das Gegenteil der Erfahrung, die Sie mit der Atkins-Diät machen werden. Bei dieser Ernährungsweise haben Sie weniger Appetit, doch spüren Sie eine größere Sättigung durch die Dinge, die Sie zu sich nehmen.

Halten Sie sich für einen zwanghaften Esser?

Viele Kohlenhydratsüchtige können genauso wenig an einem Kühlschrank vorbeigehen, ohne ihn zu öffnen, wie Martina Navratilova einen zu kurzen Lob verpassen wollte. Viele Patienten haben zu mir gesagt: »Diesem Zwang kann ich nicht widerstehen, Dr. Atkins. Ich bin ein Sklave meiner selbst. Wie könnten Sie mir da wohl helfen?«

»Schon in Ordnung«, erwiderte ich dann. »Ihr Zwang macht mir keine angst, und bald sind auch Sie davon befreit. Wenn Sie am Kühlschrank vorbeikommen, öffnen Sie ihn, essen Sie ein wenig Geflügelsalat oder eine Scheibe kalten Braten. Wenn Sie so essen, wie ich es Ihnen rate, werden Sie merken, daß Ihnen das Essen immer noch schmeckt, der Zwang aber allmählich nachläßt.«

Sie sehen, Ihr Eßzwang ist kein Charakterfehler, sondern eine chemische Störung, die wir Hyperinsulinismus nennen, und Sie haben diese Probleme, weil Sie genauso ungesund essen wie die *meisten* Menschen in unserer Industriegesellschaft.

Eine Diät, die funktioniert

Es gibt ähnliche Parallelen in der Ernährungsweise in allen hochentwickelten modernen Ländern der Welt, daher werde ich im Augenblick nur die Statistiken der Vereinigten Staaten bemühen. Wenn Sie erst einmal verstehen, was gesundes Essen bedeutet, werden Sie diese Zahlen ebenso bizarr und erschreckend finden wie ich.

Der erste und schlimmste Punkt ist der Zucker. Vor zweihundert Jahren aß der Mensch im Durchschnitt weniger als zehn Pfund Zucker pro Jahr. Fast genau hundert Jahre später explodierte der Konsum. In den neunziger Jahren des 19. Jahrhunderts ergriff eine wahre Cola-Manie die amerikanische Nation – das heißt, wenn wir Durst hatten und Wasser brauchten, nahmen wir über den Cola-Konsum gleichzeitig Zucker zu uns. Als Ergebnis stieg der Zuckerkonsum, der 1828 bei zwölf Pfund pro Jahr gelegen hatte, auf fast das Zehnfache 1928. Die neuesten Statistiken des Landwirtschaftsministeriums belegen, daß der Durchschnittsamerikaner 1975 118 Pfund an kalorischen

Sind Sie das?

Süßstoffen (hauptsächlich raffinierten Zucker und stark fruktosehaltigen Sirup), 1990 schon 137,5 Pfund zu sich genommen hat.[1] Das heißt, Sirup und Zucker haben allein schon einen überwältigenden Anteil an der Ernährung des Durchschnittsamerikaners. Diese Zahlen bedeuten umgerechnet 170 Gramm Zucker pro Tag. Da der Durchschnittsamerikaner pro Tag 425 Gramm Kohlenhydrate zu sich nimmt, 105 Gramm Proteine und 168 Gramm Fett, macht der Zucker nach Gewicht umgerechnet 40 Prozent der gesamten Kohlenhydratmenge und fast ein Viertel der täglichen Nahrungsmittelzufuhr aus.

Zucker besitzt keinen Nährwert und ist unmittelbar schädlich für Ihre Gesundheit. Trotz aller lautstarken Versuche, dagegen vorzugehen, zeigen doch Hunderte von Studien ganz deutlich, wie tödlich seine Auswirkungen sein können.[2] An dieser Stelle möchte ich nicht näher darauf eingehen, denn im nächsten Kapitel möchte ich über Hyperinsulinismus schreiben, und das Zuckerthema hat eigentlich ein eigenes Buch verdient.

Aber ich möchte Sie daran erinnern, wie die moderne westliche, ganz besonders die amerikanische Ernährungsweise aussieht. Außerdem sollten Sie nicht vergessen, daß Zucker, selbst wenn Sie ihn nicht pur zu sich nehmen, in vielen tausend Nahrungsmitteln und Getränken enthalten ist. Wenn diese nicht so stark gezuckert wären, bekämen Sie die überhaupt nicht runter. Zucker ist der Freund der amerikanischen Lebensmittelindustrie. Und wenn Sie sich von den massiven Kampagnen der Antifettpropaganda beeindrucken ließen, die in den letzten zehn Jahren im Mäntelchen der ernährungswissenschaftlichen Erziehung über uns gekommen ist, haben Sie vielleicht völlig vergessen, *was genau* da in den Regalen der Supermärkte liegt.

Ich kann Ihnen versichern, der Konsum von Fleisch, Fisch und Geflügel birgt keine gesundheitlichen Risiken – schließlich hat der Fleischfresser Mensch sich Millionen Jahre davon ernährt.

Eine Diät, die funktioniert

Wie haben die Menschen zum Beispiel im 19. Jahrhundert gegessen? Sie genossen freizügig Butter und Schmalz, Rind- und Schweinefleisch sowie Eier ohne Einschränkungen. Dennoch ist kaum jemand an einem Herzanfall gestorben. Paul Dudley White, Eisenhowers persönlicher Kardiologe, erinnerte sich, seinen ersten Herzanfall erst in seinem ersten Jahr nach Abschluß seines Studiums in den zwanziger Jahren zu Gesicht bekommen zu haben. Noch deutlicher ist folgendes Beispiel: Die Franzosen des 20. Jahrhunderts mit ihrer Butter-, Käse- und Gänseleberpastete-Ernährung haben eine um 60 Prozent niedrigere Rate an Herzerkrankungen vorzuweisen als die Amerikaner. Die Französinnen stehen statistisch gesehen noch besser da, sie haben die niedrigste Rate an Herzerkrankungen innerhalb der westlichen Industriestaaten zu verzeichnen.

Was also ist der Grund für die große Zunahme der degenerativen Krankheiten? Ich bitte Sie nur darum, einmal kritisch in Augenschein zu nehmen, wie sich unsere Ernährung im letzten Jahrhundert verändert hat. In den neunziger Jahren des vergangenen Jahrhunderts wurden nicht nur die Cola-Getränke erfunden, sondern die Müller fanden damals zu allem Übel heraus, daß man Weizen zu weißem, ernährungswissenschaftlich wertlosem Mehl raffinieren kann. Als man das Mehl dann erst einmal mit Süße und Salz kombinierte, war die Junkfood-Kultur Amerikas und vieler anderer hochentwickelter Industriestaaten geboren – doch das geschah nicht in allen Ländern.

Nehmen wir wieder die Franzosen – die Burschen, die mit Genuß in ihre Pâte de foie gras (Gänseleberpastete) beißen. Wie jeder weiß, der einmal in Frankreich war, sind die Franzosen weitaus weniger als die Amerikaner von Fettleibigkeit und Herzkrankheiten betroffen. Dennoch ist ihr Speiseplan wesentlich *fettreicher* (die Franzosen essen vergleichbare Mengen an Fleisch und Fisch, viermal mehr Butter und zweimal so viel Käse wie die Amerikaner). Was genau hat das alles zu be-

Sind Sie das?

deuten? *Könnte es mit der Tatsache zusammenhängen, daß die Amerikaner pro Kopf fünfeinhalb mal mehr Zucker konsumieren als die Franzosen?*

Dennoch wissen wir alle, daß Fett die Quelle allen Übels ist? Oder etwa doch nicht?

Behalten Sie Ihren Stoffwechsel im Auge

Zucker aktiviert, wie Sie schon wissen, bestimmte Stoffwechselprozesse, die sowohl Ihrer Gesundheit als auch Ihrem Taillenumfang schaden. Zucker ist Gift für den Stoffwechsel.

Sie könnten diese Tatsache natürlich ignorieren und versuchen, Ihr Übergewicht mittels Kalorienzählen in den Griff zu bekommen und nur so und so viele Stückchen hiervon und soviel Gramm davon essen. Das heißt, Sie könnten sich bei Ihrer Ernährung an der Quantität statt an der Qualität orientieren. Dreht es sich bei den üblichen Diäten nicht genau darum?

Aber lassen Sie sich sagen, daß *die Wahrscheinlichkeit, durch Kalorienzählen auf Dauer Gewicht zu verlieren, gegen Null geht.*

Ich wette, das haben Sie schon geahnt. Der gesunde Menschenverstand signalisiert einem schon, daß mit einer Lösung etwas nicht stimmen kann, wenn so viele Menschen sie ausprobiert haben und alle gescheitert sind. Vielleicht haben auch Sie schon eine kalorienarme Ernährung ausprobiert. Ich bin sicher, daß Sie zumindest Leute kennen, die es getan haben. Nach einem vielversprechenden Anfang scheitern sie alle. Vielleicht hat es einfach keinen Sinn, mit dem Kopf durch die Wand zu wollen.

Melissa Jackson, 35 Jahre alt, Versicherungsangestellte, kam zu mir mit einem Gewicht von 223 Pfund bei einer Größe von 1,62 Meter. Sie hatte seit ihrem sechzehnten Lebensjahr praktisch jede Diät ausprobiert, von der sie gelesen oder die man ihr empfohlen hatte. Schon als Kind war sie dick. Diese Situation hatte sie stets belastet und geradezu verrückt gemacht, denn das Fett beeinflußte nicht nur ihr Leben; sie konne das Problem einfach nicht in den Griff bekommen. Sie versuchte es mit Diätpillen und Flüssigproteindiäten, dann mit den Weight Watchers und einer langen Liste anderer fettarmer Diäten. Mit über Dreißig hatte sie sich schon damit abgefunden, als sie nach vielen Monaten des Kampfes hörte, ihr Gewicht werde sich wohl bei 200 Pfund endgültig einpendeln.

»Die Lage war außer Kontrolle geraten, und deshalb mochte ich mich selbst nicht mehr leiden. Es kam so weit, daß ich bei fett- oder kalorienarmen Diäten ständig Hunger hatte und vielleicht zwei Pfund pro Monat abnahm. Dann nahm ich nicht einmal mehr diese wenigen Gramm ab. Ich hungerte mich buchstäblich aus, bis ich zusammenbrach. Und wenn ich dann vier oder fünf Tage nichts gegessen hatte, sah ich, daß ich nur ein halbes Pfund verloren hatte.«

Melissa Jackson machte die Atkins-Diät und verlor innerhalb eines Jahres 77 Pfund. Ganz ohne Hunger. Sie hatte schon immer Kuchen, Süßigkeiten, Erfrischungsgetränke und Pasta gemocht – einen großen Teil ihres Lebens war sie regelrecht danach süchtig –, doch diese Dinge gab sie völlig auf. Aber alles andere, was sie gerne mochte, aß sie weiterhin. Nach den ersten paar Wochen der Diät vermißte sie nichts mehr. Sie besaß Energie, brauchte weniger Schlaf, ihr Cholesterinspiegel sank, und das Verhältnis von HDL- zu LDL-Cholesterin stieg. Früher trug sie Kleidergröße 48, heute 36 oder 38.

Wenn Ihnen das alles immer noch schleierhaft vorkommt, kann ich nur raten, *lesen Sie weiter.*

Ich führte bereits aus, daß eine große Gruppe der Fettleibigen, die wir hier Gruppe A nennen, Stoffwechselprobleme hat. Darauf gehe ich im nächsten Kapitel ein.

Insulin – das Hormon, das Sie dick macht

Ich möchte im folgenden über das Hormon sprechen, dessen Namen Sie schon viele Male gehört haben – Insulin. Zwar behandelt dieses Kapitel auch einige sehr fachspezifische Fragen, aber ich glaube, Sie sollten es dennoch aufmerksam lesen, da viele von Ihnen hier die gesuchten Anworten finden werden.

Fast alle von Ihnen haben schon einmal von Insulin gehört, denn es wird bei bestimmten Formen der Diabetes zusätzlich verabreicht, um den Blutzuckerspiegel zu kontrollieren. Dieses Insulin ist eine der stärksten und wirkungsvollsten Substanzen, mit denen der Körper die Nutzung, Verteilung und Lagerung von Energie kontrolliert.

Ihr Körper ist eine Energiemaschine, die niemals stillsteht und deren Stoffwechsel ständig aktiv ist – und sämtliche Prozesse werden vorrangig durch Glukose im Blut angetrieben (eine Grundform von Zucker). Der Körper *braucht* die Glukose, und selbst im Hungerzustand verarbeitet er so lange er kann alles, was sich umwandeln läßt, in Glukose. Daher kann der Körper auch bei einer längeren Fastenperiode das Glukoseniveau in einem normalen, ziemlich begrenzten Rahmen aufrechterhalten. Allgemein gilt natürlich, daß der Körper seine benötigten Brennstoffe durch Essen erlangt.

Einnahme einer Mahlzeit

Das Abendessen steht bevor. Sie setzen sich an den Tisch und nehmen ein dreigängiges Menü zu sich. Was macht dabei Ihr Körper? Irgendwo zwischen Kauen und Ausscheiden nimmt er bestimmte Substanzen aus der Nahrung auf, meist über die Oberfläche des Dünndarms. In diesen Augenblicken dringt das Essen praktisch in Ihren Körper ein, damit er es nutzen kann.

Aus den Kohlenhydraten, die Sie zu sich nehmen, absorbiert Ihr Körper alle einfachen Zucker, die alle eine Form der Glukose sind oder schnell dazu umgewandelt werden. Aus Fetten absorbiert der Körper Glyzerin und Fettsäuren, aus Proteinen Aminosäuren, die Bausteine für Protein.

Wenn Sie also viele Kohlenhydrate essen, produziert Ihr Körper offensichtlich viel Glukose. Klingt gut, oder? Diese viele Energie, die durch Ihren Körper rinnt. Essen Sie Zucker und stärkehaltige Lebensmittel und Früchte, und Ihr Blutzucker wird schnell ansteigen, oder?

Wenn Sie gern Schokoriegel essen, denken Sie vielleicht: »Das ist ja großartig, je mehr ich davon esse, um so stärker werde ich.«

Doch das ist leider falsch. Ihr Körper wurde vor langer Zeit erschaffen, als es noch keine Schokoriegel gab. Seine Fähigkeit, unverarbeitete Nahrungsmittel, wie sie in der Natur vorkommen, zu nutzen, ist recht gut. Die Fähigkeit, mit überschüssiger, schneller Energie, die aus einfachem Zucker gewonnen wird, fertig zu werden, ist nicht so gut entwickelt, und das ist auch der wahre Grund dafür, warum die Ernährung des 20. Jahrhunderts uns in gesundheitliche Schwierigkeiten bringt.

Fall Sie das noch nicht verstehen, wollen wir einen Blick auf die Vorgänge werfen, die vom Insulin und den anderen energiekontrollierten Hormonen gesteuert werden, wenn Sie essen.

Insulin

Wenn Ihr Glukosespiegel steigt

Wenn der Glukosespiegel im Blut rapide ansteigt, wie es nach dem Genuß von Kohlenhydraten der Fall ist, trifft Ihr Körper sofort eine Entscheidung. Wieviel von dieser reinen Energie soll er sofort verbrauchen, wieviel für zukünftigen Bedarf anlagern?

Das Instrument dieser Entscheidung ist das Insulin, denn Insulin regelt die Verarbeitung von Blutzucker.

Insulin wird in einem Teil der Bauchspeicheldrüse hergestellt, der sich Langerhans-Inseln oder Inselzellen nennt. Wenn der Zuckergehalt im Blut steigt, wird Insulin ausgeschüttet, das einen Teil der Glukose in Glykogen umwandelt, eine Stärke, die in den Muskeln und der Leber gespeichert wird und für Energiezwecke zur Verfügung steht. Sind alle Glykogenspeicher gefüllt und befindet sich mehr Glukose im Blut, als der Körper braucht, wandelt das Insulin den Überschuß in Fettgewebe um, das sich Triglyzerid nennt und das wir als chemischen Hauptbestandteil des Fettgewebes am Körper tragen – das Zeug, das Sie nach der Lektüre dieses Buches loswerden wollen. Deshalb nennt man Insulin auch das »fettproduzierende Hormon«.

Insulin arbeitet ziemlich effektiv. Täte es das nicht, könnte Ihr Körper keine Glukose produzieren, seinen Grundbrennstoff, und der Glukosespiegel im Blut würde eskalieren, während der Körper nach anderen Brennstoffen sucht – erst Ihre Fettdepots und dann das Muskelgewebe. Dies geschieht bei Insulinmangeldiabetes, wenn kein Insulin zugeführt wird. Stellen Sie sich andererseits vor, das Insulin wäre allzu effektiv oder in zu großer Menge vorhanden. Dann würde es zuviel Glukose umwandeln und zuwenig im Blutkreislauf belassen, so daß nicht genügend Brennstoff ins Gehirn gelangen würde. Der Körper versucht, dem entgegenzuwirken, indem er gegensteuernde Hormone freisetzt – hauptsächlich das

Hyperinsulinismus

Glucagon, Corticosteroide und Adrenalin, um das Glukoseniveau zu heben, doch eine starke Dosis Insulin kann viele von
diesen Stoffen überlagern. Glücklicherweise findet dieser
Prozeß des Glukoseausgleichs bei uns automatisch statt, und
unser Blutzuckerspiegel bleibt auf einem ziemlich eng begrenzten, normalen Niveau zwischen 65 und 100 mg pro 100
ccm Blut.

Hyperinsulinismus

Der Zusammenhang zwischen den Lebensmitteln, die Sie essen, und der Höhe des Insulins in Ihrem Blutkreislauf ist deutlich erkennbar.

Kohlenhydratreiche Lebensmittel, ganz besonders einfache Kohlenhydrate wie Zucker, Honig, Milch und Früchte, in
denen Glukose enthalten ist, sowie raffinierte Kohlenhydrate
wie Mehl, weißer Reis und Kartoffelstärke, die leicht in Glukose umgewandelt werden können, da sie schnell absorbiert
werden, erfordern viel Insulin. Proteine und Fett andererseits
rufen so gut wie keine Veränderung des Insulinniveaus hervor.

Je dicker ein übergewichtiger Mensch wird, um so größer
wird auch das Insulinproblem. Zahlreiche Studien haben gezeigt, daß ein fettleibiger Mensch (mit Diabetes) extrem
schlecht auf Insulin reagiert. Hier trifft der Begriff »Insulinresistenz« zu. Kohlenhydrate bewirken, daß große Mengen
des Hormons freigesetzt werden, doch der Körper ist nicht in
der Lage, es wirksam einzusetzen. Der Körper schüttet nur
noch mehr Insulin aus. Folglich sind Übergewicht und ein hohes Insulinniveau praktisch dasselbe.

Offenbar werden die Insulinrezeptoren an der Oberfläche
der Körperzellen daran gehindert, ihre Aufgaben zu erfüllen,
was wiederum das Insulin daran hindert, den Glukosetransfer
zu den Zellen zu stimulieren, die daraus Energie produzieren.
Dies ist ein Grund, warum Übergewichtige so häufig müde

Insulin

sind. Da Insulin Glukose nicht in Energie umwandelt, verwandelt es mehr und mehr davon in Fett. Sie würden zwar gerne abnehmen, doch Ihr Körper wird zu einer fettproduzierenden Maschine.

Das Hormonsystem Ihres Körpers ist nun in einer ernsten Notlage. Ständig wird Insulin – Ihr fettproduzierendes Hormon – abgesondert, um mit dem hohen Zuckerspiegel fertig zu werden, und es erfüllt seine Aufgabe mehr oder weniger effektiv. Mit der Zeit erschöpfen sich die Insulinrezeptoren, welche die Glukose in Fett umwandeln – dies leistet dem Diabetes Vorschub. In schweren Fällen erschöpft sich sogar die Bauchspeicheldrüse selbst, weil sie so viel Insulin produzieren muß.

Wenn Ihr Insulinspiegel mehr oder weniger ständig sehr hoch ist, Sie aber dennoch gegen die Wirkung von Insulin immun sind, leiden Sie unter *Hyper*insulinismus.

Diabetes als nächster Schritt?

Der nächste Schritt ist in der Tat Diabetes, der unter Übergewichtigen geradezu epidemisch vorkommt.[1]

Erstes Warnzeichen ist in dieser Situation, daß der Übergewichtige, dem es bisher nie gelang abzunehmen, plötzlich aus unerklärlichen Gründen Gewicht verliert. Das liegt daran, daß der Blutzucker nicht mehr in Energie oder Körperfett umgewandelt wird. Das Insulin, das lebenswichtige fettproduzierende Hormon, ist soweit reduziert, daß es nicht mehr wirkt.

Diabetes ist eine schwere Krankheit, die nicht nur das Risiko für einen Herzanfall drastisch erhöht, sondern auch langfristig schädigende Auswirkungen auf die Augen, die Nieren, das Nervensystem und die Haut hat.

Einige weitere Probleme mit Insulin

Nicht alle dicken Menschen bekommen Diabetes, aber durch den Hyperinsulinismus befinden sie sich in einer Art prädiabetischem Zustand, der seine ganz eigenen Gefahren birgt. Haben Sie auf die Symptome der Gruppe B mit Ja geantwortet, sollten Sie auf folgendes achten:

Erstens fallen besonders die nachhaltigen Anfälle von Müdigkeit auf, gegen die Übergewichtige anscheinend nichts tun können, dann Zittrigkeit und Hunger, häufig im Zusammenspiel mit Depressionen, Reizbarkeit und geistiger Trägheit. Dicke sind nicht nur müde, weil ihre Zellen nicht genügend Energie aufnehmen, sondern mehrmals am Tag sind sie auch Opfer der Hypoglykämie, des niedrigen Blutzuckers, eine ironische Konsequenz der Zufuhr von zuviel Zucker.

Je stärker die kohlenhydratbedingte Stoffwechselstörung, um so ausgeprägter wird die Hypoglykämie. Schon ein Hauch von Glukose bewirkt eine Ausschüttung von Insulin und läßt den Blutzuckerspiegel unnatürlich abfallen. Wenn Sie zur Gruppe B gehören, werden Sie müde, reizbar und hungrig. Sehr typisch ist die durch Hypoglykämie hervorgerufene Müdigkeit am Nachmittag. Das macht Sie natürlich hungrig. Sie essen mehr, und der ganze traurige Kreislauf beginnt von vorn. Sie sehen also, daß das, was Sie für zwanghaft oder für ein Verhaltensproblem gehalten haben, in Wahrheit ein von der Glukose ausgelöster Mechanismus, ein Stoffwechselproblem ist. Also sollten Sie sich nicht schuldig fühlen.

In einem späteren Kapitel, S. 141 ff., werde ich noch weiter auf Hypoglykämie eingehen. Dort beschreibe ich die weitverbreitete moderne Epidemie, die ich ernährungsbedingte Störungen nenne. Bis dahin möchte ich Sie noch auf die anderen traurigen Folgen eines hohen Insulinspiegels aufmerksam machen:

Insulin

➪ Insulin begünstigt die Einlagerung von Salz und Wasser – ein Grund für Bluthochdruck und ständiges Übergewicht.

➪ Insulin verschlimmert Bluthochdruck, da die Arterien anfälliger für die Wirkung des Adrenalins sind.

➪ Insulin hat Auswirkung auf die Neurotransmitter und kann Schlafstörungen verursachen.

➪ Insulin regt die Leber an, mehr LDL-Cholesterin zu produzieren, und ist vielleicht eine der wichtigsten Komponeten im Zusammenhang Cholesterin/Herzkrankheiten. Da Fettleibigkeit und ein hoher Insulinspiegel Hand in Hand gehen, ist dies vermutlich auch der Grund, warum Übergewicht ein wichtiger Risikofaktor für Herzkrankheiten ist.

Deshalb können Sie nicht abnehmen

Die letzten Zeilen könnten eine Horrorgeschichte erzählen, die den Titel hat *Unschuldiger Besitzer eines menschlichen Körpers wird von den eigenen Hormonen angegriffen!* Doch das haben wir uns selbst zu verdanken, denn keine andere Sozialgesellschaft der Weltgeschichte hat je auch nur einen Bruchteil der Zuckermenge vertilgt, wie wir in den westlichen Industriestaaten des 20. Jahrhunderts.

Vielleicht haben Sie schon lange Übergewicht. Es gab auch einmal ein Stadium Ihrer Stoffwechselstörung, als Sie noch recht leicht abnehmen konnten, wenn Sie Ihre Kalorienzufuhr deutlich einschränkten. Sie haben die verlorenen Pfunde zwar wieder zugenommen, doch zumindest zum Preis von Hungergefühlen konnten Sie diese für eine Weile loswerden, sobald Sie es wirklich wollten.

Heute sind Sie über das Stadium vielleicht schon hinaus. Ist das der Fall, dann ist die Insulinfalle tatsächlich zugeschnappt. Die Bauchspeicheldrüse sondert wegen Ihres

Wie es geht

Mißbrauchs von einfachen und raffinierten Kohlenhydraten so effektiv Insulin ab, daß schon ein Hauch von Blutzucker einen wahren Sturzbach provoziert.

Durch die Vermittlung eines hohen Insulinspiegels ist Ihr Körper wild entschlossen, Fett einzulagern. Dabei werden jene unter Ihnen, die sich zur Gruppe A zählen, die Rolle erkennen, die überschüssiges Insulin bei mangelndem Gewichstverlust spielt, entweder direkt, indem es Ihren Bedarf an Kalorien senkt, oder indirekt, indem es Ihnen ein ewiges Hungergefühl beschert, das Sie nur durch ein ständiges Zuviel sättigen können.

Da Sie jetzt den Grund für stoffwechselbedingtes Übergewicht erkannt haben, stellen Sie sich einmal einen übergewichtigen Patienten vor, dem der Arzt sagt: »Wenn Sie ein wenig mehr Willenskraft hätten ...« Das ist doch traurig.

Um Gewicht zu verlieren, brauchen Sie eine kohlenhydratarme Diät, wie sie in diesem Buch beschrieben wird. Vielleicht benötigen Sie auch noch zwei weitere Beine des Atkins-Dreibeins: Sport und Ernährungszusätze.

Wie es geht

Ich weiß, meine Analyse, warum das Fett in Ihrem Körper bleibt, ist nicht sehr ermutigend. Was ist jetzt also zu tun?

Alles dreht sich um das Insulin.

Glukose ist notwendig als Brennstoff für den Körper, doch ist es nicht nötig, sie aus der Ernährung zu beziehen. Es ist Zeit, den Insulinhahn zuzudrehen. Die Antwort liegt in zwei goldenen Worten: Ketose/Lipolyse.

Die große Fettschmelze – das Geheimnis einer ketogenen Diät

Wenn Sie erst einmal längere Zeit dick waren, stecken Sie in einer Stoffwechselfalle, wie in einer großen Kiste, deren Wände zum Teil aus einem hohen Insulinspiegel bestehen.

Vielleicht haben Sie schon gemerkt, daß Sie in der Falle sitzen. Natürlich ist es deprimierend, eine Diät nach der anderen auszuprobieren und stets zu scheitern. Ich weiß aus persönlicher Erfahrung und aus den Berichten von Tausenden von Patienten, wie dicht der Deckel der stoffwechselbedingten Fettleibigkeit schließt. Ketose – die Benigne-Diät-Ketose (BDK), von der ich spreche – öffnet diesen Deckel.

Der Begriff Ketose ist eigentlich, in bezug auf die diätinduzierte Ketose, von der wir hier reden, eine Kurzform für den Begriff Ketose/Lipolyse. Da dieser Begriff ein Zungenbrecher ist, sprechen wir im allgemeinen nur von Ketose, und die Diät heißt ketogene Diät.

Die Definition der Lipolyse klingt für Diäthaltende wie Diätärzte gleichermaßen nach Nirwana. Sie bedeutet »Prozeß der Fettauflösung«. Und ist nicht genau das der Grund, warum wir hier zusammenkommen?

Bei der Verarbeitung des Fetts durch den Stoffwechsel wird es in Glyzerin und freie Fettsäuren aufgespalten, die wiederum zu Paaren einer Doppelkohlenstoff-Verbindung, Ketonkörper genannt, verarbeitet werden. Dabei bleibt eine neuere Fettsäure zurück, die eine kürzere Kettenlänge aufweist als das Doppelkohlenstoff-Fragment, das zur Verbrennung in den Stoffwechsel eingetreten ist. Anscheinend ist dies die einzige

Die große Fettschmelze

stoffwechselbedingte Möglichkeit, Fett aufzubrechen (Fettspaltung).

Daher gibt es keine Lipolyse ohne Ketose, keine Ketose ohne Lipolyse. Diese beiden Vorgänge hängen biologisch und daher auch sprachlich zusammen.

Wie funktioniert dieser Prozeß? Gibt es irgendwelche Nachteile? Es gibt viele Laien und auch Ärzte, die davon ausgehen. Fett einfach zu verbrennen klingt nach einem modischen Trick. Man zuckt die Achseln, und es heißt: »Ich bin sicher, die Leute verlieren mit Ihrer Diät ein paar Pfund, Dr. Atkins, aber haben sie die nicht bald wieder drauf?«

Interessant ist, daß dies nur selten geschieht. Die Atkins-Diät der Phase vier, mit der Sie Ihr Gewicht halten, ist zwar weniger streng, doch gleicht sie in vielen Punkten der Diätphase eins, und so kommt eine Gewichtszunahme nicht sehr häufig vor.

Was den Gewichtsverlust angeht, so geht er einfach und überwältigend wirkungsvoll vonstatten. Ich sehe keinen Grund, warum ich diese Tatsache untertreiben sollte. Ketose ist ein bezauberndes Geschenk des Lebens. Sie ist genauso wunderbar wie Sex und Sonnenschein – und hat weniger Nachteile. In den letzten Jahren gab es viele kohlenhydratarme Diäten, die bei manchen Menschen auch in gewissem Umfang wirkten. Viele dieser Diäten reduzieren die Kohlenhydrate jedoch nicht auf ein Niveau – im allgemeinen weniger als vierzig Gramm pro Tag –, das eine BDK hervorruft. Für Menschen, die wegen ihres Stoffwechsels fettleibig sind und nur schwer abnehmen, ist das ein großer Nachteil.

Die ketogene Atkins-Diät andererseits ist das modernste, was es im Bereich des Abnehmens gibt. Die sicherste, luxuriöseste und gesündeste Methode, in die nächste schlanke Phase Ihres Lebens zu starten.

Die große Fettschmelze

Tun Sie es

Sie haben also gehört, daß Sie das Fett Ihres Körpers verbrennen können. Wie funktioniert die Ketose/Lipolyse?

Der Zustand der Ketose bedeutet ganz einfach, daß Sie Ihre Fettablagerungen verbrennen und so als Brennstoff benutzen, als was sie ursprünglich gedacht waren.

Wenn Ihr Körper Ketone freisetzt – über Ihren Atem und Ihren Urin –, ist das ein chemischer Beweis dafür, daß Sie Ihr eigenes eingelagertes Fett verbrauchen. Um es noch einmal zu betonen: *Wenn ein Mensch eine sichere kohlenhydratarme Diät wie die meine macht, gelangt er in einen Zustand, den wir BDK nennen oder auch Ketose/Lipolyse. Dabei wird Fett verbrannt. Dies ist der wirkungsvollste Weg, um schlank zu werden.*

Je mehr Ketone Sie freisetzen, um so mehr Fett wird verbrannt.

BDK ist die physiologische Methode der Gewichtsabnahme – das genaue Gegenteil des Prozesses, der Sie hat dick werden lassen. Dies kann Ihr Rettungsring sein, der Ihnen hilft, nicht nur schlank, sondern auch gesünder zu werden und Sie in eine gesunde Distanz zu den Gefahren bringt, denen fettleibige Menschen ausgesetzt sind, wie Diabetes, Herzkrankheiten und Schlaganfall.

Am wichtigsten ist jedoch, daß Sie Ihr Ziel erreichen – das Fett aufzubrauchen, daß sich in Ihrem Körper eingelagert hat.

Das Phänomen der Bildung von Ketonen als wichtigstem alternativem Brennstoff ist wissenschaftlich so gut erforscht, daß in medizinischen Kreisen einfach nicht darüber gesprochen wird. Es ist eine Tatsche, die ganz allgemein anerkannt ist. Dr. George Cahill, Professor in Harvard und hervorragender Vertreter der Stoffwechselforschung, verkündete, nachdem er bemerkt hatte, daß das Gehirngewebe Ketone besser nutzt als Glukose, Ketonkörper seien die »bevorzugte Nahrung« für das Gehirn.[1]

Warum also bekommen Sie trotzdem wahrscheinlich zu hören, daß Ketose unerwünscht oder auf irgendeine Weise schlecht für Sie ist? Meine einzige Antwort dazu lautet, daß es viele »Experten« gibt, die ihre Hausaufgaben nicht gemacht haben. Wer behauptet, Benigne-Diät-Ketose sei in irgendeiner Form schädlich, kann sich ebensogut ein Schild um den Hals hängen, auf dem vorne geschrieben steht »Ich bin ein Fachmann« und hinten »Ich kenne mich nicht aus«.

Es ist richtig, daß es bei Laien (und einigen schlecht informierten Ärzten) Verwirrung zwischen den Begriffen BDK und der Ketose einer diabetischen Ketoazidose gibt. Letztere ist die Folge, wenn Patienten mit Insulinmangeldiabetes ihren Blutzuckerspiegel nicht im Griff haben. Beide Formen sind praktisch genau das Gegenteil und lassen sich leicht voneinander unterscheiden, da der Diabetiker Kohlenhydrate zu sich nimmt und einen hohen Blutzucker hat, ganz im Gegenteil zu der glücklichen Person, die BDK hat.

Im folgenden wollen wir sehen, wie BDK der beste Freund der Dicken werden kann.

Warum funktioniert Ketose?

Ketose ist die Umkehrung des biologischen Wegs, der zur Fettleibigkeit führt. Sie werden sich erinnern, daß Insulin dazu da ist, überschüssige Kohlenhydrate in Fettdepots umzuwandeln. Je mehr Gewicht Sie zulegen, um so mehr Insulin setzt die Bauchspeicheldrüse für diesen Prozeß frei.

Die meisten dicken Menschen produzieren soviel Insulin, daß ihr Blut niemals ganz frei davon ist, und selbst in der Nacht, wenn ganz natürlich Gewicht abgebaut wird, können sie ihre Fettdepots nicht verbrennen. In einem normal funktionierenden Körper werden Fettsäuren und Ketone ohne Probleme aus dem Fettgewebe freigesetzt und während der Nachtstunden verbrannt. Doch Übergewichtige sind deshalb

Die große Fettschmelze

so dick, weil ihr hohes Insulinniveau diesen Prozeß behindert.

Nehmen Sie nunmehr sehr wenig Kohlenhydrate zu sich, wird auch Ihr Insulinniveau sinken – vielleicht zum ersten Mal seit Jahren oder Jahrzehnten.

Im Jahre 1971 zeigten Dr. Neil Grey und Dr. David Kipnis anschaulich, daß das Insulinniveau zurückgeht, sobald die Zufuhr von Kohlenhydraten vermindert wird. Wenn die Kohlenhydrate auf ein ketogenes Niveau fallen, läßt sich kein abnormer Insulinspiegel mehr messen. Zahlreiche Studien der vergangenen zwei Jahrhunderte haben den Fall des Insulinniveaus bei ketogenen Diäten bestätigt.[2]

Bei einer Ketose verbrennen Sie das Fett, das vom Insulin zu Beginn des Kreislaufs Ihrer Fettleibigkeit eingelagert wurde, und dieses Fett versorgt Ihr Gehirn und andere lebenswichtige Organe mit Brennstoff.

Der Grund, warum BDK so leicht auszulösen ist – vorausgesetzt Sie wissen, wie Sie das Geheimnis Ihrer latenten Macht entschlüsseln – liegt darin, daß Ihr Körper bestimmte Substanzen bildet, die den Prozeß unterstützen und erleichtern. 1960 isolierten drei englische Forscher, Dr. T. M. Chalmer, Professor Alan Kekwick und Dr. G. L. S. Pawan, von denen ich im nächsten Kapitel noch ausführlicher berichten werde, aus dem Urin von Menschen, die eine ketogene Diät praktisch völlig ohne Kohlenhydrate machten, die wichtigste dieser Substanzen, eine fettmobilisierende Substanz (FMS).[3] Als sie diese Substanz Tieren und Menschen injizierten, die keine Diät machten, verloren die Versuchstiere und -personen *ohne Diät an Gewicht*. Später entdeckten noch andere Forscher Substanzen mit ähnlichen Auswirkungen, und man fand eine Klasse von Zusammensetzungen, die man Lipid-Mobilisierer nannte.

Man geht davon aus, daß bei fehlenden Kohlenhydraten ein Signal gesendet wird, das eine Symphonie von Lipid-Mobilisierern dazu anregt, den Körper zu nähren. Das Verbrennen von eingelagertem Fett, sobald keine Kohlenhydrate aus der Nahrung vorhanden sind, ist ein *natürlicher* Mechanismus unseres Körpers – und unser Körper stellt natürliche Botenstoffe zur Verfügung, die sicherstellen, daß der Prozeß der Fettmobilisierung, eingeleitet durch die Ketose, ohne Probleme vonstatten geht. Für Sie ist das eine Art biologisches Wunderland. Haben Sie erst einmal ein Stadium erreicht, in dem die Fettmobilisierung von hämatogenen Stoffen unterstützt wird, geht das Abnehmen ebenso leicht und ohne Hungergefühl vonstatten wie das »natürliche Essen«, bei dem Sie noch zunahmen.

Ja, kein Hunger

Dieser Punkt ist bei kohlenhydratarmen, ketoseproduzierenden Diäten ganz besonders attraktiv. Zum ersten Mal wurde ich in den sechziger Jahren darauf aufmerksam, als ich noch ein junger Arzt war und langsam einen Bauch bekam. Ich wollte eine Diät machen, aber nicht hungern. Ich wußte sehr gut, daß ich Hunger nicht lange aushalten würde. Mein Appetit war zu groß, und ich hatte zuwenig Willenskraft, und beides hat sich bis heute kaum geändert.

Als ich von Kekwick und Pawans Arbeit hörte und mir klarwurde, daß der Körper seinen Hunger befriedigen konnte, indem er sein eigenes Fett verbrannte, glaubte ich, einen Ausweg gefunden zu haben. Nach den ersten achtundvierzig Stunden unterdrückt der Körper den Hunger, und der Appetit vergeht.

Es gab noch einen weiteren Vorteil. Längeres Fasten kann gefährlich sein und ernste Stoffwechselprobleme hervorrufen: Beim Fasten verbrennt der Körper nicht nur Fett, sondern auch Protein. Das heißt, er verbrennt einen Teil des Muskelgewebes, und das ist an sich nicht wünschenswert. Nachforschungen haben ergeben, daß bei einer proteinrei-

Die große Fettschmelze

chen, ketogenen Diät praktisch kein Muskelgewebe verlorengeht, sondern nur Fettgewebe. Deshalb kann ich extrem Übergewichtige sechs Monate oder länger pro Jahr auf Ketose/Lipolyse setzen, denn ich weiß, daß sie keinerlei Schäden davontragen werden.

Diese aufgeklärten Menschen können ihr eigenes Fett in Energie umwandeln und fühlen sich dabei noch wohl.

Die Botschaft vom leichten und glücklichen Abnehmen

Das Schöne an BDK ist, daß sie die Qualen einer kalorienarmen Diät umgeht, welche fast ohne die Hilfe von Lipiod-Mobilisierern funktioniert. Außerdem ist Ketose nicht nur angenehm, sondern oft auch grundlegend wichtig. Wer lange Zeit dick war oder viele Diäten ausprobiert hat, findet es beinahe unmöglich, *ohne* Ketose viel Gewicht abzunehmen. Ich habe Leute behandelt, die bei 700 oder 800 Kalorien pro Tag nicht abnehmen konnten. Das ist weniger als die Hälfte der normalen Kalorienzufuhr für eine Durchschnittsfrau. Dieselben Personen verloren jedoch an Gewicht, wenn sie eine ketogene Diät mit mehr Kalorien machten.

Wenn ich behaupte, daß Sie trotz höherer Kalorienzufuhr mehr Gewicht verlieren können, breche ich offenbar ein Gesetz – eine der heiligen Kühe der Schulmedizin. Viele maßgeblichen Stellen fühlen sich schrecklich provoziert, wenn ich ihre Gesetze außer Kraft setze. Aber die Kalorientheorie ist ein falscher Grundsatz, der durchbrochen werden muß, und Ketose/Lipolyse ist dafür das richtige Instrument. Im nächsten Kapitel werden Sie genauer nachlesen, was ich damit meine.

Der Stoffwechselvorteil –
Traum aller Diätwilligen

Ich kann es kaum erwarten, daß Sie mit dem überzeugendsten Teil dieses Buches beginnen – dem 14tägigen Versuch mit der Diätphase eins. Diese Erfahrung ist mehr wert als tausend Kapitel.

Aber bevor ich darauf komme, habe ich noch etwas für Sie, das Ihre Begeisterung ins Unermeßliche steigern wird. Sind Sie bereit?

Mit der Atkins-Diät können Sie mehr Gewicht und mehr Fett verlieren, Kalorie für Kalorie, als mit jeder anderen Diät.

Mit anderen Worten, diese Diät bietet Ihnen, in der Sprache der Wissenschaft, einen Vorteil auf Stoffwechselbasis. Deshalb verlieren Sie mit der Atkins-Diät Gewicht, obwohl Sie genauso viele Kalorien essen wie vorher. Und wenn Sie bei dieser Diät weniger Kalorien zu sich nehmen, und das wird vermutlich der Fall sein, können Sie schneller abnehmen. Sie wissen ja, daß die Theorie der Kalorienzufuhr so viele Schlupflöcher hat, daß sie praktisch nicht mehr gilt. Nichts könnte für jemanden, der lange in diesem Bereich arbeitet, deutlicher sein.

Aber hier und jetzt will ich Ihnen sagen, daß der riesige Bonus, den ich Vorteil auf Stoffwechselbasis nenne, sehr kontrovers diskutiert wird, und zwar trotz zahlreicher Studien, die diese Theorie bestätigen. Das Phänomen habe ich schon beschrieben, lange bevor ich den Ausdruck Vorteil auf Stoffwechselbasis überhaupt gehört habe. 1973 stieß ich das erste Mal durch die *American Medical Association (AMA)* darauf. Ver-

Der Stoffwechselvorteil

ärgert über den außergewöhnlichen Erfolg, den das Buch *Dr. Atkins Diätrevolution* mit seiner kohlenhydratarmen Diät hatte, genau zu einer Zeit, als die AMA selbst sich auf die Seite der Vertreter von kohlenhydratreichen, fettarmen Diäten stellte, hatten sie ein Kollegium aus sorgfältig ausgewählten Ernährungswissenschaftlern zusammengestellt, die gegen kohlenhydratarme Diäten angehen sollten und ganz besonders gegen mein Buch, das prominenteste Beispiel für diesen Trend.

Praktisch alle ihre Kritikpunkte trafen nicht zu oder waren schon dadurch leicht zu widerlegen, indem man sich die wissenschaftlichen Berichte jener Zeit genauer ansah. Einer der Strohhalme, die sie auf mich abfeuerten, war ganz besonders faszinierend, da sie dadurch *meine* Aufmerksamkeit auf die verblüffenden Pluspunkte der kohlenhydratarmen Diät lenkten. Meine Kritiker behaupteten: »Es gibt keinerlei wissenschaftliche Beweise, die belegen, daß es im Rahmen der Gewichtsabnahme einen Vorteil der ketogenen Diät gegenüber konventioneller Diäten, und zwar auf Stoffwechselebene, geben könnte.«[1]

Da ich fünfzig Jahre wissenschaftliches Forschungsmaterial über ketogene und kohlenhydratarme Diäten durchforstet hatte und nur Bestätigungen für das Phänomen fand, das ich Ihnen noch im Detail demonstrieren werde, war ich über die Vorwürfe sehr verblüfft. Wollte man andeuten, daß in Wirklichkeit keine der Studien gemacht worden war oder daß keine von ihnen valid war? Da die AMA sich nie die Mühe gemacht hat, die augenfällig irrige Aussage zu widerrufen, die ich oben zitiert habe, und da der Vorteil auf Stoffwechselbasis einer der herausragendsten Pluspunkte ist, die einem Übergewichtigen mit der Atkins-Diät zuteil werden, möchte ich Ihnen die tatsächlichen wissenschaftlichen Beweise darlegen, welche die Erfahrungen untermauern, die Sie bei der Diät machen werden.

Ich weiß, daß viele von Ihnen sich nicht unbedingt für Wissenschaft interessieren und sich ärgern, wenn Ärzte in ihrem

Der Stoffwechselvorteil

Fachchinesisch mit Ihnen sprechen. Aber wenn Sie die folgenden Seiten aufmerksam lesen, verspreche ich Ihnen, daß Sie einige der aufregendsten wissenschaftlichen Studien kennenlernen werden, die für einen Menschen mit Übergewicht von Interesse sein können. Und noch bevor dieses Kapitel beendet ist, gibt es eine kleine Belohnung. Am Beispiel eines meiner Patienten werde ich Ihnen zeigen, wie dieses Diätkonzept bei einem Menschen aus Fleisch und Blut funktioniert.

Zunächst möchte ich Ihnen die akademischen Leistungen zweier brillanter, gewissenhafter britischer Forscher vorstellen, und zwar Professor Alan Kekwick und Gaston L. S. Pawan, deren zukunftsweisende Experimente mit Mäusen und fettleibigen Menschen den Durchbruch brachten, den Mechanismus und die logische Grundlage erklärten und den unwiderlegbaren, experimentellen Beweis lieferten, daß eine kohlenhydratarme Diät – ja, sogar, wenn sie viel Fett enthält – einen signifikanten Vorteil auf Stoffwechselbasis gegenüber einer ausgewogenen oder fettarmen konventionellen Diät liefert. Meine intellektuellen Verbündeten in dieser Pseudokontroverse waren keine wahnsinnigen Wissenschaftler, die ihre Thesen in irgendeinem obskuren Medizinjournal veröffentlichten, sondern gehörten zur Spitze der britischen Forschung über Fettleibigkeit und waren beide Vorsitzende vieler internationaler Konferenzen. Professor Kekwick war Direktor des *Institute of Clinical Research and Experimental Medicine* im renommierten Middlesex Hospital in London, und Dr. Pawan langjähriger Biochemiker in der klinischen Abteilung des Krankenhauses. Die Experten der AMA mußten von ihren Forschungen und deren weitreichenden Folgen wissen.*

Die Saga von Kekwick und Pawan begann in den fünfziger Jahren, als ihnen auffiel, daß viele Studien zu dem Schluß kamen, daß unterschiedliche Diäten unterschiedlich starke Ge-

---

* Sie gaben zu, eines der Papiere von Kekwick/Pawan gelesen zu haben.

77

Der Stoffwechselvorteil

wichtsabnahmen zur Folge hatten. Sie hatten die aufregenden klinischen Studien von Dr. Alfred W. Pennington über Angestellte der Dupont Corporation gelesen sowie deutsche und skandinavische Schriften, die zeigten, daß Diäthaltende Erfolg hatten, wenn sie ihre Kohlenhydratzufuhr senkten. Also führten sie ihre Studie über fettleibige Menschen durch und fanden heraus, daß alle, die eine Diät machten, welche zu 90 Prozent aus Protein, ganz besonders aus Fett bestand, abnahmen, doch sobald sie auf eine Diät gesetzt wurden, die dieselbe Anzahl Kalorien aus Kohlenhydraten gewann, *nahmen sie nicht ab.*[2]

Kekwick und Pawan waren so beeindruckt von der möglichen Bedeutung ihrer unerwarteten Ergebnisse, daß sie beinahe zwei Jahrzehnte ihrer Zusammenarbeit der Frage widmeten, warum und wie die Theorie, daß alle Kalorien gleichwertig seien, so völlig falsch war. Schließlich wiederholten sie eine ihrer Studien mit Tieren auch am Menschen und fanden dasselbe Phänomen: eine kohlenhydratarme Diät von 1000 Kalorien ließ die Pfunde schmelzen, eine 1000-Kalorien-Diät mit kohlenhydratreichen Nahrungsmitteln führte nur zu wenig Gewichtsverlust.[3] Anschließend zeigten sie, daß ihre Versuchspersonen mit einer ausgewogenen 2000-Kalorien-Diät überhaupt nicht abnahmen, bei einer Diät, die hauptsächlich aus Fett bestand jedoch 2600 Kalorien zu sich nehmen konnten und immer noch an Gewicht verloren. Ein typisches Beispiel war die Versuchsperson JB, die mit einer kohlenhydratarmen 2600-Kalorien-Diät in drei Wochen neun Pfund verlor, jedoch kein Gramm in den acht Tagen, als sie eine ausgewogene 2000-Kalorien-Diät zu sich nahm.

Skeptiker, die der Meinung anhingen, Kalorie sei gleich Kalorie, waren entsetzt und machten sich daran, die intellektuelle Bombe zu entschärfen, die Kekwick und Pawan gelegt hatten.

Es folgte eine wahre Flut von Studien. Eine von ihnen, durchgeführt von T. R. E. Pilkington und seinen Mitarbeitern, wurde 1960 in der Medizinzeitschrift *Lancet* veröffentlicht.[4]

Der Stoffwechselvorteil

Doch die Studie drehte sich um Diäten mit 1000 Kalorien, bei denen so gut wie jeder Mensch abnimmt, und nur drei der Versuchspersonen bekamen nicht mehr als 32 g Kohlenhydrate pro Tag, die Höchstgrenze einer ketogenen Diät. Dennoch, nimmt man ihre Zahlen genau in Augenschein, läßt sich auch hier verblüffend starker Gewichtsverlust bei kohlenhydratarmer Ernährung feststellen, wie schon von Kekwick und Pawan gezeigt. Allerdings hat man aus dieser Studie die Ergebnisse der ersten zwölf Tage entfernt, denn nur so konnte man zu den erwünschten Schlußfolgerungen kommen – daß alle kalorienarmen Diäten angeblich dieselben Ergebnisse liefern. Die Argumentation? Anders als Kekwick und Pawan stellten sie keine Nachforschungen über Wasserverluste an, um ihre Behauptungen zu untermauern. Mit derselben Selbstzufriedenheit, mit der seinerzeit die Gegner von Galilei in ihrem Elfenbeinturm darauf bestanden, es sei überhaupt nicht möglich, daß die Erde sich um die Sonne dreht, schlossen auch Pilkington und seine Mitstreiter, daß ihr vorgefertigtes Dogma einfach stimmen müsse.

Es ist mir für die Ernährungswissenschaftler am AMA direkt peinlich, daß sie diese Studie sogar noch zitiert haben. Wer das allzuoft macht, kommt wohl bald in den Ruf, nicht klar denken zu können.

Aber Kekwick und Pawan ließen sich nicht beirren. Ihre Daten zeigten, daß Wasserverlust nur einen kleinen Teil des gesamten Gewichtsverlustes ausmacht. In den folgenden zwei Jahren widmeten sie sich einer Studie mit Mäusen in einer Stoffwechselkammer. Sie maßen die Ausscheidung von Kohlenstoff in den Fäkalien und im Urin und konnten belegen, daß die Mäuse, die eine fettreiche Ernährung zu sich nahmen, beträchtliche Mengen ungenutzter Kalorien in Form der schon erwähnten Ketonkörper ausscheiden sowie Zitronen-, Milch- und Brenztraubensäure. Am Ende der Untersuchung analysierten sie den Fettgehalt der Tierkörper und fanden signifikant weniger Fett an den Kadavern von Mäusen mit fett-

Der Stoffwechselvorteil

reicher Ernährung. Doch die Gelehrten der AMA machten sich nicht einmal die Mühe, diese Studie zu überprüfen, obwohl sie in der renommierten amerikanischen Zeitschrift *Metabolism* veröffentlicht wurde.[5]

Aber diese Geschichte geht noch weiter. Als Kekwick und Pawan bewiesen, daß es bei einer ultrakohlenhydratarmen Diät tatsächlich einen Vorteil auf Stoffwechselbasis gibt, spürten sie außerdem eine Substanz im Urin der Diäthaltenden auf, die sie extrahierten und Mäusen injizierten. Damit verursachten sie ähnliche Stoffwechselprozesse wie jene, die sie bei den diäthaltenden Mäusen beobachtet hatten, d. h. das überschüssige Fett schmolz buchstäblich dahin. Das Körperfett nahm dramatisch ab, das Niveau von Ketonen und ungebundenen Fettsäuren stieg an, und die Ausscheidung von ungenutzten Kalorien über Urin und Fäkalien stieg von normalerweise 10 Prozent auf 36 Prozent! Diese Substanz wurde fettmobilisierende Substanz (FMS) genannt. FMS ist das Instrument für Ihre Stoffwechselauslastung und ermöglicht es Ihnen, ungenutzte Kalorien aus Ihrem Körper zu entfernen, die Sie mit einer fettarmen Diät nicht so leicht loswerden würden.

Kekwick und Pawan schrieben dem FMS hormonelle Eigenschaften zu, und mindestens vier weitere Forschungsgruppen, die sich diesem Thema aus verschiedenen Blickwinkeln näherten, glauben, diesen Fettmobilisierer identifiziert zu haben. Daher findet der Gedanke, daß Sie bei Ihren Versuchen, Gewicht zu verlieren, einen Verbündeten in Ihrem Stoffwechsel haben, durch eine Vielzahl von Forschern Unterstützung.[6]

Der Kampf geht weiter

Es gab eine oder zwei weitere Studien, welche die Experten der AMA bezüglich des Stoffwechselvorteils überprüften. Dabei zeigte auch die Untersuchung von Oleson und Quaade äußerst große Gewichtsverluste bei einer kohlenhydratarmen

Der Kampf geht weiter

Diät.[7] Wie schon bei der Pilkington-Studie schrieb man diesen Erfolg allein dem Wasserverlust zu, und wieder unternahm man keinen Versuch, den Wasserhaushalt genauer zu untersuchen. Eine weitere Studie von Sidney Werner war schlicht irrelevant, da es dabei um Diäten mit 52 Gramm Kohlenhydraten ging – viel zuviel, um eine Ketose/Lipolyse hervorzurufen.

Dagegen wurden die im folgenden genannten Untersuchungen von den Kritikern der AMA einfach nicht beachtet. Zunächst wäre da die Studie von Frederick Benoit und seinen Mitarbeitern am Oakland Naval Hospital.[8] Sie waren von den Erfolgen von Kekwick und Pawan sehr beeindruckt und beschlossen, eine Diät mit 1000 Kalorien, 10 Gramm Kohlenhydraten und hohem Fettanteil mit einer Fastendiät zu vergleichen, und zwar bei sieben Männern mit einem Gewicht zwischen 230 und 290 Pfund. Beim 10-Tage-Fasten verloren die Männer im Schnitt 21 Pfund, doch das meiste davon war Muskelmasse, nur 7,5 Pfund waren Fett. Bei der ketogenen Diät jedoch waren 14 der 14,5 verlorenen Pfunde Körperfett. Stellen Sie sich das einmal vor: Obwohl die Probanden Dinge wie Frühstücksspeck, Schlagsahne, Frischkäse und Mayonnaise aßen, verloren sie ihre Fettdepots beinahe zweimal so schnell, als würden sie überhaupt nichts essen! Außerdem entdeckte Benoit, daß die Probanden bei der ketogenen Diät ihr Kaliumniveau halten konnten, während sie beim Fasten davor größere Verluste hinnehmen mußten. Vielleicht erinnern Sie sich, daß ungefähr zehn Jahre später viele Menschen starben, nachdem sie eine kalorienarme Diät gemacht hatten, die beinahe einer Fastenkur gleichkam. Man geht davon aus, daß der Tod auf Kaliumverluste zurückzuführen war, die zu Herzrhythmusstörungen führten. Hätte das medizinische Establishment die Benoit-Studie in ihren Ergebnissen akzeptiert – daß sie nämlich die Forschungen von Kekwick und Pawan bestätigte, d. h. die ketogene Diät als beste Möglichkeit zur Behandlung von Übergewicht –, hätte man diese Leben vielleicht retten können.

Der Stoffwechselvorteil

Benoit stellte seine Ergebnisse bei einer Jubiläumssitzung des American College of Physicians vor, und sein Papier wurde in den *Annals of Internal Medicine* veröffentlicht, beides geschah 1965. Es handelte sich also offenbar nicht um irgendeine obskure Untersuchung. Warum berücksichtigen die AMA-Kritiker sie also nicht? Ich gebe zu, es ist ziemlich schwierig, diesen Umstand zu erklären, ohne die Worte »intellektuell unehrlich« zu benutzen.

Tatsächlich versetzte die Studie von Benoit einige Sprecher der etablierten Kreise ganz schön in Aufruhr, wie beispielsweise Francisco Grande, der einfach wußte, die Daten von Benoit müßten falsch sein, da sie ja der Kalorientheorie widersprachen.[9] Grande rechnete aus, daß 640 Gramm pro Tag (die Fettmenge, die die Versuchspersonen bei der ketogenen Diät tatsächlich verloren) multipliziert mit 9 Kalorien auf ein 5760 Kaloriendefizit hinauslaufe, und niemand könne so viel Gewicht verlieren. Er sagte damit also im Grunde: »Belästigen Sie mich nicht mit Zahlen, ich habe das Ergebnis längst ausgerechnet.«

Dennoch wurde dieser Stoffwechselvorteil immer wieder bestätigt, manchmal sogar von sehr kritischen Arztpersönlichkeiten, wie z. B. Dr. Willard Krehl, einem entschiedenen Gegner kohlenhydratarmer Diäten.

Krehl untersuchte zwei fettleibige Frauen mit einem durchschnittlichen Gewicht von 286 Pfund. Beide machten zehn Wochen lang eine kohlenhydratarme Diät mit zwölf Gramm Kohlenhydraten und 1200 Kalorien und konnten dann einen Gewichtsverlust von durchschnittlich einem halben Pfund *pro Tag* verzeichnen.[10] Er schrieb diesen Umstand »der kombinierten Wirkung von reduzierten Kalorien und Sport« zu (drei Stunden pro Tag). Aber ist das wirklich der Fall? Um ein halbes Pfund pro Tag abzunehmen, müßte eine Frau täglich 1750 Kalorien verbrennen, weit über die 1200, die sie bei Krehls Diät zu sich nahm. Das heißt, Krehl ging davon aus, daß diese Frauen, eine von ihnen hatte einen Grundstoffwechsel,

Der Kampf geht weiter

der um 18 Prozent unterhalb der Norm lag, in der Regel 2950 Kalorien pro Tag verbrannten. Es ist jedoch allgemein anerkannt, daß eine durchschnittlich fettleibige Frau bei einer Diät von 2000 Kalorien pro Tag *nicht* abnimmt. Daher verschleiern Krehls Zahlen meiner Meinung nach einen Stoffwechselvorteil von mindestens 950 Kalorien pro Tag.

Immer noch überzeugt? Dann folgen Sie mir bitte weiter. Die Ernährungsexperten der AMA, die sicherlich fast alle das *American Journal of Clinical Nutrition* lasen, ignorierten ein wichtiges Papier von Charlotte Young, Professorin für Klinische Ernährungswissenschaft an der Cornell University, das nur zwei Jahre zuvor in dieser Zeitschrift veröffentlicht worden war.[11] Bei dieser Studie waren die Probanden übergewichtige junge Männer, und alle drei Diäten hatten 1800 Kalorien und unterschiedliche Kohlenhydratniveaus von 30, 60 und 104 Gramm. Die Diäten wurden neun Wochen lang durchgeführt. Young und ihre Mitarbeiterin berechneten das Körperfett mittels einer weithin anerkannten Technik, bei welcher der Körper unter Wasser getaucht wird. Die Probanden, die 104 Gramm Kohlenhydrate zu sich nahmen, verloren etwas mehr als 2 Pfund Fett pro Woche von insgesamt 2,73 Pfund Totalabnahme – nicht schlecht für 1800 Kalorien. Die Probanden mit 60 Gramm verloren beinahe 2,5 Pfund Fett bei einer Totalabnahme von 3 Pfund – besser. Die Probanden, die nur 30 Gramm Kohlenhydrate zu sich nahmen – die also die einzige Diät machten, bei der es zur Ketose kam und sich vermutlich auch FMS bildete – verloren 3,73 Pfund Fett pro Woche, was ungefähr 100 Prozent des Gesamtgewichts ausmachte, das sie wöchentlich abnahmen.

Wir sollten Dr. Young verzeihen, daß sie in Form eines Leitartikels zugestand, der 104-Gramm-Diät den Vorzug zu geben, mit der sie seit zwanzig Jahren arbeitete. Schließlich hat sie die vierte medizinische Studie veröffentlicht, mit der sie exakt aufzeigte, wie hoch der Stoffwechselvorteil der ketogenen Diät ist. Sehen wir uns ihre Zahlen an: Diese jungen Männer wer-

Der Stoffwechselvorteil

den jede Woche zusätzlich 1,7 Pfund Gewicht verlieren, sobald sie 74 Gramm Kohlenhydrate durch 300 Kalorien aus proteinhaltiger Nahrung ersetzt haben. Mit anderen Worten: Wenn sie 30 Wochen lang jeden Tag ihre Müslis, Bananen und fettarme Milch durch Käse-Schinken-Omelett ersetzen, nehmen sie 51 Pfund mehr Fett ab als mit ihrem herkömmlichen Müslifrühstück.*

Bevor wir fortfahren, habe ich noch gute Neuigkeiten für alle, die mit den üblichen Diätmitteln versucht haben abzunehmen. Viele versuchen es mit Diäten, die 60 Prozent oder mehr Kohlenhydrate enthalten. Dr. Youngs Diät enthielt *im Höchstfall* nur 35 Prozent Kohlenhydrate. Doch nach allem, was ich bei meiner Behandlung von mehr als 20 000 Patientinnen erfahren habe und was auch von allen anderen Wissenschaftlern sowie von Charlotte Young selbst bestätigt wurde, die kohlenhydratarme Diäten untersucht haben, *verliert der Körper um so weniger Fett, je mehr Kohlenhydrate ihm zugeführt werden.*

Ganz besonders schmerzhaft sind die folgenden Tatsachen. Was glauben Sie geschieht mit aufregenden, bahnbrechenden medizinischen Forschungen, wenn ihre Ergebnisse dem medizinischen Establishment zuwiderlaufen? Kommt die Wahrheit trotzdem ans Tageslicht, allen Widerständen zum Trotz? Kann das Establishment gewinnen, auch wenn die Wahrheit nicht sein Verbündeter ist? Die Antwort läßt sich der jüngsten Vergangenheit entnehmen. Macht gewinnt. Nachdem die AMA sich dazu geäußert hatte, wurden in den USA nie wieder Untersuchungen zur Frage des Stoffwechselvorteils durchgeführt. Und das ist einer der Hauptgründe, warum Sie immer noch vergeblich gegen Ihr Gewicht ankämpfen. *Die richtige, leichte Lösung steht Ihnen nicht zur Verfügung.*

Doch zum Glück sind in der deutschen Wissenschaft nicht die vielen Vorurteile zu finden. Auf dem europäischen Konti-

* Vorausgesetzt, die restliche Diät beträgt 1500 Kalorien bei 30 Gramm Kohlenhydraten.

Der Kampf geht weiter

nent wurde der Stoffwechselvorteil weiterhin untersucht. Beispielsweise führte man an der Universität von Würzburg eine Studie an 45 Patienten durch, die sich fünf Wochen im Krankenhaus aufhielten.[12] Einmal mehr zeigte sich der Stoffwechselvorteil ganz signifikant bei der kohlenhydratarmen Diät. Diesmal wurden zusätzlich 9,24 Pfund mit der kohlenhydratarmen Version einer 1000-Kalorien-Diät abgenommen. Sorgfältige Untersuchungen über den Wasserhaushalt der Versuchspersonen zeigten außerdem, daß das Verhältnis dieser zusätzlichen Pfunde zum Wasserverlust zu vernachlässigen war. Fünf weitere deutsche Studien kamen zu folgenden Schlüssen:

Anzahl der Studien, die einen Stoffwechselvorteil zeigten – 10

Anzahl der Studien, die keinen Vorteil einer ketogenen Diät zeigten – 0

Vielleicht verstehen Sie jetzt, wie Harry Kronberg mit einer Diät, die im Überfluß kaloriendichte Lebensmittel zuließ, in drei Monaten fünfzig Pfund abnehmen konnte, obwohl er in den drei vorhergehenden Jahren bei einer leicht fettarmen Diät sogar noch 70 Pfund zugenommen hatte. Dies widerspricht nicht der Vernunft, sondern ist ein herausragendes Beispiel für den Stoffwechselvorteil.

Sehen wir uns einmal die Zahlen genauer an, und Sie werden verstehen, daß Harry das Gewicht nicht verliert, weil er seine Kalorienzufuhr einschränkt.

Es funktioniert wie folgt: Um ein Pfund pro Woche abzunehmen, müssen Sie 500 Kalorien pro Tag weniger essen, als Sie verbrennen. Um ein Pfund wöchentlich zuzunehmen, müssen Sie täglich 500 Kalorien mehr essen. Harry hatte 35 Monate lang jede Woche ein halbes Pfund zugenommen, also aß er jeden Tag 250 Kalorien zuviel. Er aß drei volle Mahlzeiten mit Hühnchen und Fisch zum Abendessen und nahm täglich 2129 Kalorien zu sich.

Der Stoffwechselvorteil

Harry Kronbergs Speisepläne – Vorher/Nachher

EIN TYPISCHER TAG VOR DER ATKINS-DIÄT

Frühstück	*Kalorien zirka*
Käseteilchen	308
Kaffee (entkoffeiniert mit Zucker und Milch)	2

Mittagessen	
Pommes frites (100 g)	175
Pastrami/Corned beef (120 g gekocht)	410
Roggenbrot (2 Scheiben)	140
Brezel (90 g)	220

Zwischendurch	
Nestlé Crunchriegel (30 g)	138
Orange	71

Abendessen	
Hering (120 g gesalzen und geräuchert)	217
Gemüse (1 Tasse Kohl)	24
Salat (grüner Salat/Tomate/ohne Dressing)	80
Cracker (4 Roggencracker)	52
Diätsoda	0
Vanilleeis (1 Tasse)	290
Gesamt	2129

EIN TYPISCHER TAG NACH DER ATKINS-DIÄT

Frühstück/Brunch	
Thunfischsalat (1 Tasse)	240
½ Grapefruit	41
Kaffee (entkoffeiniert, schwarz)	0

Mittagessen	
Gegrilltes Hühnchen (helles Fleisch, 170 g)	280

Der Kampf geht weiter

Kleiner grüner Salat/Tomatensalat	80
Salatdressing (30 g)	170
Diätsoda	0
Abendessen	
Steak vom Rippenstück (170 g)	490
Kürbis (½ Tasse)	19
Kleiner grüner Salat/Tomatensalat	80
Salatdressing (30 g)	170
Mineralwasser	0
Zwischendurch	
Mandeln (30 g)	176
Coleslaw (Möhren-Weißkohl-Salat mit Süßstoff)	174
Gurke (½, mittlere Größe)	8
Gesamt	1928

Mit der Atkins-Diät verliert Harry jetzt 3,9 Pfund pro Woche, das heißt nach der konventionellen Kalorientheorie müßte er jeden Tag 1950 Kalorien weniger zu sich nehmen, als er an Energie verbraucht. Wir wissen bereits, daß er bei 2129 Kalorien 250 Kalorien täglich zuviel zu sich nahm. Also liegt seine Schwelle bei 1879 Kalorien pro Tag. Um 3,9 Pfund pro Woche abzunehmen, müßte er also täglich 1879 minus 1950 Kalorien zu sich nehmen, d. h. –71. Das ist natürlich nicht möglich, denn weniger als nichts kann man nun einmal nicht essen.

Harrys Speiseplan haben Sie gesehen. Die Kalorienzufuhr summiert sich pro Tag auf 1928. Harry nimmt täglich 49 Kalorien zuviel zu sich und müßte daher der Kalorientheorie zufolge ¹/₁₀ Pfund jede Woche zunehmen, nach 13 Wochen als 1,3 Pfund schwerer sein, und dürfte nicht 50 Pfund abgenommen haben.*

* Für alle, die mit Diätforschung nicht vertraut sind: 13 Wochen sind eine sehr lange Zeit, um eine Diät auszutesten, diese Ergebnisse sind also alles andere als kurzfristig.

Der Stoffwechselvorteil

All diese Kalorien, die Harry über −71 ißt, sind sein Stoffwechselvorteil. Das heißt, er hat einen Stoffwechselvorteil von 1999 Kalorien pro Tag. Unmöglich? Den Untersuchungen über kohlenhydratarme Diäten zufolge nicht, auch nicht nach den Fakten in Harry Kronbergs Fall.

Der Stoffwechselvorteil existiert. Man kann ihm nicht ausweichen, ihn verschleiern, auf Wasserverlust zurückführen oder fortwünschen.

Und ich hätte keine Schwierigkeiten, Ihnen aus meinen Unterlagen noch Hunderte weitere Beispiele zu zeigen.

Als ich mein erstes Buch schrieb, erzählte ich von einem Patienten, der 17 Wochen lang 5 Pfund pro Woche abnahm, alles in allem 85 Pfund, während er so viel Fleisch aß, daß seine belegte Kalorienzufuhr 3000 pro Tag ausmachte (2,5 Pfund rotes Fleisch plus Käseomelett).

Da dieser Patient keinerlei Kohlenhydrate aß, stimulierte er wie Harry Kronberg die Freisetzung von FMS, um die Verbrennung seines Fettdepots zu unterstützen. Diese Lipolyse (Auflösung von Fett) wurde für ihn der wichtigste Stoffwechselprozeß. Er schuf sich seinen eigenen Stoffwechselvorteil.

Ich habe 25 000 Patienten bei dem Programm begleitet, das Sie jetzt erlernen werden – mehr als 90 Prozent von ihnen weisen auf die eine oder andere Art einen Stoffwechselvorteil auf. Jetzt sind Sie an der Reihe.

Durch das Studium medizinischer Literatur, die, wie Sie gesehen haben, in diesem Punkt überraschend häufig übereinstimmt, und aus der Erfahrung mit meinen eigenen Patienten kann ich sicher behaupten, daß der Bonus, der aus dem Wechsel von einer kohlenhydratreichen auf eine extrem kohlenhydratarme Diät (bei gleicher Kalorienzufuhr) zwischen einem halben bis drei Pfund pro Woche schwankt. Das mag Ihnen nicht sehr viel erscheinen, aber auf ein Jahr hochgerechnet macht das zwischen 26 und 156 Pfund zusätzlich abgebautes Körperfett aus.

Der Kampf geht weiter

Fortan kann die AMA nie mehr behaupten, der Stoffwechselvorteil existiere nicht. Sie könnten höchstens sagen: »Ein Stoffwechselvorteil wurde also bewiesen, aber warum sollten Sie ihn erreichen wollen?«

Um einen Vorteil zu haben, einen Bonus, um die Energie, die Erfolgsaussichten auf Ihrer Seite zu haben. Möchten Sie das? Darauf können Sie Ihr Haus verwetten.

Möge der Vorteil mit Ihnen sein.

II

Wie Sie Ihre zweiwöchige Diät durchhalten – in 14 Tagen zum Erfolg

Vor Ihnen liegt eine denkwürdige Erfahrung. Vierzehn Tage lang gesundes, herzhaftes Essen ohne zu hungern wird Ihnen schon bald Ihre überflüssigen Pfunde nehmen und die ersten Ausblicke auf Ihr neues Ich zeigen. Dieses neue Ich wird schlanker sein, energiegeladener, und Sie werden weniger starkes Verlangen nach bestimmten Nahrungsmitteln verspüren und vermutlich viele kleinere Symptome eines ernährungswissenschaftlich nicht ratsamen Lebensstils überhaupt nicht mehr kennen. Dieses neue Ich lernt über den eigenen Körper kennen und verstehen, was ich mit Worten nur zum Teil ausdrücken kann. Das Fleisch ist ein besserer Lehrer als die Feder. Falls Sie stoffwechselbedingt fettleibig sind und immer wieder heftiges Verlangen nach Kohlenhydraten verspüren, steht Ihnen eine große Überraschung bevor. Willkommen in einer völlig neuen Welt!

Der Anfang – so gelingt Ihnen der Start der 14-Tage-Diät

Ich weiß, Sie wollen so schnell wie möglich mit der 14 Tage dauernden Diätphase eins beginnen, also werde ich mich mit diesem Kapitel so kurz wie möglich fassen. Sie sollten es trotz Ihrer Ungeduld lesen.

Ich nehme an, Ihr Gewicht und Ihr körperliches Wohlergehen sind Ihnen äußerst wichtig, da Sie einen ernsthaften Versuch starten wollen, meine gar nicht so schweren Anforderungen zu erfüllen. Tun Sie es nicht, werde ich darüber nicht ärgerlich sein – schließlich haben wir uns nie kennengelernt –, aber falls Sie nicht bereit sind, es zu versuchen, sollten Sie auf sich selbst wütend sein.

Bei meinen eigenen Patienten bin ich immer sehr offen. Einer von ihnen, David French, 52 Jahre alt, Börsenmakler – hatte nach eigenen Berichten 6000 Diäten ausprobiert, war aber stets gescheitert. Er kam eher widerwillig zu mir, weil Frau und Kinder ständig an ihm herumnörgelten. Er tat kund, daß er sehr skeptisch war und den vielen Vitaminen nicht vertraute, außerdem sah er so aus, als würde er es nie schaffen. Er wog 206 Pfund bei einer Größe von 1,73 Meter, und seine einzigen echten Symptome waren Müdigkeit und Probleme schon bei der leichtesten körperlichen Anstrengung.

»Zunächst wollen wir Ihre Blutchemie überprüfen, Mr. French«, sagte ich. »Danach können wir beurteilen, ob Sie sich Sorgen machen müssen.«

Diese Bluttests waren sehr aufschlußreich. Er hatte einen unverschämt hohen Cholesterinspiegel von 284 und einen

Der Anfang

beinahe unglaublich hohen Triglyceridspiegel von 1200. Bei seinem nächsten Besuch präsentierte ich ihm die Ergebnisse weitaus eindringlicher, als es sonst meine Art ist. *»Ich würde sagen, Sie werden vermutlich innerhalb der nächsten ein, zwei Jahre sterben, Mr. French.«*

Damit war mir seine Aufmerksamkeit sicher. Aller Wahrscheinlichkeit nach, so fuhr ich fort, würde ein Herzinfarkt oder ein Schlaganfall zu seinem Ende führen. Außerdem zeigte er Anzeichen dafür, daß er bald einen Diabetes bekommen würde. Sein Zustand ließ sich zwar bessern, doch war ganz offensichtlich, daß er sich diese Mühe nicht machte.

Sechs Monate später wog Dave French 162 Pfund, sein Cholesterinspiegel war auf 155 gesunken, seine Triglyceride auf 90. Er hatte sein ganzes Leben lang viele Kohlenhydrate gegessen, hatte stets zu Bagels und Brötchen gegriffen, auf dem Nachhauseweg gern eine Pizza genossen und jeden Tag Limonade getrunken.

Durch meine Diät blühte er auf, und die Tatsache, daß er soviel essen konnte, wie er wollte, half ihm dabei. »Wenn Sie Hunger haben, essen Sie«, sagte ich. »Dazu hat Gott Ihnen einen Mund, eine Zunge und Lippen gegeben.«

Dave French hatte keine Probleme damit, den BDK-Zustand zu erreichen. Ich verordnete ihm viermal pro Woche Bewegung. Er merkte, daß er dadurch besser schlief und tagsüber weitaus seltener müde war.

Körperliche Bewegung war ihm nicht mehr fremd, und so sollte es auch sein, wenn man erst 52 Jahre alt ist. Er wurde ganz einfach ein schlanker und gesunder Mann. Doch er sollte hier das letzte Wort haben.

»Ich habe ein Foto auf meinem Schreibtisch im Büro stehen, das mich mit meinem größten Gewicht zeigt. Ich sehe aus, als bekäme ich ein Baby. Es steht so, daß ich es immer sehen kann, damit es mich daran erinnert, wie ich nie wieder ausse-

Medikamente

hen will. Heute sehe ich diesem Bild nicht einmal mehr ähnlich.«

Da hatte er recht, er hatte sich völlig verändert.

Die ersten Schritte vor der Diät

Diese drei Schritte sind sehr wichtig. *Sie sollten mit der Diät nicht beginnen, bevor Sie die folgenden Punkte genau überdacht haben.*

1. Nehmen Sie keine *unnötigen* Medikamente mehr ein.
2. Lassen Sie sich vom Arzt untersuchen, damit Sie Ihren genauen Gesundheitszustand bestimmen können und vor der Diät erfahren, wie hoch Ihr Cholesterin-, Triglyzerid-, Insulin- und Harnsäurespiegel ist. Da diese Werte den Kern der Kontroverse um eine gesunde Diät bilden, werden Sie es sonst vielleicht bedauern, wenn Sie »Vorher« und »Nachher« nicht miteinander vergleichen können.
3. Werden Sie wegen irgendeiner Erkrankung gerade behandelt, sprechen Sie unbedingt mit Ihrem Arzt über Ihre Diätabsichten!

Medikamente

Die Liste der Medikamente, die den Gewichtsverlust hemmen, ist lang. Falls Sie eines oder mehrere nehmen, werden Sie von den Ergebnissen Ihrer Diät enttäuscht sein. Genauere Informationen über diese pharmazeutischen Hindernisse finden Sie ab Seite 236.

Doch es gibt auch einige Drogen, die in Kombination mit dieser Diät zu einer gefährlichen Überdosis werden können. Dazu gehören Diuretika (die Diät selbst ist ein starkes Diuretikum) und Antidiabetika, einschließlich Insulin. Die erfor-

Der Anfang

derlichen Insulinmengen verändern sich bei dieser Diät ständig. Falls Sie zu diesen Patientengruppen gehören, werden Sie mehr als andere von der Diät profitieren. Doch ohne zu wissen, in welchem Umfang und wie schnell diese Medikamente abgesetzt werden können, könnten Sie ernste Probleme bekommen. Daher sollten Sie oder Ihr Arzt sich wegen genauerer Einzelheiten an das *Atkins Center for Complementary Medicine* wenden.

Untersuchungen und Tests

Die medizinische Untersuchung

Als zweites empfehle ich Ihnen, sich vom Arzt untersuchen zu lassen.

Selbst wenn Sie keinerlei Medikamente nehmen, bietet diese Untersuchung die beste Gelegenheit, sich einen Eindruck von Ihrem körperlichen Gesamtzustand zu verschaffen. Ihr Arzt kann Ihnen darüber am besten Auskunft geben.

Sind Sie jünger als 35 Jahre und haben keine offensichtlichen Gesundheitsprobleme, dann brauchen Sie diese Untersuchung zwar nicht, aber ich empfehle sie trotzdem. Außerdem sollten Sie gleichzeitig Ihr Blut untersuchen lassen.

Es ist ein großer Vorteil – sowohl für Sie als auch für Ihren Hausarzt –, wenn diese Zahlen vor der Diät bekannt sind!

Falls Sie die verborgenen körperlichen Veränderungen, die in Ihrem Blut gemessen werden, verfolgen wollen – auch diese Zahlen kann Ihr Arzt am besten interpretieren –, werden Sie merken, daß sich Ihr Zustand im Laufe der Diät immer weiter verbessert. Dies ist ersichtlich aus Ihrem Harnsäure-, Cholesterin-, Triglyzerid-, Glukose- und Insulinspiegel.

Vielleicht sind Sie verwirrt, weil es Unmengen an Fachlite-

Untersuchungen und Tests

ratur gibt, die davor warnen, Diäten zu machen, bei denen Sie so viele Eier, Fleisch, Fisch und Geflügel essen dürfen, wie Sie wollen. Am häufigsten wird mir die Frage gestellt, ob dabei der Cholesterinspiegel nicht ansteigt, und ich kann ohne Zögern antworten: »Nein, er wird sogar noch sinken.«

Eine kohlenhydratarme Diät bietet eine Vielzahl von gesundheitlichen Vorteilen, die ich im dritten Teil dieses Buchs erläutern werde. Bis dahin haben Sie vielleicht Ihre Blutwerte testen lassen und werden entdecken, daß die »Experten« für kohlenhydratarme Diäten – diese Ärzte, die sich in ihrem ganzen Leben noch nicht mit kohlenhydratarmen Diäten befaßt haben – einmal mehr Unrecht haben. Offenbar ist das eine schlechte Angewohnheit.

Das folgende sollten Sie erwarten: Ihr Harnsäurespiegel wird normal sein, Ihre Nieren funktionieren ausgezeichnet, Ihr Glukose- und Insulinspiegel wird sich stabilisieren, Ihr Triglyzeridspiegel wird so gut wie sicher deutlich gefallen sein, und Ihr Cholesterinspiegel wird allmählich sinken.

Ich schlage vor, daß Sie all diese Werte, wenn möglich auch die des Glukosetoleranztests, vor Beginn der Diät ermitteln lassen, damit Sie einen Basiswert zum Vergleich haben. Sind Sie fettleibig, so werden viele dieser Werte zu Anfang nicht besonders gut ausfallen, und falls Sie Ihren Arzt nicht regelmäßig aufsuchen, haben Sie vermutlich keine Vorstellung davon, wie hoch sie sein dürfen. Viele dieser Werte sind ziemlich tückisch, denn selbst, wenn sie abnormal hoch sind, kann es sein, daß Sie keinerlei Symptome verspüren.

Lassen Sie sich nicht erst nach einigen Wochen Diät testen, denn dann glauben Sie vielleicht, die abnormal hohen Werte seien in der Diät begründet. Ich behandle jeden Monat viele Menschen, die zwei Wochen nach Beginn der Diät einen hohen Cholesterinspiegel haben, doch vor der Diät lag der Wert sogar noch höher.

Sobald Sie Ihre Blutwerte testen lassen, überprüfen Sie gleichzeitig auch Ihren gesamten Gesundheitszustand. Lassen

Der Anfang

Sie auch Ihren Blutdruck messen. Bluthochdruck ist besonders tückisch, und Übergewicht und Bluthochdruck gehören zusammen wie Kartoffelpuffer und Apfelmus. Was passiert mit hohem Blutdruck während der Diät? Nur soviel: Bei der Atkins-Diät ist kaum eine beständigere und schnellere Verbesserung zu beobachten als die Normalisierung des Blutdrucks.

Gewiß wollen Sie auch über die Funktion Ihrer Schilddrüse Bescheid wissen. Eine träge Schilddrüse ist neben dem Hyperinsulinismus ein weiterer legitimer Grund für stoffwechselbedingte Fettleibigkeit. Falls Sie zu dem schätzungsweise ein Zehntel aller Übergewichtigen gehören, die Schilddrüsenhormone brauchen, werden Sie plötzlich sehr viel weniger Gewichtsprobleme haben, sobald Sie diese nehmen.

Ein ganz besonderer Test

Reden wir über einen ganz besonders aufschlußreichen Labortest, den *Fünfstunden-Glukosetoleranztest (GTT) mit Insulinspiegel*. Ich hoffe, ich habe Sie davon überzeugt, daß die Stoffwechselstörung bei Fettleibigkeit der Hyperinsulinismus ist und daß einige Kombinationen von Prädiabetes, reaktiver Hypoglykämie und Diabetes bei der Mehrzahl der signifikant Übergewichtigen zu finden sind. Sie wollen doch sicher wissen, ob dies auch bei Ihnen zutrifft? Wenn Sie wirklich Übergewicht haben, wollen Sie doch sicher wissen, in welchem Ausmaß Sie betroffen sind?

Da es schon einmal *a priori* für Ihre Intelligenz spricht, daß Sie dieses Buch lesen, gehe ich davon aus, daß Ihre Antwort zu den obigen Fragen »Ja« lautet. Doch vielleicht fragen Sie auch »wann?«. Sollte ich es jetzt oder später tun?

Lassen Sie mich Ihnen zunächst sagen, warum ich ein Auto fahre, das bei der Kundenzufriedenheit stets auf Platz eins liegt. Meine Frau und ich sind in die Ausstellungsräume dieses Autoherstellers gegangen, ohne zuvor davon gehört zu

Ein ganz besonderer Test

haben. Der Verkäufer sagte nicht mehr als »Hier sind die Schlüssel. Warum machen Sie nicht eine Probefahrt?« Acht Häuserblocks später fragte ich, wo ich den Kaufvertrag unterschreiben solle. Sie können sicher sein, daß ich es kaum erwarten kann, bis Sie Diätphase eins ausprobiert haben. Ich weiß, dann werden Sie auf jeden Fall weitermachen.

Ich will Sie also nicht davon abhalten, mit dem Programm zu beginnen, das Ihr ganzes Leben zum Besseren verändern wird. Schließlich müssen Sie sich für einen GTT an einem Morgen sieben- oder achtmal Blut abnehmen und es von einem Arzt in einem medizinischen Labor untersuchen lassen.

Auf einen Punkt muß ich noch hinweisen. Die Testergebnisse können nur dann akkurat sein, wenn Sie vier Tage lang 200 Gramm Kohlenhydrate täglich zu sich genommen haben, Sie können also nicht mitten in der Diät plötzlich beschließen, den Test zu machen. Sie haben also nur zwei Möglichkeiten:

1. Sie machen den Test gleichzeitig mit allen anderen Laboruntersuchungen *vor* der 14tägigen Diätphase eins.
2. Sie beginnen mit der Diät und nehmen sich fest vor, daß Sie alle Tests machen, bevor Sie das Atkins-Programm weiterführen. Das klingt wie die beste Lösung, doch vergessen Sie nicht: Wenn Sie erst einmal erfahren haben, wie großartig Sie sich fühlen, sobald Sie Ihre Sucht nach Kohlenhydraten los sind, *wollen* Sie mit Ihrer neuen Diät gar nicht wieder aufhören und erneut süchtig werden!

Die andere Möglichkeit – die Tests überhaupt nicht machen zu lassen – ist nicht sehr klug, es sei denn, die folgenden Bedingungen treffen zu: Sie sind jung, Sie müssen weniger als 15 Pfund abnehmen, Sie haben keinen Bauch (Fettleibigkeit des Oberkörpers steht in enger Verbindung mit Hyerinsulinismus).

Wie Sie sich auch entscheiden, die folgenden Informationen brauchen Sie:

Der Anfang

Der Glukosetoleranztest stellt Ihr Zucker-(Glukose-)niveau über einen Verlauf von 5 bis 6 Stunden fest, nachdem Sie eine Testdosis Glukose ohne Nahrungsmittel oder Getränke zu sich genommen haben. Jede Abweichung von einer normalen Reaktion sollte sehr genau untersucht werden. Liegt das höchste Ergebnis über 160 mg, könnte dies auf Prädiabetes hinweisen, liegt es 25 Prozent unter dem Grundwert oder unter 60 mg, könnte eine reaktive Hypoglykämie vorliegen. Einem Delta (Differenz zwischen dem höchsten und dem niedrigsten Wert) von mehr als 90 Punkten könnte ebenso eine Anomalie zugrunde liegen wie einem stündlichen Zuckerabfall von 60 oder mehr Punkten. Außerdem gibt es noch viele weitere Kriterien, um Abweichungen vom Normalzustand aufzuzeigen – die um so wichtiger werden, wenn die Symptome charakteristisch sind (siehe Gruppe B).

Doch um wirklich aussagefähige Daten zu bekommen (die diese kleine Tortur rechtfertigen), sollte zumindest in den ersten drei Stunden auch der Insulinspiegel gemessen werden. Schließlich ist Hyperinsulinismus *das* Laborkorrelat zur Fettleibigkeit. Das Fasteninsulin sollte unter 30 Einheiten liegen, doch das Niveau zwei Stunden nach dem Glukosetrunk ist ganz besonders wichtig. In westlichen Kulturen gehen diese Zahlen offenbar mit dem Alter nach oben. Das ist vielleicht keine gesunde Veränderung, aber sie ist normal. Meine Faustregel lautet: das Niveau ist signifikant erhöht, wenn es 1,5mal so hoch ist wie Ihr Alter, und zwar bis zum fünfzigsten Lebensjahr. Daher ist 75 für alle ein hoher Wert.

Es ist also offensichtlich, daß ein Labortest Sie zwar nicht gesünder macht, doch diese ehrliche Bestätigung Ihres gegenwärtigen Gesundheitszustandes kann Sie vielleicht noch mehr motivieren als ein Blick auf Ihre immer breiter werdende Taille oder Ihren dicker werdenden Bauch.

Und jetzt zu der 14-Tage-Diät, die Ihr Leben verändern wird.

Die Regeln der Diätphase eins –
Ihr 14-Tage-Testprogramm

Zunächst möchte ich alle willkommen heißen, die an dieser Stelle in das Buch einsteigen. Die *Diätphase eins* ist sozusagen das Vorspiel zur Atkins-Diät, nicht die Diät selbst, auch wenn diese Phase immer wieder analysiert wird, als handele es sich um die Diät. Meine Kritiker, denen klar wird, daß sie auf einem ebenen Spielfeld nicht gewinnen können, werden die Gelegenheit ergreifen zu beweisen, daß es sich um eine unausgewogene Diät handelt, als repräsentiere das magische Wort »ausgewogen« eine Tugend und nicht eine Behinderung.

Diese Diätphase eins ist eine korrigierende Diät. Ihr wichtigstes Ziel ist es, so rasch wie möglich einen unausgeglichenen Stoffwechsel zu korrigieren. *Ein Ungleichgewicht kann nicht ausgeglichen werden, indem man ein Gleichgewicht hinzufügt, sondern nur durch ein Ausbalancieren mit einem korrigierenden Ungleichgewicht.*

Sehen Sie sich dazu mein Lieblingsdiagramm auf der folgenden Seite an!

Die Regeln der Diätphase eins

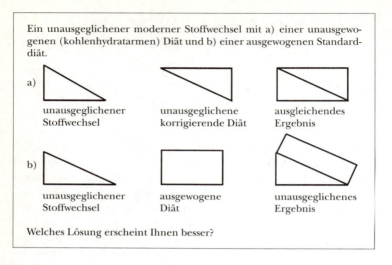

Ein unausgeglichener moderner Stoffwechsel mit a) einer unausgewogenen (kohlenhydratarmen) Diät und b) einer ausgewogenen Standarddiät.

a) unausgeglichener Stoffwechsel — unausgeglichene korrigierende Diät — ausgleichendes Ergebnis

b) unausgeglichener Stoffwechsel — ausgewogene Diät — unausgeglichenes Ergebnis

Welches Lösung erscheint Ihnen besser?

Die folgende Diät nennen wir Diätphase eins, denn es ist ihr Ziel, zunächst durch Ketose/Lipolyse einen erfolgreichen Gewichtsverlust zu bewirken und so die körpereigene Produktion von FMS und anderen Fettmobilisierungen anzuregen.

Folgendes kann die Diätphase eins für Sie tun:

1. Ihren Stoffwechsel dazu bringen, nicht mehr an Kohlenhydraten, sondern Fett (Ihr Fett!) zu verbrennen.
2. Ihren Blutzuckerspiegel zu stabilisieren und Myriaden von Symptomen für Hypoglykämie zu beseitigen wie Müdigkeit, Stimmungsschwankungen, geistige Erschöpfung, Schwächeanfälle und so weiter.
3. Ihrem heftigen Verlangen nach bestimmten Nahrungsmitteln durch Abstinenz statt Einschränkung ein Ende zu setzen.
4. Süchtiges Eßverhalten bezüglich Schokolade, Zucker, Weizen- oder Maisprodukten, Alkohol, Koffein oder wo-

Die Regeln der Diätphase eins

nach/wogegen Sie sonst süchtig/allergisch sind, zu durchbrechen.

5. Ihnen das Positive des Stoffwechselvorteils aus erster Hand zu zeigen.

6. Sie vom Hocker reißen, weil Sie erkennen, wieviel Fett Sie verbrennen können, während Sie ganz frei, ja geradezu luxuriös in Saus und Braus essen können.

Doch so attraktiv Ihnen die Diätphase eins erscheint, ist sie doch nicht Ihre Diät fürs Leben. Diese gesunde Lebensweise ist durch eine Reihe von Schritten bestimmt, die ich Ihnen allmählich beibringen werde, so daß die Diät schließlich das bestmögliche Gleichgewicht zwischen Ihren Stoffwechselreaktionen, Ihrem Geschmack sowie Ihrem Lebensstil und Ihrem gesamten Gesundheitsprofil bildet.

In bezug auf Ihre lebenslange Ernährungsweise – die Sie nach der 14tägigen Anlaufphase entwickeln, nachdem Sie erste Diäterfolge gesehen haben und die noch luxuriösere Diätphase zwei beginnen – hat die Diätphase eins dennoch eine wichtige Aufgabe. Phase eins ist sozusagen ein Startmechanismus, der es Ihnen gestattet, die Diät falls nötig bei einem Niveau wiederaufzunehmen, auf dem Sie schon einmal erfolgreich waren. Haben Sie also die permanente Diätphase zwei aus welchen guten (oder schlechten) Gründen auch immer unterbrochen, dann können Sie zur Diätphase eins zurückkehren, die Ihren Motor wieder anwirft und Sie wieder auf die richtige Spur setzt. In diesem Fall brauchen Sie – später, sobald Sie Ihr Idealgewicht erreicht und einmal die Phase zwei unterbrochen haben – die Diätphase eins nicht in zwei Wochen zu machen, sondern nur so lange, bis ein Maximum an Ketose/Lipolyse stattfindet, die durch eine vollständige Unterdrückung des Appetits deutlich wird. Was *das* ist, werden Sie gleich in der ersten Runde lernen.

Lebensmittel der Diätphase Eins

Ihre Diät darf nicht mehr als 20 Gramm Kohlenhydrate pro Tag enthalten. Bei den meisten Menschen kann die Ketose/Lipolyse bei dieser Kohlenhydratzufuhr einsetzen. Das heißt, pro Tag fallen ungefähr drei Tassen Salatgemüse oder zwei Tassen Salat plus eine dreiviertel Tasse gekochtes Gemüse in die Zehnprozent-Kohlenhydrate-Kategorie.

Sie machen keine quantitative Diät mehr. Daher sollten Sie die Mengen einfach Ihrem Appetit angleichen. Haben Sie Hunger, dann essen Sie so viel, bis Sie satt, aber nicht vollgestopft sind. Sollten Sie keinen Hunger haben, essen Sie nichts oder nur einen kleinen Proteinimbiß zusammen mit Ihren Vitaminen. Sie machen jetzt jedoch eine qualitative Diät. Das heißt, Lebensmittel, die nicht auf der Liste stehen, dürfen nicht gegessen werden. Die Einstellung »nur einen kleinen Bissen hiervon« ist der Todesstoß für diese Diät. Süchtige werden feststellen, daß diese Regel sehr schnell zu mehr Charakterstärke führt.

Ihre Diät besteht aus reinen Proteinen (von denen jedoch viele nicht in der Natur vorkommen), reinen Fetten (das heißt Butter und Olivenöl sind erlaubt), und Kombinationen aus Proteinen und Fetten (dies ist der Hauptpfeiler Ihrer Diät). Lebensmittel, die Proteine und Kohlenhydrate oder Fette und Kohlenhydrate enthalten, stehen *nicht* auf der Liste, weil Sie bei dieser Diät keine unkontrollierten Kohlenhydrate zu sich nehmen sollen. Mit einem Kohlenhydratzähler könnte man auch andere Kombinationen finden, die sich lediglich auf 20 Gramm Kohlenhydrate summieren, und man könnte zu dem Schluß gelangen, auch Nüsse, Saaten, Oliven, Avocados, Käse, Frischkäse, Sahne, saure Sahne, Zitronen und Zitrusfrüchte sowie kohlenhydratarme Diätlebensmittel dürften auf dem Speiseplan stehen. Doch gehen Sie nicht davon aus, daß der Kohlenhydratgehalt dieser Nahrungsmittel niedrig

Lebensmittel der Diätphase eins

ist, wenn Sie nicht ganz genau den Gehalt pro Portion kennen. In der Liste am Ende des Buches habe ich den Kohlenhydratgehalt der Nahrungsmittel in Gramm aufgelistet, die Sie bei dieser 14tägigen Diätphase eins sowie auch später ein wenig freizügiger mit einschließen dürfen.

Frei wählbare Lebensmittel

FLEISCH	FISCH	GEFLÜGEL
Rindfleisch	Thunfisch	Hühnchen
Schweinefleisch	Lachs	Truthahn
Lammfleisch	Seezunge	Ente
Speck	Forelle	Gans
Kalbfleisch	Flunder	Maishuhn
Schinken	Sardinen	Wachtel
Wildbret	Hering	Fasan
und sonstiges Fleisch	*und sonstiger Fisch*	*und sonstiges Geflügel*

MEERESFRÜCHTE	EIER	KÄSE
Austern	Rührei	alt und jung, aus
Miesmuscheln	Spiegelei	Kuh- oder Ziegenmilch
sonstige eßbare Muscheln	pochiertes Ei	Frischkäse
Tintenfisch	weichgekochtes Ei	Hüttenkäse
Shrimps	hartgekochtes Ei	Schweizer Käse
Hummer	gefüllte Eier	Cheddar
Krabben	Omeletts	Mozzarella
und sonstige	*und sonstige*	*so gut wie jeder*
Meeresfrüchte	*Eierspeisen*	*andere Käse**

Ausnahmen: 1. Frühstücksfleisch mit Nitriten oder Zuckerzusätzen.
2. Produkte, die nicht ausschließlich Fleisch, Fisch oder Geflügel enthalten.

* In jedem Käse sind in gewissem Umfang Kohlenhydrate enthalten, die erlaubten Käsemengen hängen also vom Kohlenhydratgehalt ab (siehe Liste Kohlenhydratgehalt). Kein Diätkäse, Streichkäse oder Molke. Menschen mit Pilzinfektion, Allergie gegen Milchprodukte allgemein oder Käse im besonderen müssen auf Käse verzichten. Käseimitationen sind nicht erlaubt, mit Ausnahme von Tofu (Sojakäse) – doch prüfen Sie auch hier vorher den Kohlenhydratgehalt.

Die Regeln der Diätphase eins

Weitere Lebensmittel für Diätphase eins

Gemüse mit weniger als 10 Prozent Kohlenhydraten

GEMÜSE FÜR SALATE

Kopfsalat	Sauerampfer	Fenchel
Romanesco	Feldsalat	Paprika
Eskaro	Bok Choy	Sellerie
Rucola	Schnittlauch	Alfalfasprossen
Endiviensalat	Petersilie	Pilze
Radicchio	Gurken	Morcheln
Chicorée	Radieschen	Oliven

KRÄUTER

Dill	Basilikum	Rosmarin
Thymian	Koriander	Oregano

Benutzen Sie für Salatdressings Ihr Lieblingsöl mit Essig oder Zitronensaft und Gewürzen. Geriebener Käse, Eier, Speck oder gebratenes Schweinefleisch sind als kleine Zugabe erlaubt.

WEITERE GEMÜSE

Spargel	Lauch	Sauerkraut
grüne oder Wachsbohnen	Spinat	Löwenzahn
Kohl (grün, rot, weiß)	Flaschenkürbis	Chayote
Mangold	Zucchini	Brokkoli
Blumenkohl	Okraschoten	Spaghettikürbis
Aubergine	Kürbis	Knollensellerie
Kohlrabi	Rüben	Rosenkohl
Tomaten	Avocado	Artischocken
Zwiebeln	Bambussprossen	Palmherzen
Rhabarber	Bohnensprossen	
Schalotten	Zuckerschoten	

Lebensmittel der Diätphase eins

SALATGARNIERUNG

kroßgebratene Speckstückchen
geriebener Käse
gehacktes hartes Eigelb

Sauerrahm
gehackte geröstete Pilze
Anchovis

GEWÜRZE

Alle Gewürze ganz nach Geschmack, solange kein Zucker darin enthalten ist.

GETRÄNKE

Wasser
Mineralwasser
Limonade ohne Kalorien
entkoffeinierter Kaffee oder Tee
Diätsoda (Etikett beachten)

Eistee mit Süßstoff
Sahne (auf Kohlenhydratgehalt achten)
Natürliche oder künstliche Orangen-
limonaden enthalten einige Kohlen-
hydrate – ein paar Gramm können
Sie über diese Getränke zu sich
nehmen.
Quellwasser
Clubsoda
Kräutertee
(ohne Zucker, nicht aus Gersten-
extrakt, Datteln oder Feigen)

kohlenhydratfreies, künstliches gesüßtes Pulver für Fruchttrank
klare Brühe/Bouillon (nicht alle Marken)
Korngetränke wie Kaffee-Ersatz sind nicht erlaubt
Limonen- oder Zitronensaft (enthält 2,8 Gramm Kohlenhydrate
pro 30 Gramm)

KOFFEIN IST NICHT ERLAUBT

FETTE UND ÖLE

Viele Fette, ganz besonders bestimmte Öle, sind für eine gute Ernährung lebenswichtig. Fügen Sie außerdem einen Spender für Gammalinolensäure und Omega-3-Öle (EPA, Lachsöl, Leinsamenöl) hinzu. Einfach ungesättigtes Olivenöl ist sehr wertvoll. Alle pflanzlichen Öle sind erlaubt. Am besten sind Walnuß-, Sojabohnen-, Sesam-, Sonnenblumen- und Safloröl, besonders kaltgepreßte. Butter ist erlaubt, Margarine nicht. Margarine sollte nicht wegen ihres Kohlenhydratgehalts gemieden werden, son-

Die Regeln der Diätphase eins

dern weil sie ein Gesundheitsrisiko darstellt. Mayonnaise ist erlaubt, es sei denn, Sie leiden an einer Pilzinfektion. Das Fett im Fleisch oder Geflügel ist erlaubt.

Vermeiden Sie das Paradoxon »Diätlebensmittel«. Sie müssen verstehen, warum Sahne erlaubt ist, fettarme Milch aber nicht, warum Sie saure Sahne benutzen dürfen, aber keinen Joghurt, warum fettarmes Hühnchen nicht gestattet ist, normales Hühnchen aber sogar gebraten werden darf. Die Antwort auf all diese scheinbaren Widersprüche liegt in dem höheren Kohlenhydratgehalt der Nahrungsmittel bei einer fettarmen Diät.

KÜNSTLICHE SÜSSSTOFFE

Wer Diät hält, muß herausfinden, welche Süßstoffe ihm zusagen. Die folgenden sind erlaubt: Saccharin, Aspartam, Acesulfam-K. Süßstoffe wie Sorbitol, Mannitol und andere Hexitole sind nicht erlaubt, auch keine natürlichen Süßmittel mit den Endungen -ose, wie Maltose, Fruktose usw.

HÄUFIGE FEHLER; DIE SIE VERMEIDEN SOLLTEN

1. Beachten Sie, daß die 14-Tage-Diät kein Brot, kein Getreide, kein stärkehaltiges Gemüse, keine Früchte und keine anderen Milchprodukte als Käse, Sahne oder Butter enthält.

2. Nehmen Sie keine Diätprodukte, es sei denn, sie sind ausdrücklich mit »ohne Kohlenhydrate« gekennzeichnet. Die meisten diätetischen Lebensmittel sind für fettarme, nicht kohlenhydratarme Diäten gedacht.

3. Das Wort »ohne Zucker« reicht nicht aus. Das Produkt muß den Kohlenhydratgehalt aufzeigen, nach dem Sie sich richten müssen.

4. Viele Produkte, die Sie eigentlich nicht als Lebensmittel betrachten, wie z. B. Kaugummi, Hustensaft und Hustentropfen, enthalten viel Zucker oder andere kalorienhaltige Süßstoffe und sollten daher nicht genommen werden.

Wie Sie sich aus dieser Liste eine Diät zusammenstellen

Sobald Sie erst einmal wissen, was Sie essen dürfen, sollte der Speiseplan kein Problem mehr darstellen. Zum Frühstück dürfte Ihnen ein Omelett aus Schinken, Käse und Pilzen oder aus Speck und Rühreiern oder eine Auswahl an geräuchertem Fisch mit Frischkäse gut in den Tag helfen.

Zum Mittagessen wäre ein typisches Gericht der Chefsalat mit Schinken, Hühnchen, Käse und einem hartgekochten Ei auf einem Salatbett mit ein wenig sahnigem Knoblauchdressing oder ein Speck-Cheeseburger ohne Brötchen, vielleicht auch ein auf Holzkohle gegrilltes halbes Hähnchen mit Salat oder je eine Portion Thunfischsalat und Hühnchensalat genau richtig.

Das Abendessen sollte Ihre wichtigste Proteinquelle sein – Lammrippchen, pochierter Lachs, gebratenes Huhn, Filet Mignon, gebutterte Hummerschwänze, Grillplatte aus Meeresfrüchten plus Salat. Vielleicht nehmen Sie auch eine kleine Vorspeise wie Shrimpscocktail mit Senf-Mayonnaise-Sauce (die rosa Sauce enthält Kohlenhydrate) oder Pastete oder gedämpfte Miesmuscheln. Und zum Dessert verschiedene Käse oder Diätwackelpudding mit Schlagsahne.

Denken Sie daran, daß diese 14 Tage Ihnen helfen sollen, Ihre Gesundheit zu verbessern, nicht aber, einen Gourmetwettbewerb zu gewinnen. Natürlich essen Sie bei dieser Diät vermutlich eher wie ein Gourmet als bei einer dieser fettarmen Diäten, die zur Zeit wieder die Runde machen. Doch im Augenblick möchte ich Ihnen lediglich vor Augen führen, daß Sie wie ein Gourmet essen werden, sobald Sie all die Möglichkeiten einer Diät erkennen, bei der Sie Butter und Sahnesaucen essen dürfen. Das sind doch wundervolle Aussichten. Hier und jetzt sollten Sie Ihre Aufmerksamkeit darauf konzentrieren, ob Sie das Gefühl haben, Ihr Eßverhalten unter Kontrolle zu haben und ob Sie sich gesund fühlen.

Die Regeln der Diätphase eins

Jetzt, da Sie die Regeln der Diät kennen, will ich Ihnen ein paar Tips geben. Die Regeln von Schach oder Backgammon zu kennen sind eine Sache, doch will man wie ein Meister spielen, braucht man auch einiges mehr. Zwei der wichtigsten Tips will ich Ihnen hier und jetzt erklären: Ernährungszusätze und Lipolyse-Teststreifen.

Die ersten helfen Ihnen, Ihre Gesundheit aufzubauen, während Sie Ihr Gewicht verlieren, die zweiten bestätigen Ihnen, wenn Ihr Fett dahinschmilzt – das heißt, zeigen Ihnen an, daß Sie sich im Zustand der Ketose/Lipolyse befinden.

Ernährungszusätze

In meiner Praxis habe ich oft bemerkt, daß der Vitamin- und Mineralienhaushalt vieler Patienten so erschöpft ist, daß es oft ein oder zwei Wochen dauert, diese Reserven wieder aufzubauen. Dies ist einer von vielen Gründen, warum Sie nach Ihrer 14tägigen Probediät vermutlich ein sprunghaftes Ansteigen Ihrer Energie verspüren werden.

Einige Kritiker der kohlenhydratarmen Diät behaupten, die Atkins-Diät sei in mancherlei Hinsicht derart eingeschränkt, daß ich einfach nicht umhin könne, allen Patienten zu raten, Vitamin- und Mineralzusätze einzunehmen. Das ist nur zu einem geringen Teil richtig. Schränken Sie während der ersten 14 Tage – dem striktesten Diätzeitraum – die Zufuhr von Gemüse stark ein, dann nehmen Sie gewisse Nährstoffe tatsächlich nur in unzureichenden Mengen zu sich.

Ich empfehle immer Ernährungszusätze

Je mehr ich über Ernährungszusätze lerne, desto häufiger entdecke ich Komponenten, die fast allen Menschen helfen können. Ein typisches Beispiel ist die Gruppe der Antioxidanzien,

Ich empfehle immer Ernährungszusätze

von denen sehr gut dokumentiert ist, daß sie gegen Herzkrankheiten und Krebs helfen und auch die Alterung verzögern. Wer würde nicht davon profitieren wollen? Multiplizieren Sie diese gesundheitsfördernde Wirkung mit den vielen neuen Erkenntnissen im Ernährungsbereich der letzten zwanzig Jahre, und Sie verstehen, warum mein Durchschnittspatient täglich mehr als 30 Vitaminpillen nimmt. Und damit Sie hier soviel wie möglich profitieren, mußte ich ein System zielgerichteter Ernährung entwickeln, damit ich nur das verschreibe, was jeder einzelne braucht, zugeschnitten auf seinen individuellen Zustand und Stoffwechsel.

Hier möchte ich Ihnen jedoch nur die angemessenen Ernährungstips für Ihre 14-Tage-Diät geben und nicht über die lebenslange Ernährungsumstellung sprechen. Sollten Sie sich entscheiden, Ihr Leben lang nach der Atkins-Methode zu essen, so können Sie sich damit in dem Kapitel über »Ernährungszusätze«, S. 272 ff., vertraut machen. Im Augenblick sollten Sie aber das folgende tun:

1. Suchen Sie sich ein Breitband-Multivitaminpräparat. Ein Beispiel dafür finden Sie in dem Kapitel »Ernährungszusätze«, dort liste ich die Inhaltstoffe meiner Grundformel #3 auf. Es sollte wesentlich mehr enthalten als die von den Gesundheitsämtern empfohlenen Mengen am Vitamin-B-Komplex und an Vitamin C und mindestens 40 verschiedene Nährstoffe bieten. Gehen Sie davon aus, daß Sie mindestens vier Pillen pro Tag nehmen. Idealerweise sollte auch Chrompicolinat dabei sein.
2. Falls Sie heftiges Verlangen nach Süßigkeiten spüren, sollten Sie vor jedem Essen 500/600 mg L-Glutamin einnehmen.
3. Machen Sie sich Sorgen über einen erhöhten Cholesterinspiegel, so sollten Sie zusätzlich zwei Kapseln Borretschöl nehmen, pro Tag 2 Teelöffel Lezithingranulat und vor jeder Mahlzeit 300 mg Pantethein.

Die Regeln der Diätphase eins

Lipolyse-Teststreifen – Wo Sie Teststreifen bekommen und wie Sie diese anwenden

Eine weitere Möglichkeit, zusätzlich zu Ihrer Ernährung etwas zu tun, besteht darin, Lipolyse-Teststreifen zu benutzen (die ich im nachfolgenden LTS nennen will).* Sie müssen diese Tests nicht durchführen, aber sie können eine wertvolle Hilfe bei Ihrer Diät leisten. Und falls Sie nicht die gewünschten Ergebnisse bekommen, helfen sie Ihnen sicherlich, den Grund dafür aufzudecken.

Die 14-Tage-Diät hat die Aufgabe, Sie in den Zustand der Ketose zu versetzen. Zu Beginn werde ich Ihnen einen mittelgroßen gemischten Salat pro Tag gestatten. Nachdem Sie Ihren 48-Stunden-Vorrat an Kohlenhydraten – genannt Glykogen – aufgebraucht haben, wird Ihr Stoffwechsel so gut wie sicher in Ketose übergehen.

Ihre LTS werden Ihnen helfen, die Stärke der Ketose zu bestimmen. Erhöhen Sie nach den ersten zwei Wochen Ihre Kohlenhydratzufuhr, so stellen die LTS sicher, daß Sie nicht zuviel davon zu sich nehmen und das Stadium der Ketose/Lipolyse verlassen.

Was sind Lipolyse-Teststreifen?

LTS sind Teststreifen, die, mit Urin beträufelt, je nach Inhaltsstoffen ihre Farbe verändern. Sobald Sie mit dem Urin Ketone ausscheiden, werden die LTS violett. Je mehr Ketone Sie ausscheiden, um so dunkler das Violett.

LTS sind nicht allzu teuer, Sie können diese in Apotheken kaufen. Meine Patienten erzählen mir häufig, daß die LTS sie

---

* LTS ist ein allgemeiner Begriff für eine ganze Reihe von Produkten, die zur Bestimmung von Ketonkörpern im Urin erhältlich sind und werden unter verschiedenen Namen verkauft.

Lipolyse-Teststreifen

psychisch unterstützen, denn die Veränderung der Farbe von Beige zu Violett signalisiert ihnen eindeutig: *Ich nehme ab.*

Was passiert, wenn sich die Farbe nicht ändert?

Solange Sie die Diät korrekt durchführen und Ihr Stoffwechselwiderstand nicht allzu hartnäckig ist, verändert sich die Farbe. Sorgen Sie zunächst einmal dafür, daß in keinem Ihrer Lebensmittel – außer dem Salat – Kohlenhydrate enthalten sind, kein verborgener Zucker, kein Brot usw. Machen Sie die Diät dann fünf Tage, und benutzen Sie jeden Tag einen LTS. Hat sich die Farbe dann immer noch nicht verändert, lassen Sie einen Salat weg, denn er ist die einzig erwähnenswerte Kohlenhydratquelle, die Sie zu sich nehmen. Sobald der LTS sich verfärbt, dürfen Sie wieder Salat essen.

Führen Sie den Test jeden Tag zur selben Zeit durch. In der Regel funktioniert er abends am besten.

Viele von Ihnen werden keine Schwierigkeiten damit haben. Erhöhen Sie später Ihre Kohlenhydratzufuhr wieder, dann werden Sie interessante Abweichungen feststellen. In der Diätphase zwei werden Sie ausprobieren, wo genau Ihre kritische Kohlenhydratschwelle liegt.

Kritische Kohlenhydratschwelle?

Diese Schwelle ist ein interessanter Aspekt der Diät. Das Atkins-Programm läuft in vier Stufen ab. Zunächst gibt es die 14tägige Diätphase eins, in der Sie schnell an Gewicht verlieren. Als nächstes folgt die Diätphase zwei, in der Sie kontinuierlich weiter abnehmen. Dann kommt die Diätphase drei, eine Art Übergang zur lebenslangen Umstellung Ihrer Ernährungsgewohnheiten. Diese findet statt, während Sie Ihre letzten Pfunde verlieren. Schließlich folgt die Diätphase vier, die Ernährungsweise, die Sie für den Rest Ihres Lebens bevorzugen sollten.

Die Regeln der Diätphase eins

In jeder dieser Phasen gibt es eine individuell unterschiedliche kritische Kohlenhydratschwelle. Ihr ganz spezieller Stoffwechsel verliert ab einer gewissen Menge von Kohlenhydraten Gewicht bzw. nimmt oberhalb dieser Menge wieder zu. Daher werden Sie in Teil vier etwas mehr über diese kritischen Schwellen erfahren.

Was bedeutet das alles für meinen Stoffwechsel?

Im Prinzip bedeuten die Verfärbung der LTS und Ihre Fähigkeit, unter Ihrer kritischen Kohlenhydratschwelle zu bleiben natürlich, daß Sie die einfachste Methode gefunden haben, um abzunehmen.

Ihre LTS sind der Beweis, daß Sie einen völlig neuen Weg für Ihren Stoffwechsel eingeschlagen haben. Als erstes verbrennt Ihr Körper Energie aus Kohlenhydraten, die Sie durch Essen und Trinken zu sich nehmen. Nachdem Sie die Kohlenhydratzufuhr auf ein Niveau gesenkt haben, wo die Kohlenhydrate Ihren Energiebedarf nicht mehr decken können, müssen Sie Ihr eingelagertes Fett verbrennen. Das geht leicht, wenn Ihr Stoffwechsel normal reagiert, etwas schwerer, wenn Ihr Stoffwechsel erhöhten Widerstand zeigt. Auf jeden Fall haben Sie Ihrem Stoffwechsel damit einen neuen Weg gezeigt, und Ihr Körper wird von einer kohlenhydratverbrennenden zu einer fettverbrennenden Maschine.

Sie sind jetzt also wirklich mitten drin in der Diät. Ich freue mich sehr für Sie, denn es sollte eigentlich die letzte Diät sein, die Sie in Ihrem Leben machen.

Durchhalten der Diätphase eins
zu Hause und im Beruf

Die 14tägige Diätphase eins ist hauptsächlich dazu gedacht, daß Sie abnehmen und sich dabei wohl fühlen. Sie wissen jetzt, wie das geht, doch eine Kleinigkeit möchte ich Ihnen noch mitgeben, bevor Sie anfangen: Haben Sie ernste gesundheitliche Probleme, ist es *unabdingbar*, daß Sie Ihren Arzt aufsuchen.

Die Atkins-Diät hat außerordentlich positive Auswirkungen auf fast alle Beschwerden, doch bedeutet sie auch, daß Sie Ihr Leben völlig umstellen. Sollten Sie also ein medizinisches Problem haben, müssen Sie die Veränderungen Ihres Stoffwechsels von einem Arzt überprüfen und sich beraten lassen. Bitte vergessen Sie das nicht.

Wichtig: Eine weitere ernste Warnung muß ich noch aussprechen: *Diese Phase der Diät ist nicht für Schwangere und Menschen mit schweren Nierenkrankheiten geeignet!*

Wie sieht es nun mit meinen anderen Vorschlägen aus?

Haben Sie sich einen Vorrat an Vitaminen und Lipolyse-Teststreifen angelegt, wie im vorhergehenden Kapitel angeregt?

Wie sieht es mit den Bluttests aus, über die ich ausführlich gesprochen habe? Haben Sie diese machen lassen? Ich hoffe es sehr, aber sollten Sie jung und gesund sein und es zeitlich noch nicht geschafft haben, dann sei's drum. Es ist schade, wenn Ihnen diese Informationen vorenthalten bleiben, aber es wäre noch weitaus bedauerlicher, wenn Sie dick blieben.

Durchhalten der Diätphase eins

Aber glauben Sie nicht, daß ich Sie so davonkommen lasse. Ich bitte Sie ganz inständig, die Tests machen zu lassen. Falls Geld ein Problem für Sie ist, überprüfen Sie, ob es kostenlose Untersuchungsmöglichkeiten gibt, bei denen zumindest Ihr Cholesterin- und Triglyzeridspiegel gemessen werden kann.

Diätmoral

Haben Sie sich psychisch fest verpflichtet? Beginnen Sie eine so wichtige Sache nicht mit dem zögerlichen Gedanken: »Na ja, ich kann es ja mal probieren.« Zumindest sollten Sie für sich entschieden haben, daß Sie zwei Wochen Ihres Lebens ohne abzuweichen und ohne Kompromiß dieser Diät widmen.

Halten Sie sich daran, dann erwarte ich wirklich große Erfolge für Sie. Am Ende der 14 Tage werden Sie frische Energie verspüren, morgens mit neuer Lebensfreude aus dem Bett springen und sich auf jede Begegnung mit Ihrer Waage freuen.

Sie haben den Anfang gefunden – jetzt essen Sie drauflos!

Natürlich beginnen Sie mit dem Essen – etwas, das Sie immer schon mit einem gewissen Maß an Schuldgefühlen getan haben. Aber zögern Sie nicht, sich auf Ihre Rippchen oder die geröstete Ente zu stürzen. Sollten Sie schon viele Diäten hinter sich haben, müssen Sie vielleicht zunächst ein Schaudern unterdrücken, sobald Sie zum ersten Mal hochkalorische Nahrungsmittel schlucken, von denen Sie stets glaubten, sie machten Sie dick.

Haben Sie auch hier Vertrauen. Bekommt Ihr Körper keine Kohlenhydrate, dann hat er keine andere Wahl, als Fett zu ver-

Kaufen Sie alles ein

brennen. Außerdem kann es nur Vorteile haben, wenn Sie in dieser Diätphase reichhaltige, fette Nahrungsmittel essen, vor denen Sie bislang immer gewarnt wurden.

Sie beginnen am äußersten Ende dieser kohlenhydratarmen Diät, und Sie sollten soviel essen, wie Sie mögen.

Ich möchte, daß Sie in diesen zwei Wochen keinerlei Angst vor Fett haben. Fett ruft schneller eine Ketose hervor als Proteine. Schließlich werden 58 Prozent aller Proteine zu glukogenen Aminosäuren, d. h. umwandelbar in Glukose, doch nur 10 Prozent des Fetts werden zu dem ähnlich umwandelbaren Glyzerin. Der Grund, warum es mit Fett so leicht ist, den Zustand der Ketose/Lipolyse zu erreichen, liegt im Verhältnis von Fett zu Kohlenhydraten. Je größer dieses Verhältnis, desto mehr Ketose. Sie sollten also in dieser Anfangsperiode soviel Fett wie möglich zu sich nehmen, dann werden Sie außerdem so gut wie sicher spüren, daß Ihr Appetit ganz besonders stark unterdrückt wird.

Als Übergewichtiger sind Sie sehr wahrscheinlich resistent gegen Ketose, denn Ketose bedeutet, daß Sie Ihr Fett verlieren, und ganz offensichtlich hat sich Ihr Körper bislang geweigert, dies zu tun. Während Ihrer 14tägigen Probezeit gehen wir kein Risiko ein. Wir sorgen dafür, daß Ihr LTS sich verfärbt.

Kaufen Sie alles ein

Füllen Sie Ihren Kühlschrank mit den Lebensmitteln auf, die Sie essen wollen. Gehen Sie in den Supermarkt, und suchen Sie die proteinhaltigen Produkte aus, die Sie gerne essen. Die Warengänge, in denen die kohlenhydrathaltigen Versuchungen lauern, sollten Sie natürlich meiden. Ich hatte einen 19 Jahre alten Patienten, John Connors, der bei einer Größe von 1,90 Meter sein Gewicht innerhalb von sechs Monaten von 290 auf 209 Pfund verringerte. Er erzählte mir dauernd, daß er

Durchhalten der Diätphase eins

sich bei seinen Einkäufen irgendwann bei den Süßigkeiten wiederfand und unweigerlich mit einer Packung Schokoriegel wieder rauskam. Auf dem Nachhauseweg fand er seine Selbstsicherheit wieder und warf die Riegel dann in den Mülleimer.

Welche erlaubten Nahrungsmittel würden Sie gern sehen, wenn Sie den Kühlschrank öffnen? Gefüllte Eier, Truthahn, Hühnchen, Shrimpssalat, Ihren Lieblingskäse?

Sollten Sie allein leben, kaufen Sie keine Dinge auf Vorrat, die Sie nicht essen werden. Laden Sie Freunde ein, damit sie das letzte Eis aufessen. Machen Sie eine letzte Party. Verschenken Sie alle verbotenen Lebensmittel an Nachbarn oder Verwandte. (Doch Vorsicht: Blutsverwandte haben vielleicht dieselben Stoffwechselstörungen wie Sie.) Oder werfen Sie diese verbotenen Dinge einfach weg. Ändern Sie Ihre Einstellung – für Sie existieren diese Lebensmittel einfach nicht mehr.

Falls Sie nicht allein leben, ist es fast immer sinnvoll, Ihren Lebenspartner auf den »Schock« Ihrer neuen Diät vorzubereiten. Sofern Sie nicht in einer Familie von Vegetariern leben, sollte der Schreck jedoch nicht allzu groß sein. Sie haben schließlich vor, Dinge zu essen, die Sie schon immer gemocht haben.

Sollten Sie für das Kochen zuständig sein, müssen Sie für sich und die anderen extra kochen, es sei denn, Sie können Ihre Mitbewohner davon überzeugen, die Atkins-Diäterfahrung mit Ihnen zu teilen. Vielleicht wollen die anderen Brot, Kartoffeln und Dessert. Dadurch werden Sie leicht in Versuchung geführt, doch wenn Sie wirklich abnehmen wollen, beißen Sie lieber die Zähne zusammen statt ins Brot oder in die Banane. Einen Trost haben Sie: Menschen gewöhnen sich bemerkenswerterweise schnell an alles, und in weniger als einer Woche verändert sich Ihr Geschmack. Schon bald werden Sie merken, daß Zucker und raffinierte Kohlenhydrate Sie nicht mehr so stark locken wie früher. Und die Unterdrückung Ihres Appetits, von der ich schon soviel gesprochen habe, wird stets Ihr Verbündeter sein.

Kaufen Sie alles ein

Falls Sie in den ersten paar Tagen ein wenig deprimiert sind, sobald andere Personen Dinge essen, die Sie selbst gerne mögen, aber nicht anrühren dürfen, dann trösten Sie sich auf Ihre eigene Weise. Nehmen Sie die doppelte Portion einer erlaubten Speise, und denken Sie daran, daß Ihr wichtigstes Ziel nun die Gewichtsabnahme ist. Diese Augenblicke der Versuchung gehen vorüber. Sagen Sie Ihrer Familie ganz deutlich, daß Sie ihre Unterstützung brauchen. Sie wollen doch sicher nicht, daß Ihre Lieben Sie mit unerlaubten Lebensmitteln in Versuchung führen und grobe Dinge sagen wie »Mach dir keine Gedanken, dieses winzige Stück Kuchen wird schon nicht schaden.« *Das wird es doch!*

Sagen Sie gleich zu Anfang, daß Sie Ihre Diät ernst nehmen und Sie hoffen, daß die anderen es auch tun. Die Atkins-Diät ist ein Kinderspiel, die luxuriöseste Diät, die Sie überhaupt machen können, doch wir alle wissen, welch eine trickreiche, emotionsgeladene, absolut leidenschaftliche Angelegenheit Essen sein kann.

Ich verstehe, daß Ihre Mitbewohner von dem Gedanken an eine Diät nicht sofort begeistert sind. Falls nicht anders möglich, sagen Sie ihnen, daß es Ihre Diät ist und die anderen gar nicht begeistert sein müssen. Sie sollen nur Respekt für Ihre eigene wichtige Entscheidung zeigen. Sie werden viel an Gewicht verlieren und eine gute Gesundheit gewinnen. Nach der Diät werden Sie keinen Respekt mehr einfordern müssen, denn die Ergebnisse sprechen für sich.

Doch vor allen Dingen sollten Sie eines nicht vergessen: Wenn die anderen Respekt für Ihren Entschluß zeigen sollen, müssen Sie selbst die Diät auch ernst nehmen. Tun Sie es! Gehen Sie diese Diät an, als ginge es um Leben und Tod. Und darum geht es bei Übergewichtigen, über die Jahre gerechnet, ja auch.

Durchhalten der Diätphase eins

Was fällt Ihnen als erstes auf?

Sie haben keinen Hunger.

Wie könnten Sie auch? Ketose sorgt beinahe wie das Fasten dafür, daß der Appetit unterdrückt wird, sobald der 48-Stunden-Vorrat des Körpers an Glykogen aufgebraucht ist.

Zwei Tage sind vorbei. Ihr Glykogen ist verbraucht. Sie haben eine solide Ketose/Lipolyse. Zu diesem Zeitpunkt werden Sie bemerken, daß diese Unterdrückung des Appetits das beste ist, was Ihnen je passiert ist.

Plötzlich merken Sie, wie Sie recht bescheidene Portionen essen und trotzdem keinen Hunger verspüren.

Sie können ganz sicher sein, den Zustand der Ketose erreicht zu haben, sobald Sie selbst denken: »Mittag war vor einer Stunde?«

Vielleicht gehören Sie zu jenen Menschen, für die es ganz normal ist, stündlich etwas zu essen. Sie erinnern sich bestimmt an Gordon Lindgard, den Patienten, der mich mit einem Gewicht von 306 Pfund aufsuchte. Er erzählte mir immer: »Ich plante schon immer den nächsten Freßanfall. Ich war zum Beispiel bei einer Konferenz, viel Geld stand auf dem Spiel, und die Hälfte meines Hirns dachte daran, was ich wieviel, wann und wo essen würde. Essen nahm mein ganzes Denken ein.«

Genau das bedeutet es, wenn man Sklave des Essens ist. Doch letztlich hatte Gordon Erfolg, und was er geschafft hat, können Sie auch.

Willenskraft ist mit der Atkins-Diät eigentlich gar nicht nötig, nur die kluge Entscheidung, sich selbst in die Lage zu versetzen, kein Sklave seiner selbst mehr zu sein.

Was fällt Ihnen als zweites auf?

Hatten Sie vielleicht keinen übermäßig hohen Energielevel mehr, dann bekommen Sie als nächstes ein Gefühl, als hätten Sie eine längst vergessene Energie wiedergefunden. Dieses Gefühl tritt in der Regel so um den dritten oder vierten Tag herum ein. Manche Menschen reagieren dabei leicht euphorisch, viele berichten auch, daß diese trüben, müden Augenblicke, die sie früher mehrmals am Tag durchgemacht hatten, nur noch gelegentlich mal Oberhand gewinnen.

Es gibt jedoch auch Patienten, die während der ersten Diätwoche sehr müde werden. Das bedeutet meist, daß die Diät für ihren ganz speziellen Stoffwechsel zu schnell geht – sie verlieren zu schnell an Gewicht, Wasser und Mineralien, und ihr Körper kann sich diesem Tempo nicht anpassen. Diesen Patienten rate ich gewöhnlich, es ein wenig langsamer angehen zu lassen und schlage ihnen vor, am Abend einen Salat oder eine Portion Gemüse zusätzlich zu essen. Zwar gewöhnt sich der Körper in der Regel spätestens in der zweiten Woche an die Diät, doch ist es sinnlos, fünf oder sechs Tage zerschlagen herumzulaufen.

Doch zum Glück fühlen sich sehr viele Menschen energiegeladener als zuvor, und so machen sie gut gelaunt mit der Diät weiter, denn dieser Energieschub ist ein deutlicher Beweis, wie gut diese Diät ihrem Stoffwechsel bekommt.

Diese Diät halten Sie durch, ganz gleich, wo Sie sind

Zunächst habe ich darüber gesprochen, wie Sie die Diät zu Hause durchführen können, denn der Mensch in seiner vertrauten Umgebung, den Kühlschrank in der Nähe, ist hier sozusagen eine Art Urbild. Hier kann er jederzeit essen, hier lau-

Durchhalten der Diätphase eins

ern die Verführungen und oft die Gefräßigkeit, sobald Sie am Küchentisch sitzen und sich fragen *Was soll ich essen?*

Die Antwort ist stets dieselbe: Essen Sie, soviel Sie wollen von den *erlaubten* Lebensmitteln. Hatten Sie Ihr ganzes Leben lang gegen Heißhungeranfälle zu kämpfen – Heißhunger auf Kohlenhydrate –, dann lautet die angenehme Wahrheit, der Hunger wird fortan nicht mehr Ihre Zeit und Ihre Gedanken beanspruchen. Natürlich werden Sie weiterhin Appetit haben und mit Vergnügen essen, aber die Tage der Besessenheit gehören bald der Vergangenheit an. Wieviel Freude muß es machen, nicht immer hungrig und müde zu sein und nie mehr nach irgendeiner Lösung suchen zu müssen, die Sie nie befriedigte. Genau das ist das Leben, das ein Kohlenhydrat-abhängiger führt. Es ist äußerst anstrengend und irritierend, und Sie werden auf ewig froh sein, diese Probleme ein für alle-mal los zu sein.

Aber was ist, wenn Sie nicht am Kühlschrank sitzen? Ich hoffe doch, daß Ihnen deutlich geworden ist, wie einfach diese Diät in allen Lebenslagen durchzuhalten ist. An Wochenenden, in Restaurants, bei der Arbeit, wenn Sie viel reisen – solange Sie niemand in einen Süßwarenladen einsperrt, müssen Sie sich keine Gedanken machen. Natürlich läßt sich die Diät nicht hundertprozentig mit Dinnerpartys vereinbaren, falls die Gastgeber genaue Vorstellungen haben, was man essen sollte. Dann brauchen Sie ein wenig diplomatisches Geschick, um sich solchen Zwängen zu entziehen.

Und dann sind da noch die Fluglinien – die letzte Bastion des Junk food. In dem Kapitel über Essen in der *richtigen* Welt habe ich noch einiges darüber zu sagen, doch im Augenblick möchte ich Ihnen einen Vorschlag machen, der nur auf die 14tägige Diätphase eins zutrifft. Sie sollten zwei Wochen für Ihre Diät aussuchen, in denen Sie nicht reisen, nicht in Urlaub fahren und nicht bei anderen zum Essen eingeladen sind. Diese ersten beiden Wochen sind sehr wichtig, warum dieser Tatsache also nicht Rechnung tragen?

Essen gehen

Befassen wir uns näher mit dem Essen gehen. Wenn Sie pro Woche fünfmal an Ihrer Arbeitsstelle oder im Restaurant essen, so ist das kein Problem. Und ganz gewiß kommt die Atkins-Diät allen Menschen entgegen, die so oft wie möglich essen gehen wollen.

Sollten Sie häufig auswärts oder in der Kantine Ihrer Firma essen, müssen Sie sich mit der Speisekarte und den darin verborgenen Fallen vertraut machen. Gehen Sie häufiger in dasselbe Restaurant, können Sie mit dem Kellner reden und ihm deutlich machen, daß Sie eine Diät machen, bei der Sie keinerlei Zucker essen dürfen. Ein überraschendes Problem kann der Zuckergehalt in Salaten sein. Manchmal werden Fruchtsäfte als Zuckerersatz benutzt. Bei Ihrer Diät ist das absolut nicht zulässig.

Gehen Sie die Speisekarte durch, und stellen Sie sicher, daß Vorspeise, Hauptgericht und Salat alle mit Ihrer Diät im Einklang stehen. Vermeiden Sie Saucen, Brot als Beigabe zum Fleisch, Croutons, Mehl als Verdickungsmittel. Derartige kohlenhydrathaltige Zutaten können sich an den überraschendsten Stellen verbergen. Mehl oder Getreide können im Hamburger enthalten sein oder in Brotkrümeln auf Aufläufen.

Essen bedeutet für Sie jetzt wachsam sein. Andernfalls kann eine einzige Mahlzeit Ihr Abnahmeprogramm für den ganzen Tag kaputtmachen und Sie um eine ganze Woche zurückwerfen. Das Ergebnis Ihrer ersten Woche sieht dann nicht so gut aus, und statt dreiviertel Pfund pro Woche verlieren Sie nur ein halbes Pfund.

Ist die Auswahl in der Cafeteria Ihres Betriebs nicht besonders groß, nehmen Sie Ihr Essen vielleicht lieber von zu Hause mit. Machen Sie sich ein paar Häppchen zurecht wie Hühnerschenkel, hartgekochte oder gefüllte Eier, ein paar Scheiben Schinken oder Käse.

Durchhalten der Diätphase eins

In diesem Stadium der Diät ist nur wichtig, daß Sie Ihren Blutzucker stabilisieren und Hunger vermeiden. Nehmen Sie genug zu essen mit, damit auch nicht die leiseste Chance besteht, daß Sie womöglich irgendwann zu Kohlenhydraten greifen.

Weitere Informationen zum Thema auswärts essen oder essen mit der Familie finden Sie auf der Seite 298 ff.

Außergewöhnliche Situationen

Ist Ihnen die Diät erst einmal zur Gewohnheit geworden, müssen Sie nicht mehr über die richtigen Nahrungsmittel nachdenken, denn Sie werden gar nichts anderes mehr essen wollen.

Cynthia Marlborough, Sekretärin eines führenden Managers in New York, kämpfte schon seit Jahren gegen Stimmungsschwankungen und Müdigkeit an, als sie zu mir in die Sprechstunde kam. Cynthia, ein »Chocoholic«, hatte vor kurzem das Rauchen aufgegeben.

>»Schon seit meiner Kindheit bin ich zu dick. Mit zwölf machte ich die erste Diät. Mein Körpergewicht wurde immer mehr. Außerdem war die Arbeit damals sehr stressig. Ich wußte manchmal nicht, wie ich mit dem Leistungsdruck und gleichzeitig mit meiner schlechten körperlichen Verfassung fertig werden sollte. Allmählich bekam ich so starke Depressionen, daß es schon den anderen Kollegen auffiel. Nach dem Mittagessen hätte ich stundenlang schlafen können. Doch ich mußte ja arbeiten. Meine Arbeit, die auch heute noch einen wichtigen Teil meines Lebens einnimmt, wurde mir zur Qual.«

Ein neues Ich

Doch Cynthia Marlborough nahm ganz leicht ab, wurde von ihrem Verlangen nach Süßem geheilt (was viel leichter war als ihr das Rauchen abzugewöhnen) und konnte nach weniger als sechs Monaten Kleidergröße 34 statt 44 tragen. Außerdem bekam sie einen unheimlichen Instinkt für Nahrungsmittel. Nach zwei Wochen Diät war sie bei einer Freundin zum Essen eingeladen und aß ein wenig Filet Mignon, einen grünen Salat und eine Portion Meerrettich.

»Als ich den Rettich in den Mund nahm, wußte ich, daß da was nicht in Ordnung ist. Ich fragte, ob er mit Zucker angemacht sei. Meine Freundin bejahte, und natürlich aß ich nichts mehr davon. Da hatte ich schon wieder sehr viel mehr Energie gewonnen und sieben Pfund abgenommen. Ich war bereits sehr vorsichtig geworden mit allem, was ich mir in den Mund steckte.«

Diese geschmackliche Sensibilität gegenüber Nahrungsmitteln ist nicht ungewöhnlich bei Menschen, die sich von der Zuckerabhängigkeit heilen. Es ist eine gute, produktive Sensibilität, die Ihnen in einigen der oben beschriebenen Situationen helfen wird. Zucker und raffinierte Kohlenhydrate haben Sie in diesen schlechten körperlichen Zustand gebracht, also hüten Sie sich vor ihnen wie der Teufel vor dem Weihwasser.

Ein neues Ich

Damit kommen wir zu einem Gedanken, den ich genau an dieser Stelle unterstreichen möchte. *Es ist viel leichter, die Ernährungsgewohnheiten umzustellen, als Sie glauben.*

Ich weiß, einige von Ihnen zögern immer noch, weil Sie glauben, *so esse ich aber gar nicht – wie soll ich ohne meine Lieb-*

Durchhalten der Diätphase eins

lingsgerichte leben? Eine psychische Verpflichtung ist hier wichtiger als eine körperliche. Wir hängen an uns selbst, an unseren Gewohnheiten, unseren kulturellen und kulinarischen Traditionen. Drastische Veränderungen bedeuten, alte Gewohnheiten über Bord zu werfen, als lasse man eine alte Freundschaft einfach zerbrechen.

Ich kann nur sagen, es muß sein. Wenn Sie Ihren Ernährungsstil geändert haben, werden Sie herausfinden, daß Sie im wesentlichen immer noch derselbe Mensch geblieben sind. Daher müssen Sie sich vornehmlich um die Rettung Ihres körperlichen Selbst kümmern.

Sie *können* es sich nicht leisten, dick und ungesund zu sein – so einfach ist das. Dies ist der Weg, der zu Ihrer Heilung führt – für viele von Ihnen wird es der einzige Weg sein. Vielleicht glauben Sie, daß sich Ihr Geschmack nicht ändert, doch das stimmt nicht. Der Körper, der Nahrung braucht und sich dem unvermeidbaren Verzicht auf alte Gewohnheiten gegenübersieht, gewöhnt sich daran. Es ist einfach so: *Der Körper gewöhnt sich daran.* Der Körper lernt neue Geschmacksrichtungen lieben und verlernt alte. Und da ein Großteil des Verlangens nach Kohlenhydraten aus der Abhängigkeit des Stoffwechsels resultiert, ist das Verlangen nach den gewohnten Leckerbissen nur sehr klein – wurde der Weg des Verzichts erst einmal eingeschlagen.

Nehmen wir Ernie Klingman, der aus ganz sonderbaren Beweggründen zu mir kam. Mit seinen 55 Jahren fühlte sich Ernie noch ganz gesund, doch er hatte ein Problem: Bei einer Größe von 1,88 Meter trug er 290 Pfund mit sich herum. In den achtziger Jahren hatte er es mit einer Flüssigproteindiät versucht und vorübergehend abgenommen, doch ohne langfristige Auswirkungen, sieht man einmal davon ab, daß er es nach den ersten erneuten Gewichtszunahmen um so schwieriger fand, wieder abzunehmen.

Ernie wußte nicht, was er tun sollte, denn es hatte sich aufgrund seines Gewichts ein echtes Problem herauskristallisiert.

126

Ein neues Ich

Seine Kinder ritten gerne, und drei Jahre zuvor hatte er ebenfalls beschlossen, es mit dem Reiten zu versuchen, um mit ihnen etwas gemeinsam zu unternehmen. Er hatte das Gefühl, dafür schlank und rank sein zu müssen, denn: »Bei meinem Gewicht ist es nicht fair gegenüber dem Pferd, und für mich ist es gefährlich.«

Sein bester Freund, der dazu sagte: »Du kannst nur aufsteigen und beten, daß es gutgeht«, war ein Patient von mir und drängte auch Ernie, zu mir zu kommen. »Noch ein Diätarzt«, stöhnte dieser. »Ich weiß ja nicht…«

Kurz danach machte Ernie eine Geschäftsreise nach Florida, und während er am Flughafen auf seine Maschine wartete, wurde er ausgerufen, zum Telefon zu kommen. Es war sein Freund, der ihm einfach einen Termin bei mir gemacht hatte.

In der Regel werden meine Patienten nicht gezwungen, mich aufzusuchen, doch als ich Ernie in meiner Praxis sah, war ich doch recht froh. Er ist ein charmanter Bursche, der ganz offensichtlich eine Lösung für seine Probleme dringend brauchte.

Ich nahm seine Ernährungsgewohnheiten in Augenschein. Kuchen, Kekse, Eis und andere Süßigkeiten nahmen mehr als ihren normalen Anteil ein, und den hatte bisher offenbar noch niemand verändern wollen. Nicht einmal sein früherer Arzt, der ihm nur gesagt hatte, Ernie sei wie ein Unfall, der bald geschehen würde.

Es wird Sie kaum überraschen, daß für Ernie meine Diät ein voller Erfolg war. Nach acht Monaten wog er nur noch 240 Pfund, und langsam, aber stetig verliert er heute immer weiter an Gewicht.

Statt Kaffee und Kuchen am Nachmittag ißt er jetzt eine Scheibe Truthahn auf Schweizer Käse. Ernie hatte so große Angst, er könnte ein Leben ohne seine zuckerüberladenen Kohlenhydratbomben nicht aushalten, daß er mir in die Hand versprechen mußte, mich sofort zu informieren, falls er glaubte, die Diät abbrechen zu müssen.

Durchhalten der Diätphase eins

Dazu kam es nie. Ernie gewöhnte sich an die Veränderung und meinte sogar: »Ich fühle mich besser, wenn ich Protein zu mir nehme, viel Protein. Ich bin wirklich froh, daß ich nicht mehr so essen will wie früher.« Ernie hatte Übergewicht, wies die typische Glukoseintoleranz auf und litt unter einer Abhängigkeit von Kohlenhydraten, die seinen Zustand nur noch verschlimmerte. Ein paar Wochen Atkins-Diät nahmen ihm den Drang, Süßigkeiten und stärkehaltige Sachen zu essen, welche die Wurzel für sein Gewichtsproblem waren. Ernie gibt auch heute noch zu, daß er hin und wieder im Restaurant gern ein Brötchen genommen oder ein üppiges Dessert bestellt hätte, doch diesem Drang kann man auch widerstehen, meine ich.

Manche Patienten gehen sogar noch weiter und stellen fest, daß dieser Zwang irgendwann gar nicht mehr existiert. Marjorie Burke, eine ausgezeichnete Köchin und eine Frau, die ihr ganzes Leben mit Leidenschaft stärkehaltige Lebensmittel gegessen hatte, stellte nach einem Monat Diät fest, daß sie keinerlei Verlangen mehr danach verspürte. Sie konnte das wundervollste Brot für andere backen, ohne überhaupt noch den geringsten Wunsch zu verspüren, es zu probieren.

Derartig vollständige Veränderungen sind selten, und ich würde auch nicht empfehlen, daß jemand, der nach der Atkins-Diät lebt, nun ausgerechnet zum Bäcker wird. Ich empfehle außerdem, auch später nicht wieder Lebensmittel aus weißem Mehl oder diesem schrecklichen Zucker zu essen, ganz besonders dann nicht, wenn Sie abhängig davon waren. Aber sollten Sie nicht direkt abhängig gewesen sein, dürfen Sie sich hin und wieder ein paar Ausrutscher gönnen, wie Sie im Kapitel über die Diätphase drei, S. 247 ff., sehen werden.

Überprüfung Ihrer Erfolge nach 14 Tagen Diät

Sie haben 14 Tage Atkins-Diät hinter sich. Für ungefähr 90 Prozent aller Anfänger, auch für Sie, war das eine höchst zufriedenstellende Erfahrung. Sie machen jetzt Bestandsaufnahme über einen beträchtlichen Gewichtsverlust. Wie haben Sie das erreicht? Indem Sie luxuriös und ohne Einschränkungen gegessen haben! Sie erinnern sich, daß ich Ihnen eine Diät versprochen hatte, die einer Prinzessin würdig ist? Genauso durften Sie schlemmen.

Gleichzeitig bemerkten Sie vermutlich, daß Sie gar nicht soviel aßen, wie Sie vielleicht erwartet hatten. Schon nach den ersten paar Tagen veränderte sich Ihr Stoffwechsel ganz auffällig. *Ihr Appetit wurde gezügelter, und für einige von Ihnen war das sicher eine ganz neue Erfahrung.*

Jetzt haben Sie die ersten 14 Tage hinter sich und können sich neu entscheiden, ob Sie weitermachen.

Mache ich weiter?

Jetzt ist der logische Zeitpunkt, eine Entscheidung zu treffen. Ich hoffe, Sie werden sich der großen Mehrheit von Diätwilligen anschließen und die Atkins-Diät fortführen. Die verschiedensten Gründe sprechen dafür. Erstens verlieren Sie leicht Gewicht. Zweitens haben Sie in direktem Kontrast zu den vielen anderen Diäten, die Sie schon gemacht haben, nicht nur keine Probleme, sondern Sie fühlen sich auch stärker und

Überprüfung Ihrer Erfolge

energiegeladener als vor der Diät. Drittens hat eine beträchtliche Anzahl von Diäthaltenden – ganz besonders Patienten über Vierzig – entdeckt, daß ihre quälenden körperlichen Beschwerden von Kopfschmerzen bis zum Gliederreißen, völlig verschwunden sind.

Das sind beeindruckende, allgemeine Ergebnisse. Doch vielleicht wünschen Sie sich noch mehr Informationen für Ihre persönliche Entscheidung. Ich schlage vor, daß Sie nach diesen ersten 14 Tagen noch einmal die erwähnten Labortests durchführen lassen. In nur zwei Wochen kann sich die Blutchemie stark verändern.

Es ist meiner Meinung nach unerläßlich, daß Ihnen klarwird, daß Sie sich nicht nur gut fühlen, sondern in Ihrem Inneren auch Veränderungen stattfinden. Das ist ganz besonders wichtig, weil kohlenhydrat*reiche* Diäten in den letzten zehn Jahren beinahe Religionsstatus erreicht haben und Sie sich vielleicht ein wenig unbehaglich fühlen, wenn Sie sich gegen Getreide, Kartoffeln und so weiter entscheiden.

Ihre Entscheidung sollte daher nicht nur lauten, ob Sie die Bluttests noch einmal machen lassen, sondern ob Sie mit der Diät fortfahren, während Sie auf die Ergebnisse warten. Falls Sie die Bluttests vor Beginn der Diät nicht haben machen lassen, sollten Sie ein paar Tage mit der Diät aussetzen und sich mindestens vier Tage nach Ihren alten Eßgewohnheiten ernähren und erst dann die Tests machen.

Viele Menschen jedoch nehmen sofort die nächste Phase der Diät in Angriff, und ich freue mich über diesen Vertrauensbeweis, doch beide Wege haben ihre Berechtigung. Sie haben ein ganzes Leben lang Zeit, Ihr Körpergewicht zu reduzieren und das neue Gewicht auch zu halten. Ein oder zwei Wochen Bedenkzeit schaden da nicht.

Einige Fragen

⇨ Hatten Sie Hunger?
⇨ Litten Sie unter Verstopfung?
⇨ Hat es Ihnen geschmeckt?

Falls Sie Hunger hatten, sind Sie meinem Rat nicht gefolgt, soviel zu essen, wie Sie wollen. Hatten Sie Verstopfung, dann werden Sie im Verlauf der weiteren, weniger strikten Diät Verbesserungen spüren, denn der Körper stellt sich allmählich um. Außerdem werden Sie zusätzlich einige der kohlenhydratarmen Produkte oder Mahlzeiten essen. In der ersten Woche ist ein gewisser Grad an Verstopfung ganz normal, doch das löst sich stets sehr viel schneller und leichter als Ihr Gewichtsproblem.

Was den Genuß angeht, liegt hier eine klassische Schwierigkeit wie bei allen größeren Veränderungen in der Ernährungsweise. Zum Glück mögen viele Menschen proteinhaltiges Essen. Falls Sie aber eher dazu neigen, als Vegetarier zu leben, können Sie die Diät trotzdem machen, allerdings wird es etwas aufwendiger. Die mangelnde Auswahl bei einer Diät, die wenige Kohlenhydrate zuläßt und gleichzeitig tierische Produkte ausschließt, stellt ein Problem dar. Theoretisch ist es schon möglich, eine gesunde kohlenhydratarme, vegetarische Diät zusammenzustellen, doch bleiben dann nicht viele Nahrungsmittel zur Auswahl. Im allgemeinen hat sich herausgestellt, daß Patienten, die keine tierischen Nahrungsmittel zu sich nehmen, die Atkins-Diät nicht für immer aufrechterhalten können, weil die Nahrungspalette einfach zu langweilig ist.

Allen anderen Diäthaltenden stehen köstliche Möglichkeiten offen. Hauptsächlich werden Sie den Verlust von einigen Lieblingsgerichten vermissen. Pasta und Brot, Obst und Saft werden in den ersten Wochen häufig schmerzlich vermißt.

Warum machen also Freunde des Brotes trotzdem weiter?

Überprüfung Ihrer Erfolge

Weil das Pro sehr viel größer ist als das Kontra. Gewichtsverlust gut und schön, aber sich körperlich besser zu fühlen und das eigene Eßverlangen kontrollieren zu können ist auch sehr wichtig. Ich habe auf diese Verbesserungen nun schon mehrmals hingewiesen, und Sie erkennen hoffentlich, daß ich mir diese Tatsache nicht aus den Fingern sauge. Sich wohl zu fühlen ist ein wichtiger Teil der Atkins-Diät.

Hier möchte ich gern eine Bestandsaufnahme über Ihre Erfahrungen mit der 14-Tage-Diät vornehmen. Vielleicht beginnen Sie mit dem folgenden Fragebogen. Wenn Sie sich in einigen Punkten besser fühlen, dürfte Sie das in Ihrer Entscheidung weiterzumachen unterstützen.

14-Tage-Quiz

Problem	Schlimmer	Gleich	Besser	Viel besser
Energielevel	___	___	___	___
Nervosität	___	___	___	___
Depressionen	___	___	___	___
Kopfschmerzen	___	___	___	___
Prämenstruelles Syndrom	___	___	___	___
Schlaf	___	___	___	___
Wohlgefühl ohne Appetit	___	___	___	___
Konzentration	___	___	___	___
Willenskraft	___	___	___	___
Eßverhalten	___	___	___	___
Andere Symptome	_____			

Punkte für das Quiz
PUNKTE:
−1 für schlechter
−1 für ein neues negatives Symptom
0 für gleich oder trifft nicht zu (Sie hatten das Symptom auch vorher nicht.

+1 für besser
+2 für viel besser

Eine Punktzahl von +4 sollte Sie ermutigen, mit der Diät
weiterzumachen.
Eine Punktzahl von +8 sollte Sie dazu verpflichten.

Medizinische Indikatoren

Wir nehmen nun einmal an, Sie haben meinen Rat, Tests vornehmen zu lassen, befolgt. Wir wollen uns jetzt die Ergebnisse
Ihres Bluttests ansehen.

Nehmen wir zuerst den Cholesterinwert. Lipolytische kohlenhydratarme Diäten sind in dieser Hinsicht sorgfältig untersucht worden, und sogar stark fetthaltige Variationen dieser Diät lassen das Cholesterin bei allen Personen, deren Wert
über 200 liegt, ein wenig fallen. Das dauert jedoch vier bis acht
Wochen. In der ersten Woche kann der Cholesterinwert ein
wenig erhöht sein, ein Phänomen, das bei allen Diäten auftritt, die schnell die körpereigenen Fettreserven aufbrauchen.
Selbst wenn man gar nichts ißt, also fastet, kommt es zu diesem Effekt.*

Da Sie den Test nach nur zwei Wochen durchführen, lassen
sich die Ergebnisse nicht voraussagen. Wenn das Cholesterin
nicht beträchtlich gestiegen ist (mehr als 20 Punkte), kann
man davon ausgehen, daß es bei einem weiteren Test nach

---

* Diese zweiphasige Reaktion des Cholesterins ist so gut bekannt, daß ich
Ihre Aufmerksamkeit auf eine Studie von Rickman lenken muß, die angeblich
zeigt, daß eine fettarme und kohlenhydratarme Diät wie die von Stillman das
Cholesterin ansteigen lasse. Dabei untersucht die Rickman-Studie Probanden,
die weniger als zwei Wochen die Stillman-Diät gemacht haben. Diese Studie, die
sehr oft zitiert wird, weil sie genau jenen dient, die kohlenhydratarme Diäten
kritisieren, muß entweder als inkompetent und schlecht durchdacht bezeichnet werden oder einfach nur als unehrlicher, intellektueller Verriß.

Überprüfung Ihrer Erfolge

drei bis vier Wochen niedriger liegt. Falls das Cholesterin nicht auf ein gesundes Maß zurückgegangen ist, Sie aber trotzdem mit den Vorteilen der Diät zufrieden sind, sollten Sie bei der Diät bleiben und die cholesterinsenkenden Mittel nehmen, auf die ich noch zu sprechen komme, und den Test nach einem Monat wiederholen.

War andererseits Ihr Triglyzeridspiegel erhöht oder hatte einen hohen Normalwert (über 140 mg %), so wird dieser jetzt drastisch sinken. Eine Senkung von 40–80 mg % ist üblich. Falls Sie diese Werte nicht erreichen, stellen Sie sicher, daß Sie die Diät korrekt durchgeführt haben, oder wiederholen Sie den Test 14 Stunden nach Ihrer letzten Mahlzeit.*

Die anderen Laborwerte sollten genausogut sein wie vorher, abgesehen vielleicht von einem erhöhten Harnsäurespiegel. Ist dies der Fall, können Sie zu einem höheren Niveau der Diät übergehen und Ihren Gewichtsverlust auf weniger als zwei Pfund pro Woche drosseln.

Praktische Problemlösungen

Verlieren Sie trotzdem einfach kein Gewicht, so sollten Sie sich einmal dem Kapitel über den *Stoffwechselwiderstand* zuwenden, S. 234 ff. Manchmal können ganz einfache Probleme neue Ergebnisse bringen.

Einfache Probleme erfordern einfache Gegenmittel. Wenn ich sage, daß nur zwei Prozent aller Diäthaltenden keinen Erfolg mit der Atkins-Diät haben, dann meine ich auch genau zwei Prozent – einer von fünfzig. Ich denke also, die Chancen stehen gut, daß Sie Ihre Probleme in den Griff kriegen.

* Viele Wissenschaftler sehen in einem erhöhten Triglyzeridspiegel einen größeren Risikofaktor für Herzkrankheiten als in einem hohen Cholesterinwert.

Andererseits – und ich nehme an, es gibt immer ein andererseits – kann zuviel Erfolg auch ein Scheitern verschleiern. Falls die Diät allzu gut anschlägt und Sie allzu schnell abnehmen, können Schwächeanfälle oder andere schwächende Symptome die Folge sein, vermutlich hervorgerufen durch Veränderungen des Natrium- oder Kaliumhaushalts. Dies kann behoben werden, indem Sie einfach die Menge an Gemüse verdrei- oder vervierfachen und Ihren Gewichtsverlust verlangsamen. Sobald der Gewichtsverlust ein Pfund pro Tag überschreitet, sollten Sie mit derartigen Symptomen rechnen. Ein weiteres Problem könnten Wadenkrämpfe in der Nacht sein. Dies liegt an einer schnellen Ausscheidung von Kalzium und weist immer darauf hin, daß der Diäthaltende sich nicht an die Empfehlungen über Vitaminzusätze hält (siehe S. 272 ff.).

Erfolg und langfristige Zufriedenheit

Die kohlenhydratarme Atkins-Diät hat viele Level und ist für viele verschiedene Menschen konzipiert. Die Variante mit hohem Fettanteil und starker Ketose, die Sie gerade durchgeführt haben, ist nicht die Diät an sich, sondern eine extreme Form davon. Der größte Teil der Atkins-Diät spielt sich nicht auf diesem Level ab. Dieser erste Schritt, die Diätphase eins, soll Ketose/Lipolyse hervorrufen, doch ich empfehle, nicht unbegrenzt lange auf diesem Niveau zu bleiben, es sei denn, die anderen Phasen funktionieren nicht.

Statt dessen bitte ich Sie herauszufinden, welches Niveau der Kohlenhydratreduktion am besten für Sie ist, wenn Sie Ihren Weg durch die angenehmen Wasser des langfristigen Gewichtsverlusts segeln, ganz gleich, ob diese Reise sechs Wochen dauert, um 20 Pfund, oder 10 Monate, um 100 Pfund abzunehmen. Später gehen Sie noch einen Schritt weiter und suchen das Niveau der Kohlenhydratreduktion, das Ihnen am

Überprüfung Ihrer Erfolge

besten dabei hilft, Ihr einmal erreichtes Idealgewicht zu halten.

Übereifrige glauben vielleicht, das ideale Niveau sei der Level, mit dem man am schnellsten abnimmt, d. h. die Diät, welche Sie in den ersten 14 Tagen durchgeführt haben. Doch warum in Gottes Namen sollte das der Fall sein? Schneller Gewichtsverlust ist nicht so wichtig, falls Sie Ihr Gewichtsproblem für den Rest Ihres Lebens in den Griff bekommen wollen. Wichtiger ist, daß Sie zufrieden und gesund sind und sich wohl fühlen. Ich möchte, daß Sie sich mit der Atkins-Diät gut fühlen. Körperlich gesund, satt, zufrieden mit Ihrem täglichen Speiseplan, selbstsicher in Ihrem Körper. Die große Mehrheit von Ihnen wird merken, daß der beste Kohlenhydratlevel dabei nicht der der ersten Diätphase ist.

In Teil IV des Buches zeige ich Ihnen, wie Sie vier Atkins-Diäten machen können, von Diätphase eins bis Phase vier. In Diätphase vier, bei der es um die Erhaltung Ihres neuen Gewichts geht, werden Sie lernen, mit dem für Sie richtigen Kohlenhydratniveau zu leben.

Im folgenden wollen wir einige der gesundheitlichen Vorteile der Diät genauer in Augenschein nehmen. Sie haben ja schon selbst erfahren, daß Sie mit ihr sehr viel besser abnehmen können als mit jeder anderen Diät.

III

*Warum diese Diät
Sie gesund macht*

Ernährungsbedingte Störungen

Nachdem nun viele von Ihnen erlebt haben, wie bemerkenswert die Veränderungen sind, die mit der 14-Tage-Diät einhergehen, nehme ich einmal an, daß mir Ihre Aufmerksamkeit sicher ist. Ich habe Ihnen versprochen, daß Sie abnehmen werden, obwohl Sie viel essen dürfen. Da ich Sie darauf vorbereitet habe, sind Sie vermutlich nicht überrascht. Aber ich wette, daß viele von Ihnen überrascht waren, daß sich auch Symptome gebessert haben, die Sie niemals mit Ihrem Gewicht in Verbindung gebracht hätten.

Vor fünfundzwanzig Jahren kam ich zu dem logischen Schluß, daß eine bestimmte Gruppe von Symptomen durch die Ernährung meiner Patienten verursacht worden sein muß, wenn sich diese Symptome wieder durch eine Diät beseitigen lassen. Ich war davon überzeugt, daß es sich um Hypoglykämie handelt.

Aber in den nächsten Jahrzehnten behandelte ich Tausende von Patienten, deren Symptome sich durch ihre neue Ernährungsweise sofort besserten, obwohl sie keine Hypolglykämie hatten. Diese Patienten, deren Symptome kamen und gingen, *je nachdem, ob sie Kohlenhydrate zu sich nahmen oder nicht*, nannte ich Patienten mit ernährungsbedingten Störungen. Und mit der Zeit stellte ich fest, daß es sich dabei um ein eigenständiges Krankheitsbild handelte. Neben instabilem Glukosespiegel sind die wichtigsten Symptome ernährungsbedingter Störungen a) individuelle Nahrungsmittelunverträglichkeit und b) Pilzinfektionen, d. h. der Pilz Candida al-

139

Ernährungsbedingte Störungen

bicans vermehrt sich unkontrolliert im Darmtrakt. Seltener finden wir Mangelernährung oder Abhängigkeit von bestimmten Lebensmitteln; Beschwerden, die sich auflösen, sobald die Kohlenhydratzufuhr streng begrenzt wird.

Vermutlich fragen Sie sich jetzt, warum ich eine Krankheit erfinden mußte, die ich dann ernährungsbedingte Störungen nannte. Warum konnte ich nicht einfach feststellen, wer unter Hypolglykämie litt, wer unter Pilzinfektionen und wer gegen welche Nahrungsmittel allergisch war?

Die Antwort darauf lautet damals wie heute im wesentlichen, weil unter allen Ärzten, die mit diesen Symptomen vertraut sind, eine gewisse Verwirrung über deren Zuordnung herrscht. Klagt zum Beispiel eine Patientin mit Hypoglykämie über Blähungen, liegt das dann nicht an ihrer Pilzinfektion? Verzehrt sich ein Patient, der sensibel auf gewisse chemische Stoffe reagiert, nach Süßigkeiten, liegt das dann nicht an seiner Hypoglykämie? Reagiert ein Patient mit Pilzinfektion auf Milchprodukte, liegt das dann nicht an einer Nahrungsmittelunverträglichkeit? Immer mehr Ärzte müssen erkennen, daß sie sich mit all diesen Symptomen befassen müssen, weil sie sehr häufig gemeinsam auftreten.

Es ist interessant festzustellen, daß ein Großteil aller Patienten, die eine ketogene/lipolytische Diät machen, eine Verbesserung dieser Symptome verspürt, noch bevor dieser mehr als ein paar Pfund abgenommen hat. Das ist einer der Gründe, warum die folgenden Kapitel so wichtig für Sie sind. Sie werden einen wichtigen positiven Einfluß auf Ihre zukünftige Einstellung zu dieser Diät haben. Sobald Sie wissen, daß die Diät bestimmte Krankheitssymptome heilen kann, haben Sie einen zusätzlichen Anreiz weiterzumachen. Diäten sind nicht alle gleich, und nicht alle korrigieren ernährungsbedingte Störungen.

In den folgenden fünf Kapiteln werden Sie noch mehr über Ihren Körper lernen.

140

Die Leiden der Hypoglykämie und die Gefahren des Diabetes

Sie erinnern sich sicher, daß ich auf Seite 65 die Hypoglykämie als symptomatischen Aspekt des Hyperinsulinismus genannt habe, der sehr häufig mit Fettleibigkeit einhergeht. Im folgenden geht es um diese Krankheit als Eckpfeiler ernährungsbedingter Störungen.

Ich will mich nicht wiederholen, aber ich möchte Ihnen klarmachen, wie viele wissenschaftliche Entdeckungen es zu diesem Problem gibt, so daß Sie einmal über die Wahrscheinlichkeit nachdenken können, daß Sie möglicherweise ein Ungleichgewicht Ihres Glukose- und Insulinstoffwechsels entwickeln.

Ein kurzer Überblick hierzu:

1. Falls Sie über beträchtliches Übergewicht klagen und an einer Eßstörung leiden, stehen die Chancen mehr als 50:50, daß Sie an einer Insulinresistenz und Hyperinsulinismus leiden.
2. Insulinresistenz und -überschuß sind die ersten Anomalien auf dem Weg zu einer Glukosestörung (Glykopathie).
3. Hypoglykämie, Prädiabetes und Diabetes Typ II sind allesamt Vorstadien derselben Krankheit – Glykopathie. Alle beginnen mit Insulinresistenz bzw./und -überschuß.
4. Insulin- und Glukosestörungen beschleunigen die Entwicklung von Arteriosklerose, die zu Herzinfarkt führen kann.
5. Daher sollten Sie diese auf dem Insulin basierende Er-

Die Leiden der Hypoglykämie

eigniskette durchbrechen und so Ihr Herz schützen und Ihr Leben verlängern.

Zuerst möchte ich auf die Symptome zu sprechen kommen, unter denen Sie möglicherweise schon leiden. Nehmen wir zuerst die Hypoglykämie.

Warum fühlen sich so viele Menschen mit der Atkins-Diät so schnell soviel besser?

Die Antwort darauf lautet zumeist, daß diese Diät auf den instabilen Blutzuckerspiegel einwirkt, den wir hier ein wenig salopp reaktive Hypoglykämie nennen.

Dieser instabile Zustand ruft Symptome hervor wie:

⇨ häufige, manchmal überwältigende Müdigkeitsattacken vor allem am Nachmittag;
⇨ Schlafstörungen, üblicherweise in Kombination mit dem starken Bedürfnis nach Schlaf. Aufwachen aus tiefem Schlaf ist dafür ein Beispiel;
⇨ emotionale Unausgeglichenheit, Stimmungsschwankungen, Traurigkeit und der Drang, ohne ersichtlichen Grund oder Auslöser zu weinen. Konzentrationsschwierigkeiten, Reizbarkeit, Nervosität, geistige Erschöpfung und Verwirrtheit, leichte Erregbarkeit bei geringsten Anlässen.

Diese Liste, die offensichtlich zum Teil auch Störungen aufweist, die im seelischen Bereich zu finden sind, könnte noch verlängert werden. Meine Patienten wollen oft nicht darüber reden. Sie glauben, sie sind selbst schuld, daß sie dick sind. Dabei höre ich Sätze wie:

Vielleicht sollte ich mal zum Psychiater gehen.

Irgendwie ist mir alles egal. Das Leben macht mit mir, was es will.
Ich habe die Kontrolle über mein Leben verloren.
Mein Wille ist so schwach, ich weiß gar nicht, warum ich es überhaupt
noch versuche.
Manchmal möchte ich mir das Leben nehmen.

Diese Aussagen von Menschen, die ganz offensichtlich unter Ernährungsstörungen leiden, lassen mich vermuten, daß ein guter Anteil der diagnostizierten »Geisteskrankheiten« verschwinden würde, wenn die Menschen nur richtig essen würden.

Ich bin sicher, Sie möchten diese psychischen Symptome ebensowenig erleiden wie die physischen, doch eine fettarme Diät wird Ihnen nicht unbedingt dabei helfen. Ich habe schon viele Patienten gesehen, die diese Modediät machten und sich nicht besser fühlten, denn sie aßen viel mehr Obst, Joghurt und tranken Säfte sowie künstliche Erfrischungsgetränke. Der Kniefall vor der fettarmen Diät geht eben vielen ernährungsbedingten Probleme von Körper und Geist einfach nicht an, unter denen eine große Anzahl, vielleicht sogar die Mehrheit der Menschen unserer Zivilisation leidet.

Ein neues Leben

Zunächst zu den körperlichen Auswirkungen. Sicher erinnern Sie sich noch, wie Sie als Kind voller Energie und sicher, daß Sie jeder körperlichen Herausforderung gerecht werden könnten, am Leben teilnahmen. Wie würde es Ihnen gefallen, wenn das wieder so wäre?

Haben Sie die Dynamik Ihres Blutglukosespiegels erst einmal verändert, treten schon bald Verbesserungen ein, und diese positiven Veränderungen sind der Grund, warum die Menschen mit der Diät weitermachen. Es besteht kein Zweifel daran, daß Sie sich schon wohler fühlen, bevor Sie überhaupt

Die Leiden der Hypoglykämie

eine Gewichtsabnahme bemerken. Mit den Jahren habe ich Tausende von Menschen in meiner Praxis empfangen, die lethargisch und schwach wirkten und sich kraftlos auf den Stuhl fallen ließen; ich dachte schon manchmal, selbst ein Lastkran stellt sie nie wieder auf die Beine.

Bereits zwei, drei Wochen später war die Veränderung im allgemeinen nicht zu übersehen. Die Patienten hatten Pep, und die Aura der Hilflosigkeit war verschwunden. Die Geschichte eines Patienten habe ich ausführlich in meinem letzten Buch dargestellt. Er hatte zwanzig Jahre lang unter Müdigkeitsanfällen gelitten, bei einem halben Dutzend Ärzten Hilfe gesucht und keine gefunden, und dann war er zu mir gekommen, und alle seine Symptome verschwanden nach weniger als einer Woche mit einer kohlenhydratarmen Diät. Ein paar Wochen später erzählte er mir, er sei mit einem Kunden in ein italienisches Restaurant gegangen, habe viel Pasta und Brot gegessen und auf dem Nachhauseweg an einer roten Ampel angehalten. Das nächste, woran er sich erinnerte war, daß ein Polizist ihn weckte. Die Müdigkeit, die dieses Essen in ihm hervorrief, hatte ihn mitten im Straßenverkehr überwältigt.

Wenn das Problem tiefer sitzt als nur körperlich

Unmittelbare körperliche Ergebnisse sind die Regel, doch die Komplexität des Menschen kann komplexere und ernstere Probleme verursachen als Müdigkeit. Philipp Rossi zum Beispiel, 35 Jahre alt und Sportmanager von Beruf, kam zu mir, weil er seit Jahren unter Panikattacken litt. Mehrere Ärzte gaben seinen »Nerven« die Schuld, und einige verschrieben ihm hilfsbereit Valium, das Phil auch pflichtbewußt einnahm. Die beruhigende Wirkung verstärkte er gelegentlich noch mit der einen oder anderen Marihuanazigarette.

Natürlich waren die Drogen, ganz gleich, ob verschrieben oder nicht, keine Lösung, übertünchten das Problem auch ge-

Wenn das Problem tiefer sitzt

legentlich nur. Doch Phil bekam immer noch Panikattacken, die so furchterregend und aufreibend waren, daß er »den ganzen Tag damit verbrachte, sich zusammenzureißen«.

Wir neigen vielleicht dazu, es als bizarr und irrational abzutun, falls wir einem erwachsenen Mann begegnen, der anfallartig zittert und unter kalten Schweißausbrüchen, Herzrasen und absurder, überwältigender Angst leidet – und zwar unerklärlich und immer wieder. Doch diese Anfälle waren real und fast erdrückend. Phils Angst hieß: »Große Dinge machten mir angst, und kleine Dinge machten mir angst. Autofahren machte mir angst, und die Dunkelheit machte mir angst.«

1988 war Phil dermaßen abhängig von seinen Drogen und so angewidert von sich selbst, daß er beschloß, »kalten Entzug« zu machen. Er ließ alle Mittel weg und erlitt als Ergebnis eine so schwere Panikattacke, daß er sein Haus drei Monate lang nicht verließ. »Selbst das Klingeln des Telefons jagte mir Angst ein.«

Ich weiß, daß Sie jetzt denken: »Wollen Sie mir wirklich einreden, daß alles habe mit Hypoglykämie zu tun?« Meine Antwort lautet Nein, das würde ich nicht unbedingt sagen. Aber ich habe bei seiner Behandlung so getan als ob! Und mit Erfolg!

Zwar ahnte ich die Diagnose schon, doch der Glukosetoleranztest gab mir Gewißheit. Sein Glukosespiegel beim Fasten betrug 122, ging nach einer halben Stunde auf 166 Punkte hoch und fiel nach drei Stunden auf 45. Die Differenz zwischen dem höchsten und niedrigsten Wert nennt sich Delta, und ein Delta von 121 ist definitiv ein Zeichen für eine Anomalie des Blutzuckerspiegels.

Die Ergebnisse der Behandlung mit einer kohlenhydratarmen Diät zeigten sich als sehr zufriedenstellend. Phil mußte zwar auf seine Schokoladenkekse und Bananen verzichten, doch als Ausgleich bekam er nach zwei Wochen seine Nervosität in den Griff, und seine Panikattacken wurden sehr, sehr selten. Heute sind es nach seiner Aussage pro Jahr nur noch vier.

Die Leiden der Hypoglykämie

Da dieses Buch sich mit dem Abnehmen beschäftigt, könnte ich noch erwähnen, daß Phil Rossi 224 Pfund wog, als er mich zum ersten Mal aufsuchte und nach vier Monaten Diät nur noch 180 auf die Waage brachte. Dieses Gewicht hält er seitdem in etwa.

Sein Kommentar dazu? »Mein Leben hat sich verändert. Jetzt habe ich das Gefühl, wieder allen Anforderungen gewachsen zu sein.«

Enorme Auswirkungen

Sie sehen also, sprechen wir über Störungen des Blutzuckers, dann handelt es sich um Beschwerden, die einen dramatischen Effekt auf den körperlichen und geistigen Zustand der Patienten haben können. Frauen mit schwerem Prämenstruellem Syndrom bemerken häufig, daß eine Veränderung ihrer Ernährung die zugrunde liegende Hypoglykämie korrigieren kann.

Schon bei ihrer nächsten Periode spüren diese Frauen häufig eine dramatische Verbesserung.

Hier wollen wir die Hypoglykämie und die oft darauf folgende Krankheit Diabetes genauer untersuchen.

»Niedriger Blutzucker«

Wie bereits dargelegt, ist die Glukose im Blut der Treibstoff für das meiste, was Körper und Gehirn tun. Immer, wenn Sie sich wohl fühlen, können Sie davon ausgehen, daß Ihr Körper die optimalen Mengen an Glukose zur Verfügung hat (oder Ketonkörper, falls Sie im Zustand der Ketose sind).

Hypoglykämie (niedriger Blutzucker) ist kein guter Zustand, doch was ist Hypoglykämie? Das Wort kommt aus dem Griechischen und setzt sich zusammen aus *hypo* für »unter«,

»Niedriger Blutzucker«

glykis für »süß« und *emia* für »im Blut« – zuwenig Zucker im Blut. Das scheint deutlich, doch zeigt es nur, daß der Begriff *Hypoglykämie* im Grunde eine falsche Bezeichnung ist.

Hält man sich genau an die wörtliche Übersetzung, könnte man glauben, es handele sich um das Gegenteil von Diabetes, bei der es ja um *zuviel* Blutzucker geht. Vielleicht haben Sie schon mal gehört, daß man davon spricht, ein Diabetiker »scheide mit dem Urin Zucker aus«. Das ist in der Tat die Folge von zuviel Blutzucker – und doch sind Hypoglykämie und Diabetes keine Gegensätze, sondern aufeinanderfolgende Stadien ein und derselben Krankheit.

Der korrekte Begriff für die tatsächlichen Probleme mit Hypoglykämie wäre »instabiler Blutzucker«, denn es ist die Überreaktion auf den Glukosemechanismus (zuerst starkes Ansteigen, dann ein zu schnelles und zu tiefes Abfallen), welche die Probleme der Hypoglykämiepatienten erklärt.

Einen der faszinierendsten Beweise für die Verbindung zwischen Hypoglykämie und Diabetes fanden Wissenschaftler in den sechziger Jahren.[1] Sie studierten die Nachkommen von zwei Diabetespatienten – Menschen also, die schon per definitionem als prädiabetisch einzustufen waren. Sie fanden eine Reihe klassischer Anomalien bei diesen Patienten. Zunächst Hypoglykämie – einen starken Abfall der Glukosetoleranzkurve, wie ich ihn bereits aufgezeigt habe. Dann vergingen ein paar Jahre. Die Versuchspersonen, die immer noch unter Hypoglykämie litten, zeigten ansteigende Blutzuckerwerte innerhalb einer Stunde nach Verabreichung von Glukose. Dieser Anstieg dauerte erst zwei Stunden, dann drei. Schließlich zeigten sich während der ganzen Testphase und letztlich den ganzen Tag hindurch die hohen Werte eines frühen Diabetes.

Folgendes geschah: Im frühen Stadium reagierten diese Personen, die schon genetisch auf jegliche Anomalien der Blutglukose reagierten, auf die hohen Gaben von Serumglukose, die ihre Ernährung hervorrief, indem sie die Produk-

147

Die Leiden der Hypoglykämie

tion großer Mengen Insulin auslöste und den Glukosespiegel nach unten zwang. Das führte zu der typischen Hypoglykämiekurve, bei der der Blutzucker ziemlich schnell nach dem Essen ansteigt und dann in der dritten, vierten oder fünften Stunde auf ein unangenehm niedriges Niveau sinkt. Genau dieses *Absinken*, das zu schnell auf ein zu niedriges Niveau führt, macht die Hypoglykämie aus, und nicht der niedrige Blutzuckerspiegel *per se.**

Dieses frühe Stadium ist typisch für Menschen mit Insulinresistenz – genau bei jenen Menschen, die zum Dickwerden neigen. Wer normal auf Insulin reagiert, bleibt schlank, denn nur ein Hauch der »fettproduzierenden Substanz« reicht aus, die Glukose im Blut auf ein normales Niveau absinken zu lassen und dafür zu sorgen, daß kein Insulin mehr benötigt wird.

Falls Sie insulinresistent sind – und das ist vermutlich der Fall, sollten Sie dieses Buch lesen, um abzunehmen –, hat Ihr Körper schon ziemlich früh die Fähigkeit verloren, schnell auf Insulin zu reagieren. Er hat dem Insulin »widerstanden«, daher muß die Bauchspeicheldrüse mehr davon produzieren. Die Stoffwechseldynamik von Glukose und Insulin wird durch diesen anomalen Effekt durcheinandergebracht, und der Körper verliert im allgemeinen seine Fähigkeit, diesen lebenswichtigen Bereich feiner zu regeln. Als Folge davon wird zuviel Insulin abgegeben, und der Glukosespiegel sinkt auf ein unerwünscht niedriges Niveau. Die unangenehmen Symptome, von denen ich bereits sprach, werden dadurch verursacht, daß das Glukoseniveau zu niedrig ist, um das Gehirn zu versorgen, oder aber weil eine adrenalinähnliche Aktivität gestartet wird, die den jäh abfallenden Zuckerspiegel aufhalten soll.

---

* Diese Ausführung ist mir sehr wichtig, weil Kritiker der Hypoglykämie versucht haben, das Thema mit der Behauptung zu vernebeln, *niedriger Blutzucker* sei doch sehr selten. Als Dauerzustand gesehen ist das richtig. Es ist eher eine Reaktion auf Glukose als ein ständiger Mangel, wie er zum Beispiel bei zu niedrigem Kalium- oder Eisenspiegel auftritt.

Dies ist der erste Schritt zu einem ungesunden Stoffwechsel. Schließlich kann der Körper für immer seine Fähigkeit verlieren, Insulin in den erforderlichen Mengen zu produzieren oder das produzierte Insulin richtig einzusetzen, so daß es zu einem hohen Blutzuckerspiegel kommt. Damit ist das frühe Stadium eines Diabetes erreicht.

Lebenslange Studien haben ergeben, daß die Anlage für die Krankheit bei 20 Prozent der Bevölkerung zu finden ist.[2] Beachten Sie, daß der Großteil davon bei Übergewichtigen liegt, denn letzlich sind 80 Prozent aller Diabetiker fettleibig. Einige Studien gehen davon aus, daß Ihre Chancen, *wenn Sie beträchtliches Übergewicht haben,* eins zu zwei dafür stehen, daß Sie Diabetes bekommen.

Und nach der Hypoglykämie den Diabetes?

Es ist zwar sehr erstaunlich, aber einige Spezialisten verschreiben Hypoglykämikern, Prädiabetikern und Diabetikern genau die falsche Diät. Ich habe Hunderte von Patienten mit Diabetes Typ II behandelt, denen man eine fettarme, stark kohlenhydrathaltige Diät verschrieben hatte und die infolge dessen Insulin nehmen mußten – manchmal bis zu einhundert Einheiten pro Tag –, um mit dem daraus resultierenden *vermeidbar* hohen Glukosespiegel fertig zu werden.

Ich bin nur ungern so zynisch anzudeuten, daß sich eine angemessene Diät schlecht auf die gewinnbringende Praxis der Verschreibung von Insulin und oralen Diabetesmedikamenten auswirken würde. Ich muß es jedoch einfach mal aussprechen: Würde man Zucker zur öffentlichen Sünde erklären, sähe die Bilanz für die profitierende Nahrungsmittel- und Pharmaindustrie lange nicht so gut aus.

Es ist schon schwierig, nicht die erdrückenden Auswirkungen einer stark kohlenhydratigen Diät zu sehen, ganz besonders in Hinblick auf Hypoglykämie und Diabets. Schon 1970

Die Leiden der Hypoglykämie

schrieben die Wissenschaftler Muller, Faloona und Unger in der Zeitschrift *The New England Journal of Medicine* über die positiven Wirkungen einer kohlenhydratigen Diät zur Vermeidung von überschüssigem Insulin.[3] Vier Jahre später legten die beiden deutschen Ärzte E. F. Pfeiffer und H. Laube bei einem internationalen Symposium über Lipidstoffwechsel, Fettleibigkeit und Diabetes mellitus die Ergebnisse einer Untersuchung vor, aus denen hervorging, daß Diabetes vielleicht überhaupt nicht vorkommen müßte, gäbe es nicht die Auswirkungen von Zucker und Stärke auf den Insulinspiegel. (Außerdem finden Sie auf Seite 205 einen Hinweis auf T. L. Cleaves brillante Arbeit über den Zusammenhang zwischen Kohlenhydraten und Diabetes).

1972 beschrieb A. M. Cohen in der angesehenen amerikanischen Zeitschrift *Metabolism,* wie es ihm und seinen Mitarbeitern gelungen war, einen ganzen Stamm Ratten mit Zucker zu züchten und selektiv die für Zucker anfälligsten Tiere herauszufiltern.[4] Passiert nicht genau das einem großen Anteil der Menschen des 20. Jahrhunderts? Ich weiß nicht, ob es Studien gibt, die Aufschluß darüber geben, ob fettleibige Menschen eher Fettleibige heiraten, aber wäre das der Fall, würden sie damit selektiv die Anfälligkeit für Diabetes weitervererben, die unsere Kultur der raffinierten Kohlenhydrate hervorgebracht hat.

Andere Studien, ganz besonders eine Reihe von Untersuchungen an Ratten aus den Jahren 1964 bis 1982, zeigen so deutlich, wie der gesamte Krankheitsverlauf mit einer Verschlechterung der Glukosetoleranz beginnt, die durch Hyperinsulinismus kompensiert wird und wild entschlossen auf Diabetes zumarschiert[5], daß jeder Widerspruch müßig scheint.

Diesen Weg werden Sie nicht einschlagen

Gegen diesen Prozeß, der vielleicht bei Ihnen schon eingesetzt hat, müssen Sie vorgehen. Im folgenden wollen wir sehen, wie das am besten geht.

Angenommen Sie wissen anhand Ihrer Symptome und Ihres GTT, daß Sie eine reaktive Hypoglykämie haben. Angenommen Sie wissen, Sie sind Diabetiker. Angenommen Sie bekommen sogar Medikamente oder Insulin – wie müssen Sie jetzt weiter vorgehen?

Inzwischen ist Ihnen sicher klar, welche Diät für Sie die beste ist. Nach meiner Erfahrung haben 15 000 Patienten unter dokumentierten Anomalien des GTT gelitten (Hypoglykämiker und Diabetiker), und mehr als 99 Prozent zeigten mit der Atkins-Diät Verbesserungen ihrer Beschwerden.

Bevor ich fortfahre, möchte ich von einem Patienten berichten, der sich ebenfalls von den falschen auf die für ihn richtigen Nahrungsmittel umstellte.

John Parlone, 58 Jahre alt, ist ein gutes Beispiel dafür, was das Programm für einen Patienten mit Diabetes Typ II im Frühstadium leisten kann. Bevor er uns aufsuchte, war seine Diagnose bereits erfolgt (sein Fastenblutzucker lag bei 315), und man hatte ihn auf Glipizid gesetzt, ein orales Diabetesmittel.

Es war nicht schwer, John zu behandeln. Seine Erfolge verliefen ganz geradlinig. Zwei Monate, bevor er in unser Zentrum zur Untersuchung kam, begann er mit der Atkins-Diät, und sein Blutdruck – fast zehn Jahre lang gefährlich hoch – war bereits auf 140:80 gefallen. Wir schafften es schließlich, ihn auf 116:70 zu senken. In den zwei Monaten, bevor John zu uns kam, hatte er außerdem durch eine kohlenhydratarme Diät sein Gewicht von 225 auf 204 Pfund gesenkt (er ist 1,72 Meter groß). In den folgenden sechs Monaten brachten wir es auf 169 runter. Johns Cholesterinspiegel lag bei 296, als er

Die Leiden der Hypoglykämie

mich zum ersten Mal aufsuchte, nach fünf Monaten nur noch bei 251. Seine Triglyzeridwerte sanken von 187 auf 77.

Auch sein Diabetes sollte sich als hervorragend kontrollierbar herausstellen. In seinem dritten Diätmonat war sein Blutzucker auf 80 gefallen, und er brauchte keine Medikamente mehr zu nehmen.

John aß unheimlich gern Süßigkeiten, ganz besonders Kuchen. Er gewöhnte sich sehr gut an seine neue Ernährungsweise, ganz besonders gewöhnte er sich daran, daß er statt Hosengröße 40 nur noch 34 tragen mußte. Er fühlte sich so gut wie seit vielen Jahren nicht mehr und sah auch sehr viel besser aus. Sie sehen hier also ein deutliches Beispiel dafür, daß Diabetes eine Krankheit des Kohlenhydratstoffwechsels ist, die man mit einer kohlenhydratarmen Diät völlig vermeiden kann. Vielleicht glauben Sie, ich habe Johns Fall nur gewählt, weil seine Gesundheit sich so schnell verbessert hat, doch ist er ein ganz typischer Fall.

Beginnen Sie mit dem Glukosetoleranztest (GTT)

Wenden wir uns der Frage zu, wie Probleme mit der Glukose im Blut und ein möglicherweise drohender Diabetes diagnostiziert werden.

Ich erwähnte bereits, daß Sie einen zirka fünfstündigen Test absolvieren müssen und die Bestimmung des Insulinspiegels unerläßlich ist, falls Sie 15 Prozent über Ihrem Idealgewicht liegen. Aber wie wird der Test nun interpretiert?

Ihr Arzt wird Ihnen mitteilen, wenn Ihre Werte anomal sind. Vielleicht hat er damit recht, vielleicht auch nicht. Die Vorurteile gegen die Diagnose und Behandlung von reaktiver Hypoglykämie von seiten der etablierten Ärzteschaft spiegeln ein ganz großes Versagen wider und verhindern gute, wirksame Medizin. Seit ungefähr vierzig Jahren tut fast der Großteil aller Ärzte so, als würde Hypoglykämie gar nicht existieren, und daher wird es Ihnen wenig bringen, wenn bei Ihnen anomale Laborwerte festgestellt werden. Man wird eher ärgerlich abwiegeln.

Wer sind diese Ärzte?

Im großen und ganzen repräsentieren diese Ärzte die besonders konventionelle Schiene der Medizin. Ärzte, die ihrem Beruf mit religiöser Leidenschaft huldigen, nicht aber dem Voranschreiten, sondern eher den Schlußfolgerungen einer heiligen Medizinalsynode, dem amorphen, aber allmächtigen medizinischen Konsens.

Dieser Konsens bestreitet nun mal die Existenz von reaktiver Hypoglykämie, obwohl Glukosetoleranztests bei den meisten Fettleibigen stets Abweichungen von den Normal- oder Idealwerten zeigen. Das wissenschaftliche Grundprinzip ihrer Position basiert auf einer Reihe von Studien mit sogenannten »gesunden Normalen«, von denen viele bereits Anomalien zeigten, welche die meisten Kriterien für eine reaktive Hypoglykämie erfüllten. Ihr Schluß: Hat ein gesunder, normaler Mensch diese Anomalien, so bedeuten die Laborwerte nichts. Aber diese normalen, gesunden Menschen waren nicht auf ihre Familiengeschichte im Hinblick auf Diabetes, Fettleibigkeit oder Herzkrankheiten untersucht worden, und auch Symptome wie Sucht nach Zucker oder anderen Lebensmitteln oder eine schlechte gesundheitliche Aufklärung waren außer acht gelassen worden. Wie normal waren also die Versuchspersonen mit anomalen Laborwerten? Angenommen, man hätte dieselben Probanden auf ihren Cholesterinspiegel untersucht, hätte er dann bei allen unter 200 mg % gelegen? Das bezweifle ich. Hätte dann jedoch jemand auch nur angedeutet, diese gesunden Normalen mit erhöhtem Cholesterin brauchten nicht besonders behandelt zu werden, man hätte ihn sofort aus der Ärzteschaft ausgeschlossen.

Die Leiden der Hypoglykämie

Wie man einen normalen GTT bewertet

Die folgenden Werte können Sie als normal betrachten:
Fasten 70–100 mg %
Höchstwert (30–60 Minuten) 120–160 mg %
Nadir (2–4 Stunden) 60–90 mg %
Delta (Differenz zwischen höchstem und niedrigstem Wert)
30–80 mg %

Ohne allzu sehr ins Detail zu gehen über die Frage, wie abnormale Werte bestimmt werden, möchte ich Ihre Aufmerksamkeit auf das Delta lenken.
Liegt das Delta über 80 Punkten, und haben Sie Übergewicht, leiden Sie höchstwahrscheinlich unter Hyperinsulinismus.
Übersteigt das Delta 100 Punkte, erfüllen Sie *meine* offiziellen Kriterien für anomale Werte.
Übersteigt es 125 Punkte, sind Sie reif für eine Behandlung.*

Die richtige Diagnose der reaktiven Hypoglykämie basiert
eher auf den Symptomen als auf den Ergebnissen des GTT.
Die mindeste Maßnahme ist die Korrektur der Symptome
durch eine Diät, die Hypoglykämie stabilisieren kann. Für
Übergewichtige mit den Symptomen gilt das folgende.

---

* Falls Hyperinsulinismus vorliegt, gibt es beim GTT für gewöhnlich einen
»freien Fall« der Glukose, bevor der absolute Tiefpunkt erreicht ist. Dann wird
sehr schnell Adrenalin ausgeschieden. Der echte Nadir ist also nur zwei oder
drei Minuten meßbar, so daß die Chance, diesen zu messen, bei 1:20 liegt. Daher ist die *Geschwindigkeit* des Abfalls in einem bestimmten Zeitintervall ein
wichtiges Kriterium.

Wie sieht es mit der Diagnose des Diabetes aus?

In diesem Fall bekommen Sie Hilfe von Ihrem Arzt. Diabetes ist als Krankheit anerkannt, und für Fälle in der Grauzone hat man sich auf die folgenden Kriterien geeinigt:

Das Glukosetoleranzsummen-System

Ziehen Sie die ersten vier Zahlen aus Ihrem GTT zusammen, also die Werte der Fastenglukose und den Stand nach 30 Minuten, 1 Stunde und 2 Stunden.

Eine Summe (in mg %) von unter 500 gilt als normal.
Eine Summe (in mg %) von über 800 gilt als diabetisch.

Die Grauzone zwischen 500 und 800 nennt sich eingeschränkte Glukosetoleranz, und fast die Hälfte aller Fettleibigen fällt in diese Kategorie. Je näher Sie dem Wert 800 kommen, um so wahrscheinlicher ist es, daß Sie als Diabetestyp II einzustufen sind. Doch es gibt auch gute Nachrichten. Selbst wenn Sie weit in den Diabetesbereich einzustufen und gleichzeitig übergewichtig sind, kann eine lebenslange Einschränkung des Kohlenhydratverzehrs und damit Gewichtsverringerung Ihnen wieder normale Werte bescheren.

Falls Sie eine dieser Glukose-Insulinstörungen haben, kann *neben* der Diät noch einiges mehr getan werden. Am wichtigsten ist dabei eine zusätzliche Gabe von Chrom.

Chrom ist ein wesentlicher Teil des Glukosetoleranzfaktors (GTF). Chrom hat derart tiefgreifende Auswirkungen auf den Zuckerstoffwechsel, daß mehrere Wissenschaftler bereits angeregt haben, ihn in den Status eines Vitamins zu erheben, d. h., daß er *lebenswichtig* ist. Ich glaube ganz gewiß, daß er für

Die Leiden der Hypoglykämie

alle Menschen mit Übergewicht ein lebenswichtiger Nährstoff ist.[6]

Das Problem lag darin, einen Chromlieferanten zu finden, auf den der Körper gut ansprach. Jahrelang kannte man nur die Bierhefe als die einzige wirkungsvolle Quelle, die Menschen mit Pilzinfektionen aber viele Probleme bereitete, wie Sie im nächsten Kapitel erfahren werden. Doch durch Crompicolinat ist eine natürliche Quelle erschlossen worden. Seit ich es anwende, habe ich im Glukosestoffwechsel der Patienten mit Hypoglykämie und Diabetes noch weitere Vorteile erkennen können. Noch erstaunlicher ist das Absinken des Cholesterinspiegels und die Erhöhung des HDL-Niveaus, was darauf schließen läßt, daß sich der Cholesterinspiegel gut über den Kohlenhydratstoffwechsel kontrollieren läßt.

Die wirksamste Dosis Chrompicolinat liegt zwischen 200 und 700 µg pro Tag.

Zink

Das zweitwichtigste Mineral für Patienten mit Diabetes/Hypoglykämie ist Zink.[7] Ich habe Fälle behandelt, bei denen ich Zinkorotat (eines der sehr seltenen Zinksalze) verwendete und sich der Blutzucker der Diabetes um 20–30 mg Prozent verbesserte. Eine wirksame tägliche Dosis Zink liegt bei 100–150 mg.

Zwei weitere Mineralien, die bei Diabetikern vermutlich vorteilhaft wirken, sind Magnesium und Mangan.

Vitamine, ganz besonders Vitamin C und der Vitamin-B-Komplex, unterstützen die meisten Stoffwechseltätigkeiten des Diabetikers und sollten freizügig gegeben werden. Ein Bericht über einen Bestandteil des Vitamin-B-Komplexes, Biotin, das in einer Dosis gegeben wird, die einhundertmal höher ist als in einer guten Multivitaminpille, sah sehr vielversprechend aus.[8]

Weitere vielversprechende Nährstoffe, die Diabetikern helfen können, sind das Koenzym Q_{10}, Pyridoxin-Alpha-Ketoglutarat (PAK) und die essentiellen Fettsäuren GLA und EPA.

Das neueste Nährstoffkonzept für die Behandlung von Diabetes könnte Selen plus Vanadylsulfat bieten. Es ist aber noch zu früh zu sagen, ob dieses Mittel in wirksamen Dosen sicher ist. Bei Tierversuchen von J. H. McNeill an der Vancouver University of British Columbia waren sie erfolgreich, doch die Dosen waren höher als bei Versuchen am Menschen.[9] Dennoch empfehle ich 200–300 µg Selen pro Tag für erwachsene Diabetiker.

Wie sieht es mit den Symptomen der Hypoglykämie aus?

Angenommen, die Symptome der Hypoglykämie, die Sie Ihr Leben lang mit einem »Schuß« Zucker oder anderer Kohlenhydrate bekämpft haben, reagieren nicht auf Abstinenz und werden sogar noch schlimmer. Wie gehen Sie dagegen vor?

Zum Glück funktioniert die Abstinenz fast ausnahmslos, doch manchmal bilden die Symptome eine unüberwindlich scheinende Hürde.

Es gibt einen Nährstoff, der dazu gemacht scheint, Sie über den Berg der Symptome zu bringen, die so schwerwiegend sind, daß offenkundig nur eine direkte Glukosedosis Ihr Leben erträglich machen kann. Dieser Nährstoff ist eine unserer natürlichen Aminosäuren, das L-Glutamin, das direkt als Brennstoff für das Gehirn wirken kann. Dosen von 500 bis 1500 mg, vier- bis fünfmal pro Tag gegeben, können nötig sein, um das heftige Verlangen und weitere Symptome zu lindern. Chrom und die anderen bereits erwähnten glukosedämpfenden Nährstoffe sind ebenfalls ein wichtiger Bestandteil der Nährstoffgabe.

Ein weiterer wichtiger Nährstoff ist das Glyzerin. Ein Eßlöf-

Die Leiden der Hypoglykämie

fel zusammen mit Glutamin hilft ganz sicher, falls das Verlangen nach Kohlenhydraten zu stark wird. Ich muß diese Hilfsmittel nur selten länger als ein paar Tage verschreiben, vorausgesetzt ein Patient bleibt abstinent. Die FMS-induzierte Ketose/Lipolyse greift schon nach wenigen Tagen.

Woher weiß ich, daß Ihr System funktioniert, Dr. Atkins?

Ich wünschte, ich könnte Ihnen alle Fallstudien des Atkins-Centers zeigen. Sie würden 15 000 Beispiele von Patienten finden, die unter einer Kombination aus Störungen des Glukosehaushalts und Übergewicht gelitten haben. In vielerlei Hinsicht behandelt das Center diese Probleme am besten. Sie würden erkennen, um nur ein Beispiel zu nennen, daß mehr als 50 Prozent aller, die Insulin nehmen, nach gewisser Zeit völlig auf Insulin verzichten können, und 98 Prozent der Patienten, die orale Antidiabetesmedikamente bekommen, erfolgreich geheilt werden.

Im folgenden wollen wir die ernährungsbedingten Störungen aus einer weiteren Perspektive betrachten.

Die Welt der Pilzinfektionen

Was könnte eine Verlangsamung des Stoffwechsels hervorrufen, die sich negativ auf den Gewichtsverlust auswirkt, mögliche vorhandene Symptome für Hypoglykämie verschlimmert und letzlich darauf hinausläuft, daß Sie Käse, Pilze, Essig und andere fermentierte Nahrungsmittel meiden müssen? Die Antwort lautet Sproßpilze.

»Pilze? Jetzt weiß ich, Dr. Atkins, daß Sie tatsächlich ein wenig pervers werden. Zuerst empfehlen Sie eine Diät, die von der AMA kritisiert wird, dann nörgeln Sie an der Diät herum, die alle Ärzte für gut befinden, dann sorgen Sie dafür, daß wir Vitamine nehmen, die alle Ärzte für sinnlos halten, und versuchen dahingehend auf die Patienten einzuwirken, daß sie ihre verschriebenen Medikamente nicht mehr nehmen müssen. Weiter erzählen Sie uns, daß unser Problem das Insulin ist, während andere sagen, es liegt am Cholesterin, dann versuchen Sie uns einzureden, wir hätten Hypoglykämie, während die AMA diese Krankheit als nichtexistent beschreibt, und jetzt wollen Sie uns erzählen, wir hätten noch ein weiteres dieser nichtexistierenden Leiden – das Pilzsyndrom.«

Auf diese wütende und gar nicht so unwahrscheinliche Kritik kann ich nur antworten. »Wer recht hat, hat recht.« Und falls Sie die 14-Tage-Diät bereits gemacht haben, *wissen* Sie, wer recht hat.

Sie lernen zur Zeit, daß der offizielle Konsens der Vertreter der Schulmedizin falsch sein kann. Es gibt Tausende von Ärzten, die Pilzinfektionen behandeln, doch es gibt immer noch

Die Welt der Pilzinfektionen

Kollegen, welche die Existenz dieser Krankheit leugnen, mit Ausnahme einer begrenzten Form, der Vaginalinfektionen.

Warum gehören Pilze in ein Diätbuch?

Ein Grund liegt darin, daß ein übermäßiges Wachstum von Pilzen einen erheblichen Anteil an ernährungsbedingten Störungen hat und viele Symptome hervorruft, die der Hypoglykämie zugeschrieben werden und zu den Nahrungsmittelunverträglichkeiten gehören, von denen ich im nächsten Kapitel, S. 168 ff. berichten werde.

Ein weiterer Grund ist, daß eine Pilzinfektion den Stoffwechsel häufig auf unvorhergesehene Weise beeinflußt, doch im großen und ganzen begünstigen sie eher die Gewichtszunahme als die Abnahme. Der Grund dafür liegt noch weitgehend im dunkeln, doch alle Ärzte, die diese Störungen behandeln, kennen diese Infektionen.

Warum wird eine Pilzepidemie geleugnet?

Ungefähr 60 Prozent meiner Patienten weisen GTTs auf, die so sehr von den Kriterien für normale Werte abweichen, daß jeder unbeteiligte Beobachter sich fragen würde, ob in den Zahlen nicht eine gewisse Wahrheit zu finden ist. Ebenso wurde bei 30 Prozent meiner Patienten ein übermäßiges Wachstum von *Candida albicans* diagnostiziert, und zwar durch mikroskopische Untersuchungen oder orthodoxe immunologische Bluttests. Dennoch sind die Vorbehalte gegen eine Anerkennung dieser Krankheit immer noch groß.

Woher rührt dieses Ignorieren eines offenkundig ziemlich weitverbreiteten medizinischen Problems?

Nehmen wir die Ursachen der Candidamykose einmal näher in Augenschein: Der Pilz *Candida albicans* ist ein norma-

Warum wird eine Pilzepidemie geleugnet?

ler Bewohner unseres Körpers und macht im allgemeinen 10 Prozent der Mikroorganismen in unserem Verdauungstrakt aus. Er wuchert bei Menschen, die folgenden Faktoren ausgesetzt sind:

1. Einer Diät, die reich an Zucker und raffinierten Kohlenhydraten ist.
2. Antibiotika (mehr als 20 Wochen Antibiotika-Einnahme im ganzen Leben lassen *Candida* wahrscheinlich wuchern).
3. Quecksilber in Zahnfüllungen.
4. Antibabypillen, Prednison und anderen Steroiden.

Da alles auf dieser Liste mit einer medizinischen Versorgung oder mit der Ernährung zusammenhängt, würde das Zugeständnis einer Pilzepidemie bedeuten, daß Medizin und Zahnmedizin Mitschuld an ihrer Verbreitung tragen.

Nehmen wir als erstes die Antibiotika, die das Wachstum von Keimen wie Pneumokokken, die Lungenentzündung verursachen, hemmen oder zerstören können. Leider töten sie auch die guten Milchsäurestäbchen, die in unseren Eingeweiden leben und *Candida* an einer Ausbreitung hindern.[1]

Es besteht kein Einwand gegen Antibiotika, wenn damit Leben gerettet wird, doch leider benutzt man sie in unserer tablettenverrückten Welt aus zahlreichen, sonderbaren Gründen. Ärzte verschreiben sie gegen schwere Erkältungen oder zur Aknebehandlung.

Antibiotika sind vermutlich die Hauptursache für Pilzinfektionen, doch auch die Antibabypille wird dafür verantwortlich gemacht und schließlich das Gift, das noch viele Menschen 24 Stunden am Tag in ihrem Mund herumtragen: das Quecksilber, das in Amalgamfüllungen der Zähne enthalten ist. Daß es im Amalgam nicht stabil ist, weiß man inzwischen.[2] Es kann das Immunsystem so sehr schwächen, daß Pilzinfektionen nur so blühen können. Doch sehen wir uns auch die Ernährung an.

Die Welt der Pilzinfektionen

Was Sie essen

Ich glaube nicht, daß Ihre Ernährungsweise unbedingt zu Candidamykose führen muß, doch meine klinische Erfahrung hat mich gelehrt, daß die falschen Nahrungsmittel ganz eindeutig Pilzinfektionen begünstigen. Haben diese erst einmal eingesetzt, sind sie fast unmöglich zu behandeln.

Der schlimmste Übeltäter ist der Zucker. Und man findet in der Tat immer wieder, daß die Opfer von Pilzinfektionen heftiges Verlangen nach Zucker verspüren. Candidapatienten werden ermahnt, weder Eis noch Süßigkeiten, Kuchen, Getreidesirup, Fruktose, Ahornsirup, Melasse usw. zu essen. Es ist kein Zufall, daß alle, die mit der Atkins-Diät abnehmen, keines dieser Lebensmittel zu sich nehmen. Sie meiden außerdem die Laktose aus der Milch, alle raffinierten Kohlenhydrate wie Stärke, weißes Mehl und weißen Reis, die sich im Körper leicht in Zucker verwandeln.

Das alles ist sehr kritisch für diejenigen unter Ihnen, die mit der Atkins-Diät Gewicht verlieren wollen. Eine Pilzinfektion kann das verhindern, auch wenn alle anderen Faktoren günstig stehen.

Ein gutes Beispiel dafür ist Stella Rudman, 55, die mich im Atkins-Center in den achtziger Jahren zum ersten Mal aufsuchte. Stella hatte 20 Pfund Übergewicht, doch das war nur ein untergeordneter Grund für ihren Besuch. Seit Beginn ihrer Menopause hatte sie sowohl körperlich als auch seelisch sehr viele Probleme. Ihr Gewicht ging herauf, sie verspürte extremes Verlangen nach Süßigkeiten, sie hatte zahlreiche gastro-intestinale Probleme, angefangen bei ständigen Blähungen bis zu extremen rektalen Schmerzen, und sie war häufig schwer deprimiert. Anfangs gaben ihre Ärzte ihr Östrogen, doch es ging ihr immer schlechter. Um ihre Depression in den Griff zu kriegen, verschrieben die Ärzte ihr Psychopharmaka, und als sie zu mir kam, nahm sie einen furchterregenden

Was Sie essen

Cocktail aus Antidepressiva, bestehend aus Lithium, Nortrilen und Imipramin.

Viele von Ihnen, die sich mit Pilzinfektionen nicht auskennen, und auch Ärzte, die sie noch nie behandelt haben, sind sicher erstaunt, daß wir all diese Probleme ziemlich leicht lösen konnten, indem wir Stella gegen ihre Pilzinfektion behandelten. Ein Bluttest hatte den Befall bestätigt. Mit einer kohlenhydratarmen Diät war sie nach einer Woche über ihr Verlangen nach Süßigkeiten hinweg. Innerhalb von zwei Wochen waren ihre Blähungen und ihr rektales Jucken so gut wie verschwunden. Je mehr ihre Pilzinfektion nachließ, um so weniger Depressionen hatte sie, und wir konnten langsam ihre Medikamente absetzen. Wir vermuteten, daß das Östrogen, das sie mehrere Jahre bekommen hatte, einer der wichtigsten Gründe für ihre Probleme gewesen war, da Östrogen übermäßiges Wachstum von *Candida albicans* fördert.

Zusätzlich zur Diät behandelten wir Stella mit Gaben einer Form von Azidophilus, um die Darmflora wieder ins Gleichgewicht zu bringen, und mit Caprylsäure, einer kurzkettigen Fettsäure, welche die Pilze abtöten sollte.

Stella nahm ab, und als sie erst einmal keine Medikamente mehr nehmen mußte, war sie zum ersten Mal seit Jahren frei von störenden Nebenwirkungen wie geistiger Trägheit und Sprachschwierigkeiten.

Es war typisch, daß Stella ihr Gewicht erst einen Monat nach ihrem ersten Besuch bei uns verlor, denn zunächst mußte sie ihre Pilzinfektion in den Griff kriegen. Nachdem das geschehen war, lag der Weg frei vor ihr, und zwei Monate später war ihr Gewicht auf 124 Pfund gesunken. Drei Jahre sind seitdem vergangen, und ihr Gewicht hat sich in diesem Bereich eingependelt. Zwei- oder dreimal hat sie der Versuchung nachgegeben und sich mit Kohlenhydraten vollgestopft. Innerhalb weniger Tage waren die Symptome ihrer Pilzinfektion zurückgekehrt, und sie nahm wieder zu. Einmal mußten wir ihr erneut Caprylsäure verschreiben. Doch heute versteht Stella

Die Welt der Pilzinfektionen

Rudman ihr Problem und bekommt ihre Rückfälle leicht wieder in den Griff.

Sie ist ein gutes Beispiel dafür, was eine Pilzinfektion alles anrichten kann und wie wichtig es ist, sie zu heilen, will man auch noch ein Gewichtsproblem bekämpfen. Langsam aber stetig lernt und akzeptiert die medizinische Welt, was wir systemische Pilzinfektionen nennen. Aber das geht leider nur langsam. Sehr langsam.

Diese Störung ist ein Störfaktor

Liegt es daran, daß *Candida* so selten ist? Ganz und gar nicht. Ich würde wetten, es gibt zahllose Menschen in Ihrem Leben, die schon einmal unter Pilzinfektionen gelitten haben. Bei einem von drei meiner Patienten läßt sich durch unwiderlegbare Labortests *Candida* nachweisen. Dennoch wird diesem Leiden vergleichsweise wenig Beachtung geschenkt. Infektionen mit *Candida albicans* sind zwar nicht leicht zu behandeln, aber sie sind heilbar. *Candida* ist ein einzelliger Pilz, und wir alle haben einige davon in unserem Körper. Im menschlichen Darmtrakt leben Hunderte von Spezies biologischer Lebensformen, und *Candida albicans* ist nur eine davon. Er gehört daher ganz normal zu uns Menschen, und er tut gute Dienste, solange er in gesunden Mengen vorkommt.

Das Krankheitsbild der Candidamykose beginnt, sobald das körperliche Gesamtgleichgewicht aus der Balance gerät und so ein übermäßiges Wachstum der Pilze verursacht wird. Fast immer ist es *Candida albicans,* der wuchert und sich in Bereichen ansiedelt, wo er nicht hingehört. Dabei unterdrückt er weniger aggressive Bakterien. Hat er sich erst einmal diese neue Position im Körper erobert, zeigt der Pilz keinerlei Absicht, zu seiner früheren, bescheidenen Rolle zurückzukehren.

Wie Sie im Fall Stella Rudman nur zum Teil gesehen haben, können die durch *Candida albicans* verursachten Probleme

Diese Störung ist ein Störfaktor

Ausmaße annehmen, die ans Phantastische reichen – und dadurch wird das Problem nicht einfacher. Unter anderem stellen sich Beschwerden ein wie Lethargie, Müdigkeit, Depressionen, Konzentrationsschwierigkeiten, Kopfschmerzen, Störungen des Darmtrakts, einschließlich Verstopfung, Bauchschmerzen, Durchfall, Blähungen, Atembeschwerden und Störungen des Harntrakts und der Fortpflanzungsorgane. Besonders symptomatisch sind Blähungen – Probleme im unteren Bauchbereich. *Candida-albicans*-Patienten haben häufig einen verräterischen, anscheinend ständig aufgeblähten Unterbauch. Sollten Sie sich bei dieser Beschreibung wiederfinden sowie einem der Risikofaktoren ausgesetzt sein, wie oral einzunehmende Antibiotika, dann tun Sie sich einen großen Gefallen, und suchen Sie einen Arzt auf, der mit der Behandlung von *Candida albicans* vertraut ist.

Es gibt einen ganz pragmatischen Grund, warum eine Pilzinfektion erkannt werden sollte. Falls Sie davon befallen sind, müssen Sie Ihre Ernährung ungeachtet der Einschränkung von Kohlenhydraten umstellen. Tun Sie dies nicht, werden Sie sich irgendwann fragen, warum alle mit der Atkins-Diät Erfolg haben, Sie aber nicht.

Viele von Ihnen werden merken, daß Sie »pilzfördernde« Lebensmittel meiden sollten, die Sie bei der Atkins-Diät zu sich nehmen dürfen. Dazu gehören Käse, Essig und andere fermentierte Gewürze, Pilze, Vitamine, die Pilze enthalten, Wein und Bier. Brot und Gebackenes, die in den ersten Phasen ohnehin nicht gestattet sind, wären auch später verboten. Im allgemeinen ist zu sagen, daß viele Menschen allergisch auf Hefe und fermentierte Lebensmittel reagieren.

Können Sie *Candida albicans* damit heilen?

Manchmal gelingt dies. Doch es ist wahrscheinlicher, daß die Vermeidung entsprechender Lebensmittel nur zum Teil Wirkung zeigt. Daher ist es häufig nötig, zu aggressiveren Mitteln zu greifen.

Die Welt der Pilzinfektionen

Die aggressivere Behandlung nimmt das Medikament Nystatin zu Hilfe, das oral verabreicht werden kann. Nystatin ist sozusagen der Standard in der Behandlung von *Candida albicans*. Dennoch würde ich mich nicht sofort dafür entscheiden.

Mein Interesse gilt ebenso der Stärkung des Immunsystems und der Reinigung des Darmtrakts, der in der Regel von Protozoen befallen wird. Diese treten zusammen mit *Candida* auf. Außerdem sollte die Pilz- und Hefeallergie behandelt werden, unter der die meisten dieser Patienten leiden.

Ich greife gerne zu einer Therapie mit zwei kurzkettigen Fettsäuren – Caprylsäure und Undecylensäure. Außerdem nutze ich Ozon, Wasserstoffperoxid oder Chlordioxid, die naszierenden Sauerstoff freisetzen. Alle Formen von freiem Sauerstoff sind fungizid. Auch Knoblauch ist ein wirkungsvolles orales Mittel. Ebenso wie Nystatin können die obengenannten Mittel große Mengen von Pilzen abtöten und sollten sehr sorgfältig verabreicht werden, da tote Pilze eine »Abtötungs«-Reaktion hervorrufen können, so daß sich die Patienten einige Tage lang schlechter fühlen als zuvor.

Bestimmte Behandlungsformen werden oft gleichzeitig angewendet. Dabei ist die sorgsame Behandlung des Darmtraktes sehr wichtig, wofür häufig Psyllium und Bentonite verschrieben werden. Patienten mit *Candida albicans* leiden oft unter Verstopfung, die durch obige Mittel gelindert wird. Außerdem werden faulende und giftige Substanzen abtransportiert, die sich im Darm angesammelt haben.

Wie Sie sehen, ist *Candida albicans* nicht einfach zu handhaben, und manchmal ist die eher komplizierte Behandlung nötig, die ich soeben beschrieben habe. Doch die gute Nachricht lautet, daß die Atkins-Diät bereits so erfolgreich gegen *Candida albicans* wirkt, daß Sie Ihre Probleme damit und mit dem durch *Candida albicans* verursachten Übergewicht unter Umständen lösen können, ohne die Ursachen überhaupt zu kennen.

Diese Störung ist ein Störfaktor

Doch das ist noch nicht das Ende der Geschichte. Meiner Erfahrung nach kommen bei fast 75 Prozent meiner Patienten mit Pilzinfektionen auch Nahrungsmittelunverträglichkeiten vor. Im nächsten Kapitel werden wir auf dieses Problem eingehen.

Nahrungsmittelunverträglichkeiten – warum jeder Mensch eine spezielle Diät benötigt

Der dritte Faktor der ernährungsbedingten Störungen ist die Unverträglichkeit bestimmter Nahrungsmittel bei bestimmten Menschen. Auch dies könnte Ihre Ernährungweise beeinflussen und weitere Einschränkungen nötig machen. So gut wie alle Patienten, die mit der einfachen Einschränkung von Kohlenhydraten nicht zurechtkommen, sollten auch Sie die Möglichkeit einer Reaktion auf bestimmte Nahrungsmittel in Betracht ziehen.

Diese Warnung an Sie alle gründet sich auf eine einfache, offenkundige Wahrheit: *Alle Menschen sind verschieden.*

Die Behandlung muß je nach Einzelfall beurteilt werden

Für den bislang erfolglos Diäthaltenden bedeutet das: Falls Sie Probleme bekommen oder die Ergebnisse, die dieses Buch Ihnen verspricht, nicht erreichen können, sollten Sie herausfinden, auf welche Nahrungsmittel Sie negativ reagieren und diese von Ihrem Speiseplan streichen. Die Diät ist dann vielleicht noch ein wenig strikter, aber der Erfolg ist garantiert.

Eine gute Diät kann man nicht von der Stange kaufen, sie muß maßgeschneidert werden. Eine gesunde, kohlenhydratarme Diät kann sehr viel für Ihren Körper tun. Wenn Sie jedoch herausfinden, welche Nahrungsmittel nicht gut für Sie sind, können Sie die Diät perfekt Ihren Bedürfnissen anpassen.

Zum Glück finden sich die meisten Quellen für Nahrungsmittelunverträglichkeiten in jenen Lebensmitteln, von denen ich ohnehin abrate oder die nur sehr vorsichtig genossen werden sollten. Zu den Lebensmitteln, auf die viele Menschen allergisch reagieren, gehören Getreide (wie Mais, Weizen, Roggen und Hafer), Soja, Milch, Käse, Brauerei- und Bäckerhefe sowie Eier. Davon dürfen Sie bei einem Atkins-Diätprogramm zur Gewichtsreduzierung nur Eier und Käse essen.

Doch auch hier ist die Geschichte noch nicht zu Ende. Es gibt noch viele weitere allergene Lebensmittel. Im Grunde könnten Sie gegen *alle* Nahrungsmittel allergisch sein – aber nur sehr wenige Menschen zeigen tatsächlich auf alle allergische Reaktionen.

O weh, ausgerechnet die Dinge, die Sie lieben

Das vielleicht wichtigste Prinzip der Nahrungsmittelallergie ist das folgende: Die Lebensmittel, die Sie am meisten lieben und am häufigsten essen, sind oft ein Problem. So sind zum Beispiel viele Asiaten allergisch gegen Reis und viele Mexikaner gegen Mais. Folglich werden die Kohlenhydratsüchtigen unter Ihnen sicher feststellen, daß sie mit der Atkins-Diät nicht nur Gewicht verlieren und sich energiegeladener fühlen. Möglicherweise werden auch quälende körperliche Leiden von Kopfschmerzen bis zum Durchfall gelindert, für die Sie niemals den Grund herausfinden konnten.

Das Problem mit Nahrungsmittelunverträglichkeiten besteht darin, daß wir süchtig nach den Lebensmitteln werden, auf die wir allergisch reagieren. Die Begriffe, die Sie häufig in den Schriften der Spezialisten für Umweltmedizin lesen, lauten Allergie/Abhängigkeit. Das funktioniert ungefähr so: Die Lebensmittel, die uns krank machen, verschaffen uns vorübergehend ein gutes Gefühl. Das ist das klassische Suchtmuster, nicht wahr? Der Zuckersüchtige, der Drogensüchtige, der

Nahrungsmittelunverträglichkeiten

Alkoholiker, sie alle fühlen sich besser, sobald sie ihre Droge bekommen haben. Doch später geht es allen sehr viel schlechter.

Für alle Abhängigen ist der Prozeß der Entwöhnung schwierig. Sollten Sie auf ein Lebensmittel allergisch reagieren, das zu einem Hauptbestandteil Ihrer Ernährung geworden ist, erleiden Sie unangenehme Entzugserscheinungen, sobald Sie darauf verzichten. Je schlimmer diese Symptome, um so glücklicher bin ich als Ihr Arzt. Denn je stärker Ihre Abhängigkeit, um so spürbarer werden die körperlichen Verbesserungen, sobald Sie die Hürde des Entzugs hinter sich gelassen haben. Also halten Sie durch, auch wenn Sie sich ein paar Tage lang schlecht fühlen, denn sobald Sie die Lebensmittel, ohne die Sie »nicht leben können«, erst einmal aufgegeben haben, fühlen Sie sich besser. Das ist so gut wie sicher. Im allgemeinen lassen die Entzugserscheinungen nach zwei bis fünf Tagen nach.

Einige weitere Lebensmittel, die allergische Reaktionen hervorrufen, sind die Nachtschattengewächse (Kartoffeln, Tomaten, Auberginen, Paprika, Tabak), Kaffee, Schokolade, Zitrusfrüchte und – auch auf der Liste der erlaubten Lebensmittel zu finden – Meeresfrüchte, Rindfleisch, Huhn, Zwiebeln, Pilze, Pfeffer und andere Gewürze sowie künstliche Süßstoffe.

Das könnte auch Ihnen passieren

Wie Sie sich vielleicht vorstellen können, vermag eine kohlenhydratarme Diät viele Nahrungsmittelunverträglichkeiten zu beseitigen. Ziehen wir zur Behandlung den zytotoxischen Bluttest zu Rate, werden die meisten Tests Probleme mit einem oder mehreren Kohlenhydraten bestätigen und oft keine Reaktion auf tierische, kohlenhydratarme Nahrungsmittel aufweisen. Das berechtigt zu dem Schluß, daß einige kleinere, körperliche Leiden sich verflüchtigen, sobald Sie Nahrungsmittel meiden, auf die Sie allergisch reagieren.

Sollten Sie sich jedoch nach einigen Wochen Atkins-Diät noch immer nicht besser fühlen, suchen Sie am besten bei den Lebensmitteln, die Sie essen, nach weiteren Unverträglichkeiten.

Wodurch werden Nahrungsmittelunverträglichkeiten hervorgerufen?

Das ist nicht sicher geklärt, doch ich glaube, viele Nahrungsmittelunverträglichkeiten, ähnlich wie Pilzinfektionen, stehen mit einer Schwächung des Immunsystems in Zusammenhang.

Nahrungsmittelunverträglichkeiten werden mit einer ganzen Reihe von gesundheitlichen Störungen in Verbindung gebracht. Eine meiner Meinung nach sehr wichtige medizinische Studie wurde 1983 von fünf Ärzten des Hospital for Sick Children in London durchgeführt.[1] Die Forscher untersuchten 88 Kinder, die in den vorausgegangenen sechs Monaten mindestens einmal pro Woche unter Migräne gelitten hatten, und setzten sie auf eine Rotationsdiät, bei der mehrere Wochen am Stück bestimmte Nahrungsmittel ausgeschlossen wurden. Zur offenen Überraschung der Ärzte waren 93 Prozent der Kinder migränefrei, sobald man ihre Nahrungsmittelunverträglichkeiten erkannt und die entsprechenden Lebensmittel von ihrem Speiseplan gestrichen hatte. Ein Kind hatte auf 24 Lebensmittel reagiert und war beschwerdefrei, sobald es all diese nicht mehr zu sich nahm. Mehr als zwanzig Kinder reagierten auf Kuhmilch, Eier, Weizen, Schokolade und Orangen. Ebenso große Bedeutung hatte die Tatsache, daß die Veränderung der Ernährung bei einer Reihe von Kindern auch andere Probleme wie Bauchschmerzen, Verhaltensstörungen, epileptische Anfälle, Asthma und Ekzeme linderte.

Wie kann ich meine Nahrungsmittel-unverträglichkeiten erkennen?

Hier gibt es viele Möglichkeiten. Manche Allergologen suchen erst einmal nach Immunglobulin E, kurz IgE, im Körper. Diese Substanz ist maßgeblich an der Entstehung einer Allergie beteiligt. Aber nicht immer!

Vermutlich sind weniger als 50 Prozent der Nahrungsmittel-unverträglichkeiten auf ein erhöhtes Niveau von IgE zurück-zuführen, das im Körper produziert wird, sobald das Antigen – wie alle allergieproduzierenden Substanzen genannt werden – zugeführt wird. Dies kann mit einem Hauttest bestimmt werden, obwohl der wichtigste von ihnen, der RAST-Test, keineswegs unfehlbar ist. Nahrungsmittelunverträglich-keiten, die nicht auf IgE basieren, können durch die verschie-densten Methoden aufgedeckt werden. Ich ziehe Methoden vor, die sich der Körnchen der weißen Blutkörperchen (Granulozyten) bedienen. Dieser Test nennt sich zytotoxisch. Bei zytotoxischen Tests wird festgestellt, in welchem Ausmaß sich die Körnchen auflösen. Dies steht vermutlich im Zusammenhang mit der Schwere der Nahrungsmittelunverträglichkeit. Zwar ist dieser Test nicht absolut perfekt, doch sehr aussage-fähig, wenn er von Fachleuten durchgeführt wird.

Doch auch ohne Labortests gibt es ein sehr gutes System, Nahrungsmittelunverträglichkeiten zu bestimmen. Das Prinzip ist eine Rotationsdiät, bei der Sie die Zufuhr eines bestimmten Lebensmittels vermeiden.

Allgemein gilt, daß Sie bei dieser Art von Diät alle Nahrungsmittel willkürlich in vier verschiedene, aber gleiche Gruppen aufteilen. Diese werden Tag eins bis vier zugeteilt. Am ersten Tag essen Sie nur die Lebensmittel, die Sie Tag eins zugeordnet haben, dann vergehen drei Tage, bis Sie wieder Nahrungsmittel aus dieser Gruppe zu sich nehmen (also am fünften Tag). Ähnlich geht es mit Tag zwei usw. So nutzen Sie

Wie kann ich meine Nahrungsmittelunverträglichkeiten erkennen?

ein »Schlupfloch« in der Entstehung der Symptome der meisten Nahrungsmittelunverträglichkeiten, daß heißt, sehr viele Menschen können ein eigentlich nicht empfehlenswertes Lebensmittel essen, wenn zwischen zwei ähnlichen Mahlzeiten mindestens vier Tage liegen.

Mit diesem System erfahren Sie zwar vielleicht nie, gegen welche Lebensmittel Sie allergisch reagieren, doch Sie haben auch nicht unter den Symptomen zu leiden. Der Nachteil liegt darin, daß Sie immer nur 25 Prozent aller Lebensmittel aus einer ohnehin schon eingeschränkten Liste essen dürfen. Dadurch wird die Diät sehr schwierig, doch für Patienten mit hartnäckigen Symptomen kann dieser Zusatzaufwand sich durchaus lohnen.

Für welche Technik Sie sich auch entscheiden, ich empfehle das folgende System, um die einzelnen Lebensmittel allmählich wieder in Ihren Speiseplan aufzunehmen.

Als erstes müssen die Symptome beseitigt werden, selbst wenn dafür eine absolut strenge Diät einzuhalten ist. Dies läßt sich am besten erreichen, indem alle Systeme zur Vermeidung von Nahrungsmittelunverträglichkeiten genutzt werden (zytotoxischer Test, Vermeidung von bekannten und mutmaßlichen Nahrungsmittelunverträglichkeiten, Einschränkung von Pilzen/Hefen, Vermeidung von Koffein und natürlich Zucker). Ist dies geschehen, dürfen Sie die Nahrungsmittel, die sich möglicherweise als akzeptabel herausstellen, langsam wieder essen, und zwar eins nach dem anderen. Alle Lebensmittel, die erneut Symptome hervorrufen, müssen Sie für immer von Ihrem Speisezettel verbannen, denn die Symptome beweisen, daß Sie allergisch reagieren. Alle Lebensmittel, die keine Symptome hervorrufen, können Sie gern wieder in Ihre Ernährung aufnehmen.

Ein guter Schutz für Ihr Herz

Einer der Gründe dafür, warum ich dieses Buch schreibe, liegt darin, daß ich Hunderte meiner alten, früher erfolgreich behandelten Patienten befragt habe. Fast allen geht es gesundheitlich zwar gut, doch hat ein gewisser Prozentsatz heute Übergewicht und ist nicht bei bester Gesundheit, und das obwohl sie alle wissen, daß diese kohlenhydratarme Diät ihnen guttun würde, setzen sie diese dennoch nicht ein, um ihren Zustand zu verbessern.

Da Rückfälligkeit bei Menschen, die sich erfolgreich der kohlenhydratarmen Ernährung verschrieben haben, nicht häufig vorkommt, habe ich alles getan, um herauszufinden, warum diese Menschen sich nicht mehr den Stoffwechselvorteil verschafften, wie sie es von mir gelernt hatten.

»War die Atkins-Diät eine schlechte Erfahrung?« fragte ich.

»Ganz und gar nicht«, kam die gängige Antwort, »es war die beste Diät, die ich je gemacht habe.«

»Schmeckte Ihnen das Essen?«

»Ich kann mich an keine Diät erinnern, bei der ich so luxuriös essen konnte.«

»Und wie haben Sie sich bei der Diät gefühlt?«

»Jetzt, wo Sie so fragen, fällt mir auf, daß ich mich als Erwachsener nie besser gefühlt habe.«

Danach ging ich noch einmal die alten Krankenakten durch und stellte fest, daß die Laborwerte dieser Patienten sich während der Diät beträchtlich verbessert hatten, wie das üblicherweise auch der Fall ist. »Okay«, fragte ich also, »dann erklären Sie mir doch, warum Sie heute wieder anders essen?«

Die Antwort lautete immer wieder: »Ich habe gehört (oder gelesen), daß die Diät nicht gut für mich ist.«

Stellen Sie sich das einmal vor! Viele Menschen drehen dem gesunden Menschenverstand einfach so den Rücken zu und bescheren sich selbst eine Niederlage, indem sie ein Programm zurückweisen, das nach ihrer eigenen Erinnerung das beste für sie war. Anstatt ihren früheren Erfolg zu wiederholen, haben sie sich wie in dem Andersenmärchen »Des Kaisers neue Kleider« einlullen lassen.

Zunächst war ich wütend auf meine früheren Patienten, doch nachdem ich diese Reaktion häufiger beobachtet habe, bin ich heute wütend auf die Gesellschaft, die eine Situation schafft, bei der niemand gewinnen kann.

Was ich soeben erzählt habe, nennt man kognitive Dissonanz – die Unfähigkeit zu glauben, was man nicht glauben darf, ganz gleich, wie zwingend die Beweise sind. Ich könnte mir vorstellen, daß viele von Ihnen ebenfalls darunter leiden, daher muß ich diesen Punkt klären, bevor Sie davon besiegt werden.

Beginnen wir mit dem wichtigsten Punkt der kognitiven Dissonanz. Die Menschen glauben, die Atkins-Diät sei schlecht für das Herz. Sie glauben es so fest, daß jeder Versuch, die gegenteiligen Fakten aufzuführen, nur ungläubig belächelt wird.

Doch mit einer kohlenhydratarmen Diät fand ich die Antwort

Ich bin Kardiologe und habe einen Großteil meines Lebens damit verbracht, herzkranke Patienten zu behandeln. Natürlich war es stets sehr befriedigend für mich, daß die Atkins-Diät so außerordentlich gesund für das Herz ist. Beinahe vom ersten Augenblick an, als ich sie vor 25 Jahren zum ersten Mal

Ein guter Schutz für Ihr Herz

einsetzte, erkannte ich, welche guten Auswirkungen sie auf meine Patienten hatte.

Menschen mit Schmerzen in der Brust spürten, daß ihre Angina pectoris sich besserte, oft sogar innerhalb weniger Tage nach Beginn der Diät. Patienten mit Herzrhythmusstörungen konnten einen normalen Herzrhythmus verzeichnen, solange sie sich an diese Diät hielten. Patienten mit Bluthochdruck konnten ein Absinken ihres Blutdrucks bemerken – und das alles ziemlich bald.

Ich wette, daß Sie genau das nicht gehört haben. Ihnen hat man so oft genau die gegenteilige Ansicht eingetrichtert, daß ich fürchte, Sie könnten denken, ich belüge Sie.

Sprechen wir also über die Vorurteile, die Sie vielleicht haben, über Vorstellungen, die möglicherweise dazu führen könnten, daß Sie sich von einer Diät abhalten lassen, die Ihnen genausogut passen könnte wie Aschenputtel der gläserne Schuh.

Ich möchte mit einer rhetorischen Frage beginnen: Wie hätte sich das Atkins-Center über 25 Jahre hinweg stetig zu der bedeutenden klinischen Einrichtung entwickeln können, die es heute ist, wenn ich meine Patienten mit einer Diät behandelt hätte, die ihre Gesundheit gefährdete?

Nein, die Tatsachen sagen genau das Gegenteil, und möglicherweise überraschte es viele von Ihnen, daß das Grundprinzip und die überaus wichtigen grundlegenden Beobachtungen sogar in der stets von Fachleuten auf den neuesten Stand gebrachten Bibel der Ärzte, in den weithin verbreiteten medizinischen Fachzeitschriften, verzeichnet sind. Wenn wir sie zusammen durchblättern, werden Sie entdecken und verstehen, warum ich einen Großteil meiner Karriere darauf verwandt habe, eine Diät zu entwickeln und anzuwenden, von der oberflächliche Betrachter behaupten, sie habe nur hypothetisch positive Auswirkungen auf das Herz. Und warum ich tatsächlich Patienten mit Herzproblemen genauso erfolgreich mit dieser Diät behandle wie Dr. Dean Ornish die seinen, denen er eine völlig andere, extrem fettarme, vegetarische Diät empfiehlt.

Ich kann Dr. Ornish' Ansatz nur beglückwünschen – er sitzt nicht in einem Elfenbeinturm und theoretisiert, sondern seine Erfolge zeigen sich an seinen Patienten. Genau wie bei mir.

Von Worten in die Irre geleitet

Die fälschliche Auffassung, eine kohlenhydratarme Diät müsse von Rechts wegen schlecht für das Herz sein, basiert auf einer automatischen linguistischen Reaktion auf die Worte Fett und Cholesterin. Alle sind auf die Vorstellung fixiert, der Cholesterinspiegel müsse steigen, sobald man Fett und Cholesterin zu sich nimmt.

Als Kritik an meiner Diät stellte die AMA fest, man sei »zutiefst beunruhigt über alle Diäten, welche die unbegrenzte Zufuhr von gesättigten Fetten und cholesterinreichen Lebensmitteln befürworten«.[1] Dann durchforsteten sie alle verfügbare Literatur und förderten *einen einzigen Fall aus dem Jahr 1929* zutage.*

Nehmen wir ihre Aussage genauer in Augenschein: »Personen, die auf eine derartige Diät mit einem Anstieg der Blutfettwerte reagieren, haben ein erhöhtes Risiko, an koronaren Herzleiden zu erkranken.« Das ist absolut richtig. Ich kann dazu nur sagen: »Ich stimme dem zu, und Personen, die mit dem Fallschirm vom Bordstein abspringen und daraufhin von

---

* Es handelte sich um die Geschichte des Arktisforschers Vilhjalmur Stefansson, der von der Gesundheit der eingeborenen Eskimos so beeindruckt war, daß er sich gemeinsam mit einem Kollegen freiwillig erbot, ein Jahr lang nur tierische Lebensmittel zu sich zu nehmen. In dieser Studie stieg bei einer der beiden »Versuchspersonen« der Cholesterinspiegel an, doch der andere sank. Die AMA behauptete jedoch fälschlicherweise, daß bei beiden Männern ein Anstieg des Cholesterinspiegels verzeichnet worden sei.[2]

Ein guter Schutz für Ihr Herz

einem rasenden Bullen angegriffen werden, haben ein erhöhtes Risiko, zerrissene Kleider davonzutragen.«

Dieses Ad-hoc-Komitee der AMA mußte es so ausdrücken, denn sie wußten natürlich, daß sie keinerlei Beweise finden konnten, die eine stärkere Anklage gerechtfertigt hätten.

Ich glaube, an der Wortwahl wird deutlich, daß sich die AMA sehr wohl des Unterschieds bewußt war, der entsteht, wenn man Fett und Cholesterin zu einer kohlenhydratreichen oder zu einer kohlenhydratarmen lipolytischen Diät hinzufügt. *Besteht eine Diät zu einem großen Teil aus Kohlenhydraten, so können* die unerwünschten Lipidwerte schlechter werden, wenn gleichzeitig mehr Fett gegessen wird. Bei der Atkins-Diät sind solche Folgen allerdings sehr selten.

Die der AMA vorliegenden Studien untermauern meine Behauptungen sogar noch.

1979 hatte ich Gelegenheit, sämtliche veröffentlichte Literatur über die Wirkungen von kohlenhydratarmen Diäten auf Cholesterin und Triglyzeride zu studieren. Ich konnte zehn Studien finden, die ein Absinken des durchschnittlichen Cholesterinspiegels verzeichneten, und eine einzige, die ein schlechtes Ergebnis präsentierte. Allerdings hatte die kohlenhydratarme Diät hier im Schnitt nur eine Woche gedauert.

Ein Blick in die Literatur

Eine Studie wurde 1966 von P. K. Reissell und seinen Kollegen am Harvard/Massachusetts General Hospital veröffentlicht.[3] Man untersuchte acht Patienten mit hohen Cholesterin- und Triglyzeridwerten, und zwar vor und nach einer 1500-Kalorien-Diät mit 26 mg Kohlenhydraten. Das Absinken der Lipidwerte war genauso dramatisch wie bei den Fällen, die ich jeden Tag in meiner Praxis sehe. Der durchschnittliche Triglyzeridwert sank von 1628 auf 232, das Cholesterin von 470 auf 278, bei einer Versuchsperson sogar von 610 auf 186.

Ein Blick in die Literatur

Des weiteren gab es die Studie von Dr. Willard Krehl und seinen Kollegen von der University of Iowa, die ich bereits im sechsten Kapitel erwähnt habe.[4] Krehl war kein Freund der kohlenhydratarmen Diät, doch als er zwei ältere Frauen auf eine 1200-Kalorien-Diät mit nur 12 g Kohlenhydraten setzte, fand er nach zweieinhalb Monaten keinerlei Veränderung bei ihren Cholesterinwerten, jedoch erheblich niedrigere Triglyzeridwerte. Außerdem fiel der Cholesterinwert von fünf fettleibigen Mädchen im Teenageralter im Schnitt um 20 Punkte.

In Deutschland, wo man kohlenhydratarme Diäten weitaus begeisterter annimmt und untersucht, wurden bereits viele Studien veröffentlicht, die meine Ergebnisse bestätigten. Die deutschen Studien waren deswegen so bedeutsam, weil sie mit großen Patientengruppen durchgeführt wurden. Unter den vielen Untersuchungen von Dr. U. Rabast war auch eine Gruppe von 104 Krankenhauspatienten, die drei bis vier Monate lang eine Diät mit 40 g Kohlenhydraten machten.[5] Der Cholesterinspiegel der Teilnehmer fiel im Schnitt von 239 auf 220, die Triglyzeridwerte von 159 auf 118. Eine Untergruppe mit höheren Anfangswerten erzielte noch bessere Ergebnisse, im Schnitt fiel ihr Cholesterin von 314 auf 259.

Dr. Ewald Riegler bestätigte dieses Phänomen bei einer Gruppe von 128 Patienten.[6] Die auffälligsten Verbesserungen traten auch hier bei denjenigen ein, die einen besonders hohen Cholesterinspiegel hatten: Bei einer Gruppe waren die Werte nach sechs Monaten von 465 auf 216 gefallen.

Die genaue Recherche in der Literatur beschert uns ein Paradoxon, das in den Annalen der Medizin vielleicht einzigartig ist. Daß ein ketones Niveau der Kohlenhydrateinschränkung einen normalen Cholesterinspiegel leicht, einen erhöhten Spiegel merkbar, einen mittleren Triglyzeridspiegel beeindruckend und einen hohen Triglyzeridspiegel drastisch senkt, wurde bewiesen und immer wieder bestätigt. Und mit Ausnahme der kurzen Studie von einer Woche Dauer gibt es

Ein guter Schutz für Ihr Herz

nicht die geringste Spur einer Veröffentlichung, die dies widerlegen könnte.[7]

Nach allen Normen medizinischer Beweisführung sind die Vorteile einer kohlenhydratreduzierten Diät für die Fettwerte im Blutserum eine feststehende Tatsache.

Dennoch gilt folgendes Paradoxon: Diese Tatsache wird nicht akzeptiert, weil die amerikanische Medizin eher auf die dogmatischen Aussagen der Akademiker hört, die sich dem Konsens verschrieben haben, als auf wissenschaftliche Forschungen.

Doch die gute Nachricht für alle Menschen mit Cholesterinphobie folgt noch. Dr. Jonathan Wright, der sich mit Ernährungsmedizin beschäftigt und sie in Seminaren an Hunderte von Ärzten weitergibt, hat 28 Nährstoffe gefunden, denen veröffentlichte, wissenschaftliche Studien cholesterinsenkende Eigenschaften zuschreiben. Viele von ihnen nutze auch ich, und bald werde ich genauer darauf eingehen.

Nehmen Sie die Ernährungszusätze, welche die Fettwerte senken können, zu den bereits starken Auswirkungen der ketogenen/lipolytischen Diät hinzu, werden Sie verstehen, warum wir so viele Beispiele von Patienten mit dramatischen Verbesserungen ihrer Cholesterin-Triglyzerid-Werte sammeln konnten. Diese Verbesserungen können gar zu einer *Wende bei der Herzkrankheit* führen.

Wende bei der Herzkrankheit?

Einige von Ihnen wissen vielleicht noch nicht, daß sich Herzkrankheiten, die man lange Zeit für unheilbar hielt, in den letzten Jahren als durchaus reversibel herausgestellt haben, und zwar durch eine ernsthafte Veränderung des Lebensstils. Dies ist sehr wichtig für alle, denen ein Bypass oder eine Gefäßplastik empfohlen wurde. Chirurgen sprechen nicht so gerne darüber, daß man die Herzfunktion sehr gut stärken

Wende bei der Herzkrankheit?

und die Ärzte damit um ihr Tagewerk im OP bringen kann, wenn man bereit ist, sein Leben zu ändern.

Da ich nicht bereit bin, meine Patienten dem Risiko einer Angiographie auszusetzen, wenn es sich vermeidem läßt, konnte ich nicht *beweisen,* daß Herzkrankheiten sich durch unser Programm heilen lassen (manifestiert in verbesserter Durchlässigkeit der Herzkranzgefäße). Doch wir haben gezeigt, daß die *Symptome* von Herzkrankheiten bei über 85 Prozent aller Herzpatienten des Atkins-Centers zurückgegangen sind, nachdem diese gewissenhaft unser Programm aus lipolytischer Diät, Ernährungszusätzen und Chelationstherapie gemacht hatten.

Über die Kombination aus einer fettreichen, kohlenhydratarmen Diät und Ernährungszusätzen wurde im Januar 1988 von Dr. H. L. Newbold im *Southern Medical Journal* berichtet.[9] In den darauffolgenden 3 bis 18 Monaten fiel der Cholesterinspiegel seiner sieben Patienten von durchschnittlich 263 auf 189.

Im Atkins-Center listen wir unsere Ergebnisse alle paar Jahre auf. Wir konnten von einer Senkung der durchschnittlichen Cholesterinwerte von 256,4 auf 217,6 und der Triglyzeridwerte von 166,5 auf 97,2 berichten. Doch nur die Hälfte unserer Patienten machte die Reduktionsdiät, die noch weitaus spektakulärere Ergebnisse erzielt hat.

Es ist also ganz eindeutig: Wäre die Atkins-Diät eine Diät, die Herzanfälle begünstigt,

a) liegt das sicher nicht an einer Verschlechterung der Serumlipidwerte;

b) würde dies in scharfem Kontrast zu den üblichen Ergebnissen stehen, wonach meine Herzpatienten fast immer eine drastische Verbesserung ihres Zustands erfahren. Das drückt sich besonders durch die Tatsache aus, daß sie vielfach keine Medikamente mehr benötigen, von denen sie zuvor abhängig gewesen waren.

Ein guter Schutz für Ihr Herz

Sie sollten wirklich wissen, *warum* die ketogene/lipolytische Diät Ihrem Herzen so guttut. Die wissenschaftlichen Schriften der letzten zehn Jahre sprechen da eine klare Sprache.

Gerald Reaven, Norman Kaplan und andere

Ganz allmählich wird ein Zusammenhang aufgedeckt, der nicht so sehr zwischen Fettverzehr und Herzkrankheiten besteht (denken Sie an die Franzosen mit ihrer fettreichen Ernährung und 50 Prozent weniger Herzanfällen als in den USA), sondern zwischen dem Herz-Kreislauf-Risiko und vier Folgeschäden, die durch eine einzige, stoffwechselbedingte Ursache hervorgerufen werden.

Diese vier Folgeschäden, von Dr. Norman Kaplan vom South Western Medical Center der University of Texas das »Tödliche Quartett« genannt, sind Fettleibigkeit des Oberkörpers, Glukoseintoleranz, hoher Triglyzeridspiegel und Bluthochdruck.[10] Kaplan behauptet, daß diese Probleme zusammen auftreten, weil sie alle eine gemeinsame Ursache haben, nämlich unseren alten Freund, den Hyperinsulinismus, den ich bereits als festen Bestandteil der stoffwechselbedingten Fettleibigkeit beschrieben habe. Kaplans Artikel, der in den *Archives of Internal Medicine* veröffentlicht wurde, lief letztlich darauf hinaus, daß ein hoher Insulinspiegel einer der wichtigsten Risikofaktoren der Herzkrankheiten sein könnte. Wie Sie bald sehen werden, steht er damit nicht allein. Die 76 Literaturverweise in seinem Artikel geben Ihnen einen Eindruck, wie *viele* Wissenschaftler zu diesem Schluß beigetragen haben.

Später komme ich noch einmal darauf zurück, doch zunächst möchte ich zeigen, welche statistischen Beweise es für die Rolle des Insulins bei Herzkrankheiten gibt. Es ist bekannt, daß die Framingham-Studie, die ab 1948 in Massachusetts durchgeführt wurde, einen positiven Zusammenhang zwischen Cholesterinspiegel und Herzanfällen aufdeckte.* Hat man so etwas auch in bezug auf den Insulinspiegel herausgefunden? Lesen Sie einfach nur weiter.

Die drei bedeutendsten Studien wurden in Wales, Frankreich und Finnland durchgeführt und in den wichtigsten Medizinzeitschriften der Welt veröffentlicht und diskutiert.

Die Studie über Herzkrankheiten aus Caerphilly in Wales untersuchte 2512 Männer zwischen 45 und 59 und zeigte eine Verbindung zwischen dem Blutinsulinspiegel im nüchternen Zustand und Herzkrankheiten auf, die unabhängig von anderen Risikofaktoren existierten. In der finnischen Studie – der Helsinki-Polizisten-Studie – beobachtete man zunächst fünf Jahre lang 1059 Männer zwischen 30 und 59. Die Daten legten offen, daß die Wahrscheinlichkeit für tödliche (und nichttödliche) Herzanfälle bei denjenigen Personen höher lag, die den höchsten Insulinspiegel hatten (sowohl im nüchternen Zustand als auch als Reaktion auf Glukosegaben). Die Pariser Studie schließlich beobachtete im Schnitt 63 Monate 7246 Männer. Auch hier fand man folgendes heraus: Krankheiten der Herzgefäße standen proportional zum Insulinspiegel, und diese Beziehung war um so deutlicher, je fettleibiger die Versuchspersonen waren.[11]

Eine weitere, jüngere Studie, die von einem Team aus Helsinki in der Zeitschrift *Circulation* veröffentlich wurde, zeigte, daß Patienten mit hohen Triglyzeridwerten sowie ungünstigem Verhältnis von LDL- zu HDL-Cholesterin ihr Risiko eines Herzanfalls um 71 Prozent senken könnten, wenn diese Probleme behandelt würden.[12]

Diese sehr umfangreichen Untersuchungen haben viele unserer führenden Medizinwissenschaftler zum Nachdenken

---

* Bezüglich Cholesterin und Ernährung ist zu beachten, daß die Framingham-Studie *keinen* Zusammenhang zwischen Cholesterin oder Fett *in der Ernährung* und Herzkrankheit gezeigt hat, sondern nur einen direkten statistischen Zusammenhang zwischen *Cholesterin im Blut* und dem Risiko für eine Herzerkrankung.

Ein guter Schutz für Ihr Herz

gebracht. Immer mehr stellen sich die Frage, ob kohlenhydratreiche Diäten für ihre herzkranken Patienten vielleicht doch nicht so ideal sind wie bislang angenommen. Der Leiter der Framingham-Studie, Dr. William Castelli, meinte dazu: »Die Ergebnisse lassen das Pendel in die andere Richtung ausschlagen und zeigen, daß hohe Triglyzeridwerte für manche Patienten ein beträchtliches Risiko darstellen können.«[13]

Schließlich hat sich immer wieder gezeigt, daß hohe Triglyzeridwerte mit hohem Insulinspiegel Hand in Hand gehen und der Insulinspiegel mit einer kohlenhydrat*armen* Diät sehr gut kontrolliert werden kann. Grey und Kipnis zeigten dies schon in den frühen siebziger Jahren. 1979 führte Dr. Sheldon Reiser eine Studie mit Freiwilligen durch, mit der er zeigte, daß eine Diät, die 18 Prozent ihrer Kalorien aus Zucker gewann – und das ist weniger, als der heutige Durchschnitt in den USA – wesentlich höhere Lipid- und Insulinwerte verursachte als eine Diät, die nur 5 Prozent ihrer Kalorien durch Zucker bereitstellte.[14]

Von den vielen Wissenschaftlern, die allmählich auf diese ernstzunehmenden Beweise reagieren, möchte ich zunächst Dr. Gerald Reaven und seine Kollegin, die Diätexpertin Ann Coulston, nennen. Dr. Reaven erforscht seit nunmehr fast zwanzig Jahren mit unermüdlicher Leidenschaft den Zusammenhang zwischen Hyperinsulinismus, Bluthochdruck und den Risikofaktoren für Erkrankungen der Herzkranzgefäße.[15]

Er galt als Pionier, doch seit 1985 sind mehr als ein Dutzend großer Artikel in den führenden Medizinzeitschriften gefolgt.[16] Ein Puzzleteilchen, das Dr. Reaven aufgedeckt hat, zeigt, daß Bluthochdruck – den kein ernstzunehmender Wissenschaftler als Risikofaktor für Schlaganfall und Herzkrankheiten in Frage stellen würde – eng mit Hyperinsulinismus verbunden ist. 1989 schrieb er in einem großen Artikel in *The American Journal of Medicine* unter dem Titel »Bluthochdruck als Krankheit des Kohlenhydrat- und Lipoproteinstoffwechsels«: »Patienten mit unbehandeltem Bluthochdruck haben

Gerald Reaven, Norman Kaplan und andere

sich als resistent gegen insulinstimulierte Glukosezufuhr und sowohl als hyperinsulinämisch als auch hypertriglyzeridämisch erwiesen...«[17]

1988 stellte er bei einer Vorlesung über die Banting-Kur in Stanford fest, daß es eine ganze Ansammlung von Risikofaktoren für koronare Arterienerkrankungen gebe, die allesamt mit hohem Insulinspiegel und starker Insulinresistenz zusammenhängen.[18] Dazu gehörten Bluthochdruck, hohe Triglyzeridwerte und vermindertes HDL-Cholesterin – das Cholesterin, das sich als schützend für das Herz erwiesen hat.

Andere Wissenschaftler haben herausgefunden, daß Insulin Werte des LDL-Cholesterins ansteigen läßt – das Cholesterin, das Herzkrankheiten fördert. Der hier zugrunde liegende Mechanismus war stets bekannt.

Der Wissenschaftler R. W. Stout aus Belfast schrieb schon 1985: »Die Arterienwand reagiert sensibel auf Insulin. Das Insulin fördert die Ausbreitung der arteriellen, glatten Muskelzellen und verstärkt die Lipidsynthese und die Rezeptoraktivität des Lipoproteins mit geringer Dichte (LDL).«[19]

Allmählich schließt sich der Kreis, und ich muß zugeben, zu meiner großen Befriedigung werden die Gründe immer klarer, warum eine kohlenhydratarme Diät das Herz so gut schützt. Es ist kein Zufall, daß ich mittels einer kohlenhydratarmen Diät kardiovaskuläre Krankheiten mit wachsendem Erfolg heilen konnte. Warum sollte uns das überraschen? Sie erinnern sich, diese Ernährung war für den Allesfresser Mensch schon immer natürlich. Die Menschen sind gut darauf eingerichtet, frisches Fleisch, Fisch, Geflügel, Beeren, Nüsse, Samen, Gemüse und in Maßen auch Früchte zu essen. Die Natur läßt nicht mit sich spaßen, und wir haben uns Millionen von Jahren so ernährt, bis die bizarren Eßgewohnheiten des 20. Jahrhunderts wie eine neue Pest über uns hereinbrachen.

Vegetarier behaupten, die natürliche Ernährung des Menschen basiere auf Getreide, da fast alle Zivilisationen seit 5000 Jahren Weizen, Reis oder Mais züchten. Doch was ist mit den

Ein guter Schutz für Ihr Herz

Hunderttausenden von Jahren zuvor? Was bedeuten die vielen Knochen um die Lagerfeuer der Urmenschen und die vielen Jagdgeräte, die man entdeckt hat? Wurden sie etwa als Brieföffner benutzt?

Wenden wir uns noch einmal Norman Kaplans faszinierendem Artikel über das »Tödliche Quartett« zu, wie in Diagramm 1 dargestellt:

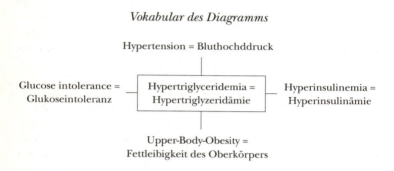

Kaplan verfügt über genügend Verstand, das Offensichtliche zu erkennen. Sämtliche Beschwerden sind charakteristisch für Patienten mit hohem Insulinspiegel und sehr wahrscheinlich sogar bei ein und derselben Person zu finden. 35 Millionen Menschen in den USA sind fettleibig (20 Prozent über dem Idealgewicht), und 40 Millionen leiden unter Bluthochdruck. Unter den Fettleibigen ist Bluthochdruck dreimal häufiger anzutreffen als unter Normalgewichtigen. Hohe Triglyzeridwerte sind zweimal so häufig wie unter Normalgewichtigen. Der Zusammenhang ist sogar noch deutlicher, untersucht man Patienten, die unter Fettleibigkeit des Oberkörpers zu leiden haben. Der Bauch ist bei Männern mittleren Alters eng mit Faktoren des Stoffwechsels verbunden, die ihn zu einem Risikofaktor für Herzanfälle machen.

Falls Sie sich immer noch fragen, wie stark diese Zusammenhänge sind, lesen Sie die Aussage von Dr. Albert Rocchini, Mediziner an der University of Minnesota: »Man schätzt, daß im fünften Lebensjahrzehnt 85 Prozent der Diabetiker hohen Blutdruck haben und zu dick sind, 80 Prozent eine abnormale Glukosetoleranz und zu hohen Blutdruck aufweisen, und 67 Prozent der Patienten mit Bluthochdruck sowohl unter Fettleibigkeit als auch Diabetes leiden.«[20]

Heute ist bekannt, daß man bei all diesen Beschwerden im allgemeinen auch Hyperinsulinismus findet. Als ich zum ersten Mal einen übergewichtigen Patienten untersuchte, ging ich davon aus, daß das Blut hohe Triglyzeridwerte, Glukoseintoleranz und einen hohen Insulinspiegel zeigen würde, und selten wurden meine Erwartungen enttäuscht. Natürlich freue ich mich, daß diese Risikofaktoren für Herzkrankheiten auf dem Rückzug sind, wenn erst einmal die richtige Diät verordnet worden ist.

Und wie sieht diese aus? Dazu möchte ich noch einmal Norman Kaplan zitieren: »Gewichtsverlust ist offensichtlich der richtige Weg, Fettleibigkeit anzugehen und die damit einhergehenden Probleme Hyperinsulinismus und Bluthochdruck... *Doch der Einsatz einer fettarmen kohlenhydratreichen Diät, wie sie in der Regel zur Gewichtsreduktion [...] eingesetzt wird, unterstützt nur Hyperglykämie und Hyperinsulinämie...*«

Die Alternative ist natürlich eine kohlenhydratarme Diät. Und die Vorteile meiner empfohlenen Alternative für das Herz sind entsprechend groß.

Ein besonderer Rat für Herzpatienten

Die meisten von Ihnen sind Kandidaten für Herzkrankheiten, schon die Tatsache, daß Sie ein Gewichtsproblem haben, spricht dafür. So machen Sie alle sich verständlicherweise Gedanken um Herzvorsorge und möchten Ihr Risiko sicher

Ein guter Schutz für Ihr Herz

nicht noch vergrößern. Ich hoffe, daß die vorhergehende Diskussion Sie davon überzeugt hat, daß Sie Ihr Risiko, eine Herzkrankheit zu bekommen, mit unserem Programm erheblich senken können.

Doch für viele von Ihnen kommt die Vorsorge zu spät, denn Sie haben vielleicht schon ein Herz-Kreislauf-Problem oder nehmen bereits Medikamente.

Doch für 90 Prozent von Ihnen habe ich eine gute Nachricht; das ist genau der Prozentsatz an Patienten, die am Atkins-Center ihre Medikamente ganz oder teilweise absetzen konnten. Ebenso wie die Chelationstherapie ist die Ernährungspharmakologie mitverantwortlich für den Erfolg bei unseren Patienten. Die voraussehbare Besserung bei übergewichtigen Herzpatienten mit unserem Ernährungsprogramm gehört zu den sichersten Angeboten, die ich in meiner gesamten medizinischen Praxis machen kann.

Allerdings möchte ich ein paar Einzelheiten erwähnen, die dem neuen Volkssport folgen und die Cholesterinspiegel gern zu neuen Tiefen führen würden.

Da wäre zunächst einmal die Diätstrategie. Bedenken Sie stets, daß eine kohlenhydratarme Diät relativ viel oder wenig Fett enthalten kann, und daß die Fette in den verschiedensten Formen vorkommen. Sie haben sicher schon die Begriffe gesättigt, einfach ungesättigt und mehrfach ungesättigt gehört. Bedenken Sie außerdem, daß jedes Fett oder Öl sowohl gute als auch schlechte Auswirkungen auf die Blutfette hat. Stearinsäure in rotem Fleisch etwa hat zufällig gute Auswirkungen, um nur ein Beispiel zu nennen.

Um Ihre Lipidwerte auf ein perfektes Niveau zu bringen, müssen Sie Ihre Bluttests häufig wiederholen lassen, sonst sind Sie genauso mitschuldig wie all die anderen Mitläufer, die davon ausgehen, daß der Stoffwechsel aller Menschen gleich reagiert. Sie sollten systematisch verschiedene Hypothesen ausprobieren und dann anhand Ihrer Bluttests entscheiden, was gut für Sie ist.

Test Ihrer Fettempfindlichkeit

Ich gebe zu, manche Menschen reagieren empfindlich auf Fett und entwickeln mit einer fettreichen Diät einen weniger guten Cholesterinspiegel als mit einer fettarmen. Intensive Studien medizinischer Berichte lassen jedoch vermuten, daß – statistisch gesehen – nur weniger als einer von drei Patienten in diese Kategorie fällt. Doch da Sie nicht wissen können, ob Sie zu dieser Untergruppe gehören, will ich Ihnen zeigen, wie Sie es herausfinden können.

Machen Sie Diätphase eins und zwei, so lange Sie wollen. Nehmen Sie dabei die Ernährungszusätze, auf die ich noch genauer eingehen werde. Lassen Sie danach ein vollständiges Profil Ihrer Lipidwerte machen, einschließlich Cholesterin, Triglyzeride, HDL, LDL usw., als Vergleich zu Ihren Grundwerten. Alle Werte sollten deutlich verbessert sein. Besondere Aufmerksamkeit sollten Sie dem Verhältnis von LDL zu HDL schenken, das nach der Helsinki-Studie so wichtig ist. Sind Sie und Ihr Arzt mit Ihren Fortschritten zufrieden, so besteht natürlich kein Anlaß für eine Veränderung.

Fallen die Ergebnisse nicht zu Ihrer Zufriedenheit aus, sind Sie vielleicht fettempfindlich. In der nächsten Phase sollten Sie daher nur magere Proteine essen – Truthahn, Hühnerbrust ohne Haut, Fisch, magere Scheiben Fleisch usw. –, doch Ihre Kohlenhydratzufuhr sollten Sie höchstens um 5 Gramm erhöhen. Falls Sie jedoch mit der fettarmen Version der Diät nicht glücklich sind oder Hunger haben oder sich nicht wohl fühlen, machen Sie sich keine unnötigen Gedanken, sondern fahren Sie einfach mit der Atkins-Diät fort, mit der Sie zufrieden waren. Da Ernährungszusätze viel Gutes tun können, ist es vielleicht besser, ihnen eine Chance zu geben, als eine erfolgreiche Diät zugunsten von Cholesterinwerten aufzugeben. Sind Sie mit der neuen fettarmen Version der Diät jedoch zufrieden, und nehmen Sie immer noch ohne große

Ein guter Schutz für Ihr Herz

Probleme ab, dann bleiben Sie dabei, und lassen Sie Ihre Lipidwerte erneut überprüfen. Sind die Ergebnisse jetzt besser, seien Sie zufrieden, doch etwas müssen Sie noch tun. Machen Sie lange genug Diät nach dem freien System, um ein weiteres Lipidprofil erstellen zu lassen. Falls die Ergebnisse weiterhin unverändert sind, reagieren Sie in der Tat fettempfindlich und sollten bei der fettarmen Version der Diät bleiben. Unsere Studien haben gezeigt, daß mit dem Programm im allgemeinen eine stetige Verbesserung zu verzeichnen ist, so daß ein fallender Cholesterinwert erwartet werden kann. Ein Anstieg dieses Werts ist gegenläufig zum erwarteten Trend und wäre sehr vielsagend. Lassen Sie Ihr Blut nicht untersuchen, falls Sie die Diät nicht sorgfältig eingehalten haben, denn Abweichungen bei der Menge der Kohlenhydrate können den Cholesterinspiegel weitaus deutlicher ansteigen lassen als eine hohe Fettzufuhr.

Ein ähnliches Experiment können Sie im Zusammenhang mit der Art des Fetts durchführen. Prüfen Sie die Auswirkungen, sobald Sie von gesättigten Fetten (aus Fleisch) zu einfach ungesättigten Ölen wie Olivenöl, Avocados und Macadamianüssen wechseln. Die einfach gesättigten Fette sollten eigentlich Ihre besten Verbündeten sein. Eine weitere Möglichkeit besteht im Einsatz von mittelkettigen Triglyzeriden, die sich in Untersuchungen als sehr hilfreich für den Energiestoffwechsel und die Gewichts- und Cholesterinreduktion herausgestellt haben. Eine angemessene Dosis dieser Triglyzeride besteht aus 2 bis 3 Eßlöffeln pro Tag als Ersatz für andere Diätöle. Sie können sie auch zum Braten verwenden. Außerdem können Sie mittelkettige Triglyzeride benutzen, wenn Sie darauf achten, Durchfall zu vermeiden, der bei empfindlichen Menschen auftreten kann. Auch die Wirkung von Eigelb, einem der perfektesten Nahrungsmittel der Natur, können Sie selbst überprüfen. Halten Sie keine Hypothese für schlecht, ohne sie selbst ausprobiert zu haben!

Ernährungszusätze

Doch die ganze Diskussion könnte sich als unnötig herausstellen, sollten Sie die passenden Ernährungszusätze herausfinden, die Ihren Cholesterin- und Triglyzeridspiegel senken
können. In meiner Privatpraxis sehe ich immer wieder, daß
die Patienten, die eine weitere Senkung benötigen, dies mit
den Zusätzen mühelos erreichen. Ich muß niemals entsprechende Medikamente verschreiben.

Im folgenden finden Sie eine Lipid-Zusatz-Checkliste:

➪ Lecithinkörner (viel besser als Kapseln), zwei bis drei
Eßlöffel täglich. Sie sollten sie über Ihr Essen streuen; sie
passen gut zu Salaten, Gemüse oder Rühreiern.[21]

➪ Viel GLA. Ich benutze häufig Borretschöl, 2–3 Kapseln
pro Tag. Mit Primelöl brauchen Sie mehr als ein Dutzend, um den GLA-Gehalt von Borretschöl zu erreichen.[22]

➪ Omega-3-Öle. Fischöle mit EPA und DHA. Bei vielen meiner Patienten nehme ich 1500 bis 2000 mg EPA, besonders hilfreich bei Patienten mit erhöhten Triglyzeridwerten. Einige Studien beschreiben ein Ansteigen der
Cholesterinwerte bei Behandlung mit EPA, doch ich bin
davon nicht überzeugt. Ich halte EPA für sehr wertvoll.
Alternativ enthält Leinöl eine andere Sorte Omega-3-Öl
und könnte bei bestimmten Personen angeraten sein.[23]

➪ Chrompicolinat. Der beste Freund während einer Diät.
Hilft bei Diabetes und Hypoglykämie und bei der Kontrolle von Cholesterin. Ein Muß, wie die Kritik sagt! Erwachsene nehmen 200–600 mg.[24]

➪ Pantethein. Dies ist ein Derivat der Panthothensäure,
Vorläufer des Koenzyms A und spielt eine Schlüsselrolle
beim Cholesterinstoffwechsel. Wäre es ein Medikament,
wäre es das wichtigste Medikament zur Cholesterinkon-

Ein guter Schutz für Ihr Herz

trolle. Ich gebe normalerweise 900–1800 mg, wenn die Lipidwerte ungünstig sind.[25]

⇨ Niacin. Diesen Nährstoff kennen die meisten Ärzte. Als Droge eingesetzt kann er Diabetes verschlimmern und abnormale Veränderungen der Leber hervorrufen. Als Nährstoff eingesetzt (d. h. zusammen mit den anderen Stoffen des B-Komplexes und in niedrigeren Dosen) trägt er lediglich zur Kontrolle von Cholesterin und LDL bei. In der Regel verschreibe ich 1000–2000 mg in einer Darreichungsform, die den Nährstoff Stück für Stück freisetzt, um eine unerwünschte Überschwemmung des Organismus zu verhindern (Hitzewellen), die sich bei hoher Absorption entwickeln.[26]

⇨ Knoblauch hat eine gut dokumentierte Auswirkung auf die Senkung des Cholesterinspiegels, von den Vorteilen für den Blutdruck und den Herzkreislauf ganz zu schweigen. Auch sehr gut gegen akute Infektionen und gegen *Candida albicans*. Mir schmeckt er besser auf Lammrippchen oder Scampi, doch falls Sie Tabletten mögen, sollten Sie täglich 6 bis 12 Stück nehmen.[27]

⇨ Carnitin ist wichtig für den Transport von Fettsäuren und sehr wertvoll für Herzpatienten, Kardiomyopathie und Herzrhythmusstörungen. Ich benutze es zur Senkung von Triglyzeriden oder um das HDL-Cholesterin anzuheben, und zwar 500–1500 mg pro Tag.[28]

⇨ Ballaststoffe. (Psyllium, Glucomannan, Carageen, Pektin, Guargummi). Bei allen ist eine cholesterinsenkende Wirkung nachgewiesen. Vermutlich wird das Cholesterin im Darm gebunden und dadurch die Aufnahme vermindert. Dies könnte weniger wünschenswert sein, als es klingt, denn der Körper *braucht* Cholesterin. Ich halte es für besser, dem Körper das benötigte Cholesterin zuzuführen und dann die Signale des Körpers zu dämpfen, die von der Leber weiteres Cholesterin verlangen.[29]

⇨ Antioxidanzien. In Übereinstimmung mit dem vorigen

Ernährungszusätze

Absatz sollten Sie wissen, daß viele ernährungsorientierte Ärzte glauben, Cholesterin werde vom Körper hergestellt, weil es als Antioxidans fungiert (wie die Harnsäure), und es werde daher in übermäßiger Menge produziert, wenn der Körper mit freien Radikalen bombardiert wird.* Antioxidanzien in der Nahrung scheinen bei der Kontrolle des Cholesterins zu helfen. Ganz sicher sind sie ein guter Schutz vor allen degenerativen Krankheiten wie Krebs, Arthritis und sogar gegen das Altern. Die Vitamine A, E, C, Glutathion, Selen, Zystein und Bioflavonoide sind die wichtigsten Antioxidanzien dieser Gruppe. Die Einnahme von drei bis sechs Kapseln eines guten Kombinationspräparats sollte erwogen werden.

➪ Vitamin C. Neueste Untersuchungen bestätigen die langfristigen positiven Auswirkungen auf die Lipide. Inzwischen ist Ihnen sicherlich klargeworden, daß ich Vitamin C als Eckpfeiler aller Präventivmaßnahmen betrachte. Die Dosierungen rangieren von 500 mg bis zu 30mal so hoch.

➪ Viele, aber nicht alle, dieser Nährstoffe finden sich in der Atkins Center-Lipidformel sowie in unserer Basisöl-Formel.

Die Angst vor Cholesterin scheint in Amerika epidemische Ausmaße angenommen zu haben. Ich habe bereits 200 Patienten mit Krebs im Endstadium kennengelernt, die sich mehr Sorgen um ihren Cholesterinspiegel machten als um ihr Immunsystem. Ich unterstütze diese Sorgen nicht, sie sind genauso irrational wie andere Phobien auch. Doch einen Vorteil gibt es dabei: Diese Ängste führen vielleicht dazu, daß Sie um so leichter zu den obengenannten Zusatzstoffen greifen.

In Verbindung mit den dramatischen Auswirkungen der Atkins-Diät können diese Nährstoffe Ihre Cholesterinwerte

---

* Siehe *Dr. Atkins' Health Revolution*

Ein guter Schutz für Ihr Herz

deutlich verbessern. Nehmen Sie alle die obengenannten Stoffe in den richtigen Dosen, ist Ihre Chance, schlechte Werte zu haben, ungefähr genauso groß wie die meine, Präsident der USA zu werden. Allerdings muß ich fairerweise sagen, daß ich über 35 bin, amerikanischer Staatsbürger und schnell wegrennen würde, wenn man mich für diesen Job rekrutieren wollte. Und ich würde in Washington gern einige Dinge ändern – ganz besonders im Gesundheitsministerium.

Nur ein weiterer Herzpatient

Ich habe so viele Herzpatienten mit guten Behandlungsergebnissen gehabt, aber leider kann ich hier nur einen von ihnen erwähnen. Doch bei allen trifft dasselbe zu – die Atkins-Diät und ihre Hilfstherapien sind Gold wert, wenn es um Herz-Kreislauf-Erkrankungen geht.

Patrick McCarthy war 55 Jahre alt, Lehrer und spürte die ersten Anzeichen für eine Herzkrankheit, als er vor einigen Jahren im Sommerurlaub durch Irland reiste. Enge in der Brust, Schmerzen im linken Arm. Die Alarmglocken schrillten. Er fuhr zurück nach Amerika und ließ ein Echokardiogramm sowie einen Thalliumstreßtest machen. Die Ergebnisse waren eindeutig: Er litt an einem Verschluß seiner Hauptschlagadern.

Der Gedanke an einen Bypass gefiel ihm nicht, und sein Arzt verschrieb ihm Propanolol. Die Folge: Er war stets völlig erschöpft. Eine Treppe wurde für ihn zur Herausforderung, und er war sogar zu schwach, um zu unterrichten. Später bekam er ein anderes Medikament. Als weitere Tests keine Verbesserung seines Zustands zeigten, wurde die Dosis verdoppelt. Patrick sah nur zwei Alternativen: ein Leben als Invalide oder eine gefährliche Operation. Im Herbst 1989 kam er ins Atkins-Center.

Nur ein weiterer Herzpatient

Wir setzten ihn auf die Atkins-Diät, gaben ihm die Ernährungszusätze, von denen ich soeben berichtet habe, und verordneten ihm eine Chelationstherapie, und innerhalb von vier Monaten brauchte er seine Medikamente nicht mehr. Ein neuerlicher Streßtest hat Anzeichen für eine Umkehrung der Ischämie in seinen Arterien gezeigt. Seine Schmerzen in der Brust sind nicht zurückgekehrt, und die Risikofaktoren für eine Herzkrankheit sind behoben.

Sein Cholesterinspiegel ist von 199 auf 174 gesunken, das »gute« Cholesterin HDL von 35 auf 56 gestiegen. Seine Triglyzeridwerte – die heute als wichtigster Risikofaktor für Herzkrankheiten gelten – haben genau das getan, was von ihnen bei einer kohlenhydratarmen Diät erwartet wird: Sie sind gesunken wie ein leckgeschlagenes Ruderboot in einem Orkan, und zwar von 341 vor der Diät auf heute 58.

Patricks Gewicht lag bei einer Größe von 1,76 Meter bei ca. 195 Pfund vor der Diät und liegt jetzt seit ca. zwei Jahren bei 157 Pfund. Doch der größte Erfolg besteht darin, daß Patricks Energie bei Arbeit und Freizeit schlagartig wieder normal wurde. Kein Keuchen mehr beim Erklimmen einer Treppe. Patrick macht jetzt zweimal pro Woche einen strammen sechs Kilometer langen Spaziergang und hat mit seiner Frau einen Tanzkurs belegt.

Macht dieser Mann eine strenge Diät? Patrick nimmt jeden Morgen ein Käseomelett aus zwei Eiern zum Frühstück, manchmal mit ein paar Scheiben Filet Mignon zusätzlich. Zum Mittagessen ißt er Hühnchen, Rindfleisch oder Fisch mit Salat oder Gemüse; die Portionen sind ziemlich groß. Er speist immer mit gutem Appetit. Bei seinem letzten Besuch erzählte er mir, er habe an einem Tag mal neun Stück Hühnerfleisch zu Mittag gegessen.

Abends nimmt er ein großes Steak oder Lammkoteletts oder Braten mit viel Gemüse. Er liebt Brokkoli mit Käse und Salate mit Dressing aus Schimmelkäse. Zum Nachtisch nimmt er gern Diätwackelpudding oder andere Köstlichkeiten von

Ein guter Schutz für Ihr Herz

unserer Liste zu sich. Zwischendurch greift er mit Vergnügen zu Macadamianüssen. Soviel zu Strenge oder zum Leid dieser Diät! Aber natürlich mußte er auf Kuchen und Donuts verzichten, die er in schlechten Tagen vor der Diät in sich hineingestopft hatte.

Ich nehme an, dieser Fall spricht für sich selbst. Mir jedenfalls reicht er als Beispiel, denn ich habe viele tausend Patienten wie Patrick gesehen, die so aßen wie er und damit ihre Herzkrankheit besiegen konnten. Deshalb *weiß ich*, daß Käseomeletts und Steaks im Rahmen einer kohlenhydratarmen Diät gesund für das Herz sind.

Wer die Diät ausprobiert hat, kennt die Antwort

Es ist reine Ironie, daß ich jeden Tag mit zwei oder drei Menschen mit einer ähnlichen Geschichte zu tun habe. Sie können sich nicht vorstellen, wie ungläubig (und gelegentlich absolut empört) diese erfolgreichen Patienten sind, wenn sie zu ihren früheren Ärzten gehen, die sie unbedingt davon überzeugen wollten, daß ein Programm aus kohlenhydratreicher Ernährung und Medikamenten das Richtige für sie sei – woraufhin dann manchmal eine Bypassoperation nötig gewesen wäre. Ganz besonders wütend werden diese Patienten, sobald sie die Kritik ausgerechnet an der Diät hören, die dabei mitgeholfen hat, ihren Bluthochdruck, die Blutfettwerte und das Übergewicht zu heilen und es ihnen nun gestattet, ohne Medikamente zu leben. Und oft sind diese Ärzte gute, hingebungsvolle Ärzte, die es einfach nicht besser wissen.

Ich weiß nicht, ob ich Sie überzeugen konnte, wer in dieser Kontroverse über die gesundheitlichen Auswirkungen von kohlenhydratarmen Diäten auf das Herz im Recht ist. Meiner Meinung nach dürfte es diese Kontroverse gar nicht geben, da die wissenschaftlichen Belege für die Wirkung der Kohlenhydratbeschränkung eindeutig sind, jedoch manche Menschen

Wer die Diät ausprobiert hat, kennt die Antwort

absichtlich Ideologie vor gesunden Menschenverstand setzen und Tatsachen einfach falsch interpretieren.

Ich weiß, fast alle von Ihnen haben die 14-Tage-Diät, auf dem Weg zu einer neuen Überzeugung, bereits hinter sich gebracht. Eine gute Erfahrung, besser als tausend Worte.

Für alle, die noch zweifeln – alle, die mit der Diät erst beginnen wollen, sobald sie das Buch zu Ende gelesen haben – ist das folgende Kapitel über Fett gedacht. Ich meine das Fett, das Sie in Ihren Mund stecken und das in der Werbung als ernährungswissenschaftlich schlechte Zerealien so gerne herabgesetzt wird. Fett wird zum großen Sündenbock gestempelt. Mal sehen, was wir dagegen tun können.

Fett in der Nahrung:
ein echter Übeltäter oder
unschuldiger Sündenbock?

Mit dem Fett ist es aus, oder? Die Regierung der Vereinigten Staaten und vielleicht ein Dutzend medizinischer Vereinigungen lassen die offizielle Todesglocke erklingen. Ihre dem Konsens verpflichteten Ausschüsse, allesamt medizinische Autoritäten, sind einstimmig zu dem Schluß gekommen, daß wir als Nation, und zwar jeder einzelne von uns, den Fettkonsum auf 30 Prozent unserer gesamten Kalorienzufuhr drosseln sollten. Ob reich oder arm, dick oder dünn, gesund oder krank, jung oder alt, es gibt keine Ausnahmen. Ein dünner Hering ebenso wie seine mollige Frau müssen sich diesem offiziellen Entscheid unterwerfen. Alle, die der Meinung sind, man sollte die biologischen Unterschiede berücksichtigen und Diäten auf den Stoffwechsel des einzelnen zuschneiden, liegen falsch, denn Wissenschaftler mit derart ketzerischen Einstellungen sind einfach nicht würdig, daß man sie in diese Ausschüsse wählt.

All diese Ausschüsse sind sich völlig einig: Fett, und zwar jedes Fett, sogar die essentiellen Fettsäuren, darf nicht mehr als 30 Prozent Anteil an unserer täglichen Kalorienzufuhr haben. Und da unsere bedeutendsten Wissenschaftler sich offenbar einig sind, müssen wir normalen Leute daraus schließen, es gibt unwiderlegbare Beweise dafür, daß die Fettmengen, die wir als Nation verzehren, sich als gesundheitsschädlich herausgestellt haben. Wir müssen das Dogma, daß *fettarme* und *gesunde* Diäten ein und dasselbe sind, einfach akzeptieren. Aber sind sie das wirklich? Die Antworten könnten Sie überraschen.

Fett in der Nahrung

Wir wissen, daß *fettarme* Diäten und *zufriedenstellende* Diäten nicht dasselbe sind. Nehmen Sie nur einmal den Ausdruck: »Er ißt wie ein König.« Sehen Sie dabei vor Ihrem geistigen Auge einen etwas verschrumpelten, streng wirkenden Burschen mit Krone, der an einer Möhre kaut? Das bezweifle ich.

Fett hat sich seinen Platz in den Küchen der Welt erobert, weil es nach Luxus und Zufriedenheit schmeckt, nach Reichtum, und weil es den Appetit stillen kann. Fett ist *par excellence* das Nahrungsmittel für Feste. Wären Butter und Sahne ein wenig fester, würde man sie mit Sicherheit das Rückgrat der feinen Küche nennen. Aber Sie wissen schon, was ich meine. Und das wissen auch die Franzosen, die in allen möglichen Gerichten diese fettigen Köstlichkeiten verwenden und doch so gesunde Herzen haben.

Fett macht das Fleisch zart und köstlich. Die großen Steakhäuser, die inzwischen wegen des Fettwahns ein wenig seltener werden, sind groß geworden, weil sie ihren Gästen »ausgesuchte« Stücke Fleisch boten, das man nicht einmal im Supermarkt bekam. »Ausgesucht« bedeutete dabei, daß das Rindfleisch einen höheren Anteil an Fett hatte. Wenn Sie ein Filet Mignon essen, bei dem Ihnen das Wasser im Munde zusammenläuft, dann liegt das am Fett. (Werfen Sie mal einen Blick auf die Rezepte, und Sie werden sehen, welche Köstlichkeiten unser Meisterkoch Graham Newbould, der sie zusammengestellt hat, durch den freizügigen Einsatz von Sahne und Butter kreiert hat.)

Also, es ist doch traurig, daß wir das alles aufgeben sollen, oder? Tun wir es nicht, wird Fett anscheinend unser Henker sein. Die Beweise sind überwältigend, nicht wahr?

Doch es ist ganz erstaunlich, daß die Beweise in Wahrheit eher ernüchternd sind! Die Aussage, daß ein gewisser Prozentsatz von Fett in der Nahrung uns direkt in die Arme einer Herzkrankheit führt, ist einfach viel zu stark vereinfacht. Große Studien zeigen, daß diese Behauptungen zu bezweifeln sind. Bevor wir die Beweise genauer unter die Lupe nehmen,

Fett in der Nahrung

wollen wir beleuchten, was Fett für die Ernährung sonst noch tun kann.

Zunächst will ich die Frage stellen, ob ich vielleicht wirklich allmählich wie ein Befürworter fettreicher Ernährung klinge. Es mag zwar so scheinen, doch ich habe stets betont, was auch die Arbeiten von Yudkin und Stock zeigen, daß nämlich in der Regel bei einer ketogenen/lipolytischen Diät weniger Fett gegessen wird als bei einer normalen Ernährung.

Dies ist eine direkte Folge einer der großen Vorteile von Fett: Fett sättigt stark, sobald die Kohlenhydrate eingeschränkt werden. Sämtliche Forscher, die Diäten mit derselben Kalorienzahl untersucht haben, mußten feststellen, daß Diäten mit mehr Fett den Hunger besser zügelten und leichter durchzuhalten waren.

Als nächstes kommt die Frage Ihrer äußerlichen Erscheinung. Dieser Punkt ist ein wenig schwieriger, und bislang hat sich niemand daran gewagt, ihn zu beweisen, doch für mich ist er genauso offensichtlich wie Ihr Kopf auf Ihren Schultern.

Haben Sie schon einmal die Gesichtszüge von Menschen genauer betrachtet, die »erfolgreich« eine fettarme Diät gemacht haben? Der Körper sieht zwar großartig aus, ganz besonders nach hartem Training. Doch betrachten Sie mal die Gesichter. Sehen Sie, wie trocken die Haut ist, wie schwammig der Teint und wie tief die Linien von der Nase zum Mund, die nasolabialen Falten? Irgendwie sehen diese Menschen älter aus als sie sind. Für Sie mag das nicht ganz so offensichtlich sein, aber für mich ist es ein Schock, denn mit der Atkins-Diät sieht niemand so aus.

Dieser Anblick, den viele einfach der Tatsache zuschreiben, daß da jemand Diät macht, ist in Wahrheit eine Eigenheit der fettarmen Ernährung und wird auch an allen deutlich, die zwar die Fettzufuhr reduzieren, aber nicht abnehmen. Wer von Ihnen also mit der Diät auch das Äußerliche verbessern will, sollte sich selbst nach den verschiedenen Diäten durch

Fett in der Nahrung

einen Blick in den Spiegel beweisen, welche Diät für ihn die bessere ist.

Warum bin ich nun so uneins mit diesen Ausschüssen, die glauben, die Beschränkung der Fettzufuhr sei der einzige Weg, Fett zu verlieren? Auf welche zwingenden Argumente gründen sie ihre für sie selbst so unumstößliche Schlußfolgerung?

Die Argumente lauten:

a) Fett liefert zu viele Kalorien. Essen wir fettarme Lebensmittel, dann essen wir auch weniger Kalorien.
b) Fettreiche Diäten müssen wenige Kohlenhydrate enthalten, wenn sie funktionieren sollen, und wir werden niemals freiwillig auf Kohlenhydrate verzichten.
c) Der Mensch ist von Natur aus Vegetarier.
d) Tierische Nahrungsmittel sind stark belastet mit Wachstumshormonen und Antibiotika, die wir alle meiden sollten.
e) Fettreiche Diäten verursachen Herzkrankheiten oder tragen dazu bei.
f) Fettreiche Diäten verursachen Krebs oder tragen dazu bei.

Eine ganze Reihe von Widerlegungen

Die ersten drei Argumente, die mir doch unbrauchbar erscheinen, wollen wir gleich verwerfen.

Daß wir weniger Kalorien essen, wenn wir das Fett reduzieren, könnte stimmen, solange die Kohlenhydratzufuhr hoch ist, doch für kohlenhydratarme Diäten trifft dieses Argument ganz sicher nicht zu. Zwei neuere Studien von Angelo Tremblay und seinen Mitarbeitern an der Laval University von Quebec machen das deutlich.[1] Für diese Studien wurde das Fett bei einer kohlenhydratreichen Diät erhöht, und die Versuchspersonen nahmen dadurch mehr Kalorien zu sich. Im Zusammenhang mit einer kohlenhydratarmen Diät jedoch sank

Fett in der Nahrung

die Kalorienzufuhr, da die Versuchspersonen erheblich weniger kohlenhydratreiche Nahrungsmittel aßen. Sättigung ist schließlich nicht dadurch zu erreichen, daß man den Magen in die Irre führt, sondern eine Frage der humoralen Faktoren. Bei einer kohlenhydratarmen Diät essen Sie weniger als bei einer fettarmen Diät. Falls Sie mir nicht glauben, probieren Sie es aus.

Dem Gedanken, wir könnten ohne Kohlenhydrate nicht glücklich werden, kann ich nur entgegenhalten, daß mehr Menschen mit der luxuriösen Atkins-Diät glücklich sind, die viel Butter und Sahne enthält, als mit einer weniger üppigen Ernährung.

Daß die Menschheit sich mit fettarmer oder vegetarischer Ernährung weiterentwickelte, ist einfach nicht wahr. Im Gegenteil, bis noch vor sechs Generationen war die Aufnahme von *raffinierten* Kohlenhydraten gleich Null.

Einwand d) lasse ich ohne Zögern gelten. Wir belasten unsere tierischen Nahrungsmittel ganz sicher mit Hormonen und Antibiotika. Leider führen die Fettkritiker ihren Gedanken nicht weiter und vergessen die weiteren Tatsachen: Wir belasten auch unsere pflanzlichen Nahrungsmittel durch Pestizide und anorganisch behandelte Böden. Im Grunde herrscht eine Pattsituation, und das Ganze ist kein Argument für die eine oder andere Ernährungsweise, sondern dafür, unser gesamtes Verhalten zu ändern. Seit im 19. Jahrhundert der deutsche Wissenschaftler Baron Justus von Liebig die chemischen, anorganischen Düngemittel erfand, mißhandeln wir unseren Boden und müssen mit Konsequenzen bei unseren Nahrungsmitteln rechnen, die wir kaum noch überblicken.

Meine Empfehlung lautet daher: Wenn Sie tierische oder pflanzliche Lebensmittel zu sich nehmen, sollten Sie sich möglichst überwinden und ein wenig mehr für unbelastete organische Waren bezahlen. Kaufen Sie in Naturkostläden ein. Kaufen Sie freilaufende Hühner oder deren Eier. Kaufen Sie Fleisch, das frei von Hormonen und Antibiotika ist, und Sie werden den Unterschied schmecken. Immer mehr Firmen werden in diese Marktlücke vorstoßen. Informieren Sie die Leitung Ihres Supermarktes von Ihrer Einstellung. Sie werden überrascht sein, wie gern man auf die Wünsche der Kunden eingeht. Sie sichern ihnen schließlich ihr Auskommen.

Nun zu den Beweisen jenseits von Herzkrankheiten und Krebs, wobei nicht zu vergessen ist, daß es keine soliden Beweise dafür gibt, daß diese Probleme durch eine kohlenhydratarme Diät verursacht werden.

Bevölkerungsstudien, die einen Zusammenhang zwischen Fett und Herzkrankheiten aufzeigen, beweisen gleichzeitig einen Zusammenhang zwischen Diäten, die viele raffinierte Kohlenhydrate *enthalten und Herzkrankheiten. Dasselbe gilt für Krebs.*

Zunächst zu den Herzkrankheiten.

Herzanfälle und wir

Allgemein herrscht die plausible Überzeugung, daß die moderne Ernährungsweise für das gehäufte Auftreten von Herzkrankheiten in den industrialisierten Staaten des 20. Jahrhunderts verantwortlich ist. Ich halte das für richtig. Weiter wird behauptet, unsere reichhaltige, fettreiche Ernährung sei der Übeltäter. Vor langer Zeit hielt ich auch das für wahr, bis ich mich näher mit den historischen Belegen beschäftigte.

Sie fragen sich vielleicht, wo da der Zusammenhang besteht. Hauptaugenmerk bei der überall zu verzeichnenden Vorherrschaft von Herzkrankheiten wurde stets auf epidemiologische Studien gelegt. Dabei handelt es sich um Untersuchungen, die Krankheiten in verschiedenen Bevölkerungsgruppen analysieren. Diese Art, Krankheiten zu studieren, ist sehr grob und spekulativ, aber auch sehr faszinierend.

Nehmen wir an, ein Forscher ist neugierig, warum ein Beduine aus der Wüste keine Herzkrankheiten bekommt, der Bewohner aus New York City, der Pastrami verkauft, jedoch

Fett in der Nahrung

daran erkrankt. Er könnte die unterschiedlichen Lebensumstände zwischen den beiden Menschen herausarbeiten, herausfinden, daß der Angestellte aus New York viel mehr Fett aus Fleisch zu sich nimmt, und aufgrund dieses Zusammenhangs daraus schließen, daß Fett der Grund für die Herzkrankheit ist. Täte er das, hätte er natürlich übersehen, daß Herzkrankheiten *auch* mit dem Verzehr von Roggenbrot und Senf sowie mit der Benutzung von Fernsehgeräten zusammenhängen. Oder daß es nicht zu Herzkrankheiten kommt, wenn man Kamele reitet.

Doch würde er ernsthaft forschen – und Epidemiologie ist wirklich nicht lächerlich –, käme er vielleicht zu dem Schluß, der Angestellte bekommt weniger körperliche Bewegung als der Beduine. Vielleicht raucht er auch mehr Zigaretten oder ißt mehr Zucker, oder sein Leben ist stressiger und hektischer. Würde der Forscher sich für Umweltfaktoren interessieren, würde er vielleicht einen abschätzenden Blick auf die Mengen an Blei, Ozon und anderen Chemikalien werfen, welche einer der unglücklichen Kontrahenten jeden Tag in sich aufnimmt.

Doch sollte unser Wissenschaftler ein typischer Epidemiologe sein und eines Tages Chef der Epidemiologie werden wollen, dann tut er, was man von ihm erwartet, und kommt zu dem Schluß, das Fett in der Ernährung sei schuld. (Wie Claude Rains schon in dem Filmstreifen *Casablanca* sagte: »Verhaften Sie die üblichen Verdächtigen.«) Daß unser Wissenschaftler zu diesem vorschnellen Schluß kommt, gehört zu dem üblichen Verhaltensmuster, dem sich ein moderner Medizinstatistiker an einer modernen amerikanischen Medizinfakultät unterwerfen muß, doch läßt sich anhand der Beweise ganz leicht zeigen, daß dieser Schluß nicht unbedingt zwingend ist.

In allen Gesellschaften, in denen man davon ausgeht, daß Fett Herzkrankheiten verursacht, ist als hauptsächliche Veränderung der Ernährung in diesem Jahrhundert ein erhöhter Konsum von Zucker, stark fruktosehaltigem Sirup und wei-

Herzanfälle und wir

ßem Mehl zu verzeichnen – allesamt raffinierte Kohlenhydrate. Der Arzt Captain T. L. Cleave, der die klassische Studie *The Saccharine Disease* geschrieben hat, legte überzeugend klar, daß eine steigende Zahl von Erkrankungen der Koronararterien mit einem Anstieg der Zufuhr von raffinierten Kohlenhydraten zusammenhängt.[2] Er stellte fest, daß Diabetes, Bluthochdruck, Magengeschwüre, Erkrankungen der Gallenblase, Krampfadern, Dickdarmentzündungen und Herzkrankheiten, um nur einige Leiden zu nennen, in primitiven Kulturen nicht vorkommen, solange dort keine raffinierten Kohlenhydrate gegessen werden. *Und das gilt ohne Ausnahme.* Der Entwicklungsprozeß würde zwanzig Jahre dauern. Cleave schlug die *20-Jahre-Regel* vor – so lange braucht es, bis sich Diabetes und Herzkrankheiten ausbreiten, nachdem man Zucker oder andere raffinierte Kohlenhydrate in einer Gesellschaft eingeführt hat.

Die epidemiologische Wahrheit lautet, in allen armen, nicht-industriellen Gesellschaften kommen kaum Herzkrankheiten vor. In vielen Fällen ist auch der Zucker- ebenso wie der Fettkonsum in diesen Ländern sehr niedrig. Wie wollen wir also verläßlich feststellen, welche Faktoren Herzkrankheiten verursachen?

Es ist eine Generation her, seit der Kopf der britischen Ernährungswissenschaftler, Dr. John Yudkin, und Dr. Ancel Key, Mentor für zahlreiche amerikanische Ernährungswissenschaftler, einen immer noch nicht abgeschlossenen Disput über die Epidemiologie führten. Keys studierte Völker und Kulturen mit ihren unterschiedlichen Krankheitsquoten bei Herzerkrankungen und zeigte, wie groß der Zusammenhang zwischen Herzkrankheiten und Fettzufuhr war. Yudkin nahm sich dieselben Statistiken vor und fand eine fast gleich große Korrelation zur Zuckerzufuhr. Tatsache ist, daß in mehr als 90 Prozent aller Kulturen ein starker Zusammenhang zwischen Fett- und Zuckerzufuhr besteht. Um also beide Theorien interpretieren zu können, müssen wir die Ausnahmen näher beleuchten.[3]

Fett in der Nahrung

Als erstes können wir feststellen, daß in zwei primitiven Kulturen, und zwar bei den Eskimos in Nordamerika und den Massai in Ostafrika, eine fettreiche Ernährung nicht mit Herzkrankheiten korreliert, sondern daß bei beiden Völkern keine Herzkrankheiten vorkommen.[4]

Betrachten wir einige typisch westliche Länder. In Island hatte man bis in die dreißiger Jahre kaum etwas von Herzkrankheiten und Diabetes gehört, obwohl die Isländer außerordentlich viel Fett aßen. Anfang der zwanziger Jahre jedoch kamen auch raffinierte Kohlenhydrate und Zucker zur isländischen Ernährung hinzu, und getreu der 20-Jahre-Regel von Cleaves kam es pünktlich zu den modernen, degenerativen Krankheiten. In Jugoslawien und Polen traten hohe Zahlen von Herzkrankheiten in der Mitte dieses Jahrhunderts *gleichzeitig mit einer Vervierfachung der Zuckerzufuhr und trotz gleichzeitigem Rückgang des Konsums tierischer Fette auf.*[5]

Diese Studien beweisen nichts. Das tun epidemiologische Studien im allgemeinen auch nicht, aber sie rufen doch ernsthafte Zweifel an der Theorie hervor, daß fettreiche Diäten der Hauptgrund für die Herzkrankheiten des 20. Jahrhunderts sind.

Und wie sieht es mit geschichtlichen Fakten aus?

Warum litten die Menschen in früheren Jahrhunderten nicht unter Herzkrankheiten? Weil sie sich anders ernährten als wir, sagen Sie. Ganz genau. Sie aßen nicht soviel Zucker und weißes Mehl wie wir. Ach so, das haben Sie nicht gemeint? Sie meinen, sie haben nicht soviel Fett gegessen? Aber ganz im Gegenteil! Ein großer Prozentsatz von ihnen aß viel Fett. Alle, denen es gutging – und Ende des 19. Jahrhunderts waren das mindestens mehrere Millionen Menschen allein in Amerika – ernährten sich von Fleisch, Fisch, Geflügel, Eiern, Butter und Schmalz. Es gab noch keine Margarine – die Glücklichen.

Und wie sieht es mit geschichtlichen Fakten aus?

Diese Menschen aßen enorme Mengen tierischer Nahrungsmittel – ihre Abendessen waren Festmähler, mit gebratenem Huhn, frischer Forelle und Schweinebraten. Lesen Sie Romane aus dem 19. Jahrhundert, dann wissen Sie, was ich meine. Ich weiß, Sie haben alle schon mal einen Western gesehen. Diese riesigen Viehtriebe, die in den sechziger Jahren des 19. Jahrhunderts aufkamen, gingen nach Chicago, von dort aus vertrieb man das rote Fleisch über ganz Amerika.

Litten die Menschen damals ebenso wie wir unter Herzkrankheiten? Absolut nicht. Schon in der zweiten Hälfte des 19. Jahrhunderts wurden Studien durchgeführt, man veröffentlichte medizinische Zeitschriften, und dennoch war die Zahl der Koronarerkrankungen so unbedeutend, daß die erste Studie darüber – anhand von vier Fällen – erst 1912 durchgeführt wurde. Diese vielen Millionen wohlhabender Amerikaner, die fröhlich Fleisch und Schmalz verspeisten und wie Könige lebten, aßen weiter wie bisher und zahlten niemals den Preis einer Koronarerkrankung, anscheinend, weil dieser nicht gefordert wurde. Das ausgehende 19. Jahrhundert war das große Zeitalter der Pathologen, und niemals wurde von Koronarverschlüssen berichtet, die sogar mit dem bloßen Auge erkennbar sind.

Paul Dudley White, später Eisenhowers persönlicher Kardiologe, erinnerte sich, daß er in einem ganzen Jahr (Anfang der zwanziger Jahre) in seiner Ausbildung am Massachusetts General Hospital, keinen einzigen Myokardinfarkt (Herzanfall) zu sehen bekam.

Die unausweichliche Schlußfolgerung lautet, Koronarerkrankungen waren im 19. Jahrhundert die Ausnahme. Aber warum wurde es ab 1912 dann anders? Denken wir an Cleaves 20-Jahre-Regel, so komme ich nicht umhin, die Cola-Revolution der frühen neunziger Jahre des 19. Jahrhunderts zu verdächtigen, die zufällig mit der Erfindung von raffiniertem Mehl zusammenfiel.

Nachdem ich fünfundzwanzig Jahre lang Herzpatienten be-

Fett in der Nahrung

handelt habe, die mit meiner Diät stetige Besserung zeigten – ebenso wie Patrick McCarthy, der unbegrenzt Fleisch, Fisch und Geflügel essen durfte – und die bei kohlenhydratreichen Diäten allesamt unerwünschte Nebenwirkungen erlitten, glaube ich sagen zu können, daß es in unserer modernen Ernährung ganz eindeutig eine *einzige* wichtige Gemeinsamkeit gibt. Diese Gemeinsamkeit sind die raffinierten Kohlenhydrate – die Pest unserer Zeit.

Damit schließe ich meine Beweisführung. Jetzt wollen wir noch einen kurzen Blick auf den Krebs werfen.

Krebs

Dieselbe mangelhafte Epidemiologie finden wir auch bei Krebsuntersuchungen. Niemand weiß so recht, was genau in unserer hochkomplexen Umwelt – einschließlich unserer Ernährung – die explodierenden Krebsraten verursacht. Aber es gibt gute Gründe anzunehmen, daß es nicht das Fett ist.

Um das zu verstehen, wollen wir uns zunächst mit Fallstudien beschäftigen. Dabei könnten wir uns wieder nur die New Yorker Pastramiverkäufer ansehen und feststellen, wer mit den Jahren welche Beschwerden bekommt. Wollen wir etwas über Ernährung und Krebs erfahren, dann sammeln wir die Namen aller, welche die Krankheit bekommen haben, und befragen sie genauestens zu ihrer Ernährungsweise. Dann vergleichen wir Nahrungsmittel und Getränke aller Erkrankten und aller Gesunden. Studien wie diese werden ständig durchgeführt, doch einige von ihnen sind wichtiger, manche sind auch besser, weil sie Ernährungsdaten auch aus der Zeit vor der Krankheit erheben.

Die Harvard Nurses Study gehörte dazu und machte Schlagzeilen. Schließlich hatte dieses riesige Unternehmen mehr als vier Jahre lang fast 90 000 amerikanische Krankenschwestern beobachtet und dabei in diesen verlaufsüberwachten Fallstu-

Krebs

dien etwas weniger als tausend Versuchspersonen untersucht. Sie können davon ausgehen, daß die Medien jedes Wort förmlich aufgesogen haben, das der Leiter Walter Willett und seine Mitarbeiter darüber mitteilten.

Daher war Ende der neunziger Jahre auf jeder Zeitung die Titelstory zu lesen, tierische Fette würden Dickdarmkrebs verursachen. In Interviews deutete Dr. Willett an, wir sollten alle vernünftigerweise unseren Konsum an tierischen Fetten reduzieren. Sie könnten darauf wetten, die Studie erbrachte aussagekräftige Beweise, daß tierische Fette Killer sind. Aber wer würde letztendlich diese Wette gewinnen?

Betrachten wir diese Studie mal genauer.[7] Man teilte alle Faktoren in Quintile ein, das heißt, in fünf Gruppen von gleicher Größe. So fanden sich 20 Prozent der Krankenschwestern mit der höchsten Zufuhr eines Nährstoffs, sagen wir rotes Fleisch, im fünften Quintil, die 20 Prozent mit der niedrigsten Zufuhr im ersten Quintil. Dies wurde für alle Nährstoffkategorien gemacht, die bei dieser Studie untersucht wurden. Auf diese Weise konnte man bei jeder Ernährungsvariablen entscheiden, ob sie Elemente enthielt, die im fünften Quintil die Krebsrate höher ansteigen ließ als im ersten.

Man fand bei dieser Studie, die in *The New England Journal of Medicine* veröffentlicht wurde, 150 Fälle von Dickdarmkrebs, woraus sich äußerst praktisch zu rechnen für jedes Quintil 30 Fälle ergaben (150 geteilt durch 5). Wie viele Fälle kamen im Quintil mit der höchsten Zufuhr von tierischen Fetten vor? 38 Fälle. Das ist statistisch gesehen signifikant, stimmt, doch alles in allem so unbedeutend, daß man dafür wohl kaum eine Ernährungsweise aufgibt, die den Bluthochdruck kontrolliert, das Gewicht reduziert und die Blutfettwerte niedrig hält. Dabei ist zu beachten, daß diese Ergebnisse nur den Dickdarmkrebs betreffen. Sicher wissen Sie, daß auch Brustkrebs angeblich durch tierische Fette verursacht wird. Zumindest offizielle Stellen behaupten das. Zu welchem Ergebnis kam die Krankenschwesterstudie in diesem Punkt?[8]

Fett in der Nahrung

In der Brustkrebsstudie von Willett stach das Quintil mit den *niedrigsten* Fettwerten besonders heraus. Alle Frauen, deren totale Fettzufuhr durch die Ernährung mehr als 33 Prozent betrug, entwickelten mit einer Rate von 114 Fällen pro Quintil (636 auf 100 000) Brustkrebs, doch das eine Quintil mit einer Fettzufuhr von weniger als 33 Prozent – genau der Wert, den offizielle Stellen empfehlen – hatte umwerfende 145 Fälle aufzuweisen, d. h. 813 Fälle auf 100 000.

Willetts Team stritt ab, daß es sich dabei um signifikante Zahlen handelte, doch meine Statistiker sind da ganz anderer Meinung. Die Chance, daß diese Zahlen, die darauf schließen lassen, daß wenig Fett zu Brustkrebs beiträgt, per Zufall zustande gekommen sind, liegt nur bei 1 zu 100. In der Tat könnte hier die wichtigste Verbindung zwischen Ernährung und Krebs liegen, die bislang epidemiologisch entdeckt wurde.

Die nicht gerade erstaunlichen Ergebnisse der Harvard-Studie über Dickdarmkrebs hätte man auch einigen kleineren Untersuchungen entnehmen können, die bereits zu dieser Frage gemacht worden waren. Studien in Marseille, Paris, Japan und Belgien *konnten allesamt keinen Zusammenhang zwischen Fettzufuhr durch die Nahrung und Dickdarmkrebs nachweisen.*[9] Die belgische Untersuchung von 1989 wies sogar auf den meiner Meinung nach tatsächlich Schuldigen hin – auf die Oligosaccharide, besser bekannt als einfache Zucker.

Was wäre, wenn Captain Cleave und Professor Yudkin recht gehabt haben? Ich halte die Beweise für überraschend aussagekräftig. Schließlich essen die Menschen mehr Fett, *weil* sie mehr Zucker essen: Denn Zucker führt zu vermehrter Kalorienaufnahme und Fettleibigkeit. Und *Zucker ist das weltweit am häufigsten konsumierte Karzinogen.*

Ich bin sicher, Sie wollen die Gründe dafür erfahren. Der große Wissenschaftler und Nobelpreisträger Otto Warburg hätte sie Ihnen erläutern können. Krebszellen ernähren sich von Glukose anstatt von Sauerstoff wie normale Zellen. Zukkerzufuhr erhöht den Glukosespiegel und stellt somit Brennstoff ausschließlich für Krebszellen bereit.[10]

Der international anerkannte russische Wissenschaftler Dr. Vladimir M. Dilman, der auch in den *Annals of the New York Academy of Science* veröffentlicht, liefert noch überzeugendere Beweise für die Theorie, daß Kohlenhydrate Krebs verursachen.[11] Er konnte zeigen, daß Brustkrebspatientinnen 22 Prozent mehr Insulin ausschütten als gesunde Vergleichspersonen. Außerdem wies er nach, daß Patienten mit Dickdarmentzündung 29 Prozent mehr Triglyzeride im Blut haben und daß Patientinnen mit Dickdarm-, Mastdarm- und Endometriumkrebs mehr als zweimal so häufig besonders schwere Babys zur Welt bringen. *Dies sowie die hohen Insulin- und Triglyzeridwerte sind Zeichen eines gestörten Zuckerstoffwechsels.*

Sie sehen also ganz deutlich, daß sowohl epidemiologisch nachgewiesen als auch ganz einfach aufgrund logischer Schlußfolgerungen Zucker ein wichtiger Kandidat als nahrungsbedingter Hauptverursacher von Krebs in der Nahrung ist, vielleicht noch wichtiger als Fett.

Aber diese Wissenschaftler aus Harvard waren offenbar nicht besonders beeindruckt über den Zusammenhang, den ihre Zahlen ihnen über die Wirkung der Zuckerzufuhr auf Krebs offenbarten.

So bat ich einen meiner Kollegen, in Harvard anzurufen und nachzuhaken: »Kollegen, welche Ergebnisse habt ihr bezüglich Brust- und Dickdarmkrebs und Zuckerzufuhr erhalten?«

Antwort: »Das haben wir nicht erforscht. Wir fanden nicht, daß dies von Bedeutung sein könnte.«

Von neunzigtausend Krankenschwestern wurden die Daten untersucht, einige Millionen Steuergelder von den staatlichen Gesundheitsbehörden ausgegeben, und sie haben sich nicht um den Zucker gekümmert! Und zwar, weil sie Scheuklappen trugen, auf denen in unsichtbarer Tinte geschrieben stand: »Treue Gefolgsleute des großen Feindes Fett.« Das ist eine schlechte Art, Wissenschaft zu betreiben. Sollte man die en-

Fett in der Nahrung

dokrinen Mechanismen, die Zucker mit Krebs in Verbindung bringen und über die in den medizinischen Zeitschriften berichtet wurde, wirklich einfach so außer acht lassen?

Mein Kollege und ich waren besorgt. Weil wir wußten, daß die übermäßig hohen Brustkrebsfälle bei *fettarmer* Ernährung die Zahl der Dickdarmkrebsfälle bei fettreicher Ernährung um das Vierfache überstieg und daß durch Zuckerzufuhr verursachter Endometriumkrebs in der Krankenschwesterstudie überhaupt nicht vorkam, machten wir uns ernste Sorgen um die *tatsächliche* Aussage dieser Studie – lineares Auftreten von Krebs.

Also fragten wir weiter: »Welche Daten haben Sie über Fett in der Ernährung und die *Gesamt*fälle von Krebs?«

Die Antwort lautete zu unserem Erstaunen: »Solche Daten haben wir nicht, sie sind nicht unbedingt aussagekräftig.«

Können Sie sich das vorstellen? Ich mußte mir dabei einfach Peter Falk in der Fernsehserie als »Columbo« vorstellen, wie er mit seinem zerknautschten Regenmantel in der Tür steht und sich noch einmal umdreht, um eine letzte Frage zu stellen. Er tippt sich mit dem Finger an die gerunzelte Stirn. »Eine Frage hätte ich noch, Professor. Ich weiß nicht viel über Computer, und ich weiß, Sie halten mich für eine Nervensäge, aber ich muß das einfach fragen. In einer so großen Stadt, mit den vielen Daten über 90 000 Krankenschwestern, ihre Ernährung und ihre Krankheiten und darüber, wer lebt, wer stirbt und so weiter, also, etwas verwirrt mich da doch. Wie programmiert man da den Computer, damit er diese Gesamtfälle *nicht* berechnet?«

Unser zurückhaltender »Detective« teilt meinen Argwohn, daß die Zahl der Gesamtfälle vermutlich die vorgefaßte Meinung unserer Kämpfer gegen das Fett nicht bestätigen und man sie daher nicht weiter erwähnte. Hätten die Daten einen Zusammenhang zwischen Fett in der Ernährung und allen Krebsfällen gezeigt, dann hätte man darüber berichtet und jeden Nachrichtendienst der Welt darüber informiert.

Krebs

Wer paranoid ist, mag das für eine Verschwörung halten, doch vermutlich handelt es sich lediglich um Übereifrigkeit, eine Eigenschaft, die unter hingebungsvollen Wissenschaftlern häufig zu finden ist. Eine Anhörung über Fett in der Ernährung und Krebs, die von der FDA gehalten und im *Federal Register* veröffentlicht wurde, verdeutlicht diesen Punkt:[12]

»Alle öffentlich zugänglichen Beweise unterstützen die Schlußfolgerung, daß eine fettreiche Ernährung das Krebsrisiko erhöht und fettarme Ernährung das Risiko tatsächlich vermindert.«

Die Sache hatte nur einen Haken. Die Literatur, die in dieser wichtigen staatlichen Veröffentlichung zitiert wurde, führte unter anderem die Harvard Nurses Study über Dickdarmkrebs auf, *nicht* aber die Studie über Brustkrebs, in der 31 *mehr* Fälle bei 20 Prozent der Krankenschwestern verzeichnet waren, die am wenigsten tierische Fette zu sich genommen hatten. Natürlich habe ich das immer wieder überprüft. Konnte das wirklich wahr sein?

Die zitierten Krebsstudien enthielten viele kleine und daher unausweichlich dürftige Berichte über 200 oder 300 Versuchspersonen. Die größte jemals durchgeführte Untersuchung jedoch an 90 000 Personen, erhoben von denselben Forschern des Harvard Department of Epidemiology, mit denselben Krankenschwestern und ebenso veröffentlicht in *The New England Journal of Medicine* wie die Studie über Dickdarmkrebs machte keinerlei Schlagzeilen. (Gleichermaßen fehlten noch andere Studien, die keinerlei Zusammenhang zwischen Brustkrebs und Fett in der Ernährung erkennen konnten.) Dieses Versäumnis macht mich doch sehr neugierig, und ich hoffe, daß wir bald eine Erklärung dafür bekommen. Ich weiß wohl, daß Experten des Konsens gewissenhaft die Daten studieren, die ihnen von den Mitgliedern des Konsensausschusses vorgelegt werden. Es ist eine Schande, daß die staatliche Gesundheitspolitik in solchem Ausmaß von Leuten beeinflußt werden kann, die so überarbeitet sind, daß sie Kleinigkeiten wie die wichtigste Studie über Brustkrebs einfach so übersehen.

Fett in der Nahrung

Und doch schreibe ich dieses Kapitel nicht, um Ihre Aufmerksamkeit auf die möglichen Diskrepanzen zwischen wissenschaftlichen *Ergebnissen* und persönlichen Meinungen gewisser Wissenschaftler zu lenken, sondern um Ihnen zu versichern, daß Sie nächstes Mal, wenn Sie vor Ihrem geliebten Omelett mit Käse und Speck sitzen und sich Sorgen über die gesundheitlichen Auswirkungen machen, keine Angst zu haben brauchen. Die Beweise, daß Sie aufgrund fettreicher Ernährung eine Herzkrankheit oder Krebs bekommen, sind nicht sehr stichhaltig, sondern sie sind schwach und bemerkenswert wenig überzeugend. Falsche Beschuldigungen gibt man nur deswegen als wissenschaftliches Evangelium weiter, weil diejenigen, auf die sich unsere politischen Führer verlassen, sich vor langer Zeit entschieden haben, der Sache der Fettreduktion zu folgen und keine Skrupel haben, die Beweise entsprechend hinzubiegen. Vermutlich glauben sie sogar, der Öffentlichkeit damit einen Dienst zu erweisen.

Ich hoffe, diese Diskussion hat Ihnen zumindest die Augen geöffnet, daß es in diesen Punkten keine Einigkeit unter den Wissenschaftlern gibt. Es ist wie bei vielen anderen Überlegungen, die Ihre Gesundheit betreffen: Am besten werden Sie so kritisch, daß Sie Ihre eigenen Entscheidungen treffen können.

IV

Wie Sie die neue Ernährung Ihr Leben lang durchhalten

Hiermit wären wir wieder bei der Diät. Einige von Ihnen haben sie sicher seit dem Tag durchgehalten, an dem Sie mit der 14-Tage-Diät begonnen haben. Die anderen haben sich eine vorübergehende Auszeit genommen, um über die Bedeutung der ersten Ergebnisse nachzudenken. Ganz sicher haben diese Ihnen gefallen. Jetzt stehen Sie vor dem wichtigsten Teil des Programms. Sie werden sich Ihre eigene Diät zusammenstellen – eine Diät, die zu Ihrem Lebensstil paßt, zu Ihrem Geschmack, Ihren Nahrungsmittelunverträglichkeiten, Ihrem Stoffwechsel, Ihren medizinischen Problemen und sogar zu Ihrer Fähigkeit, mit Versuchungen umzugehen. Die Jagd auf einen schlanken Körper und auf die Gesundheit ist eröffnet. Und ich darf sagen, daß Ihre Aussichten auf Erfolg niemals besser waren.

Diätphase zwei –
die grundlegende Reduktionsdiät

Haben Sie die zweiwöchige Diätphase eins gemacht und sind bereit weiterzumachen, dann werden Sie schon bald im bestmöglichen Sinne Ihre Ernährung umstellen. Wir machen weiter mit der Diätphase zwei, die zwar weniger streng ist als die ersten vierzehn Tage, doch wird sie Ihnen auch zeigen, was eine fettmobilisierende, fettlösende und dennoch fetthaltige Diät für Sie tun kann. Nach Phase zwei machen Sie weiter mit der relativ kurzen Diätphase drei und gehen dann zur Diätphase vier, der Ernährung, die Sie Ihr ganzes Leben lang beibehalten können. Und Sie werden feststellen, daß alle Phasen perfekt aufeinander abgestimmt sind.

Ich werde Sie niemals im Stich lassen, wenn Sie Ihre Pfunde verloren haben, damit Sie diese nicht wieder zurückbekommen. Und ich werde Ihnen niemals eine Diätphase zumuten, die schwer durchzuhalten ist oder bei der Sie sich schlecht fühlen. Welch positive Veränderungen haben Sie bereits erfahren! Welch eine Freude abzunehmen, aber ich glaube, es ist viel wichtiger, wieviel Vergnügen es bereitet, die eigene Lebensqualität zu verbessern, indem Sie sich ohne Hunger und Probleme gesund essen.

Und wie appetitlich. Vielleicht gehörten Rippchen oder Eier mit Speck zu den Köstlichkeiten, die Sie sich bei einer fettarmen Diät verkneifen mußten. Jetzt machen Sie eine Diät, die genauso gesund ist, wie die meisten rigorosen, fettarmen Diäten von sich behaupten, und so können Sie diesen Luxus ebenso wie viele andere Delikatessen wieder genießen.

Diätphase zwei

Ein saftiges Steak? Ein knuspriger Braten? Gedünsteter Lachs mit Sauce Béarnaise? Ente beim Chinesen? Hühnchen aus der Pfanne? Lassen Sie es sich schmecken.

Aber ich weiß, Sie werden nicht vergessen (und ich auch nicht), daß der Auslöser, dieses Buch zu lesen, vermutlich Ihr Übergewicht war.

Betrachten Sie diesen Punkt näher, und im Verlauf der Lektüre werden Sie verstehen, warum Sie nie wieder dick werden.

Erstens sollten Sie bedenken, daß es sehr hilfreich ist zu wissen, wie viele Pfunde Sie verlieren möchten. Das hält Sie bei der Stange und erleichtert auf psychologisch angenehme Weise die Disziplin, denn Woche für Woche sehen Sie, wie die Pfunde purzeln. Nach so vielen Jahren ist die Waage nicht mehr Ihre Feindin, sondern wird zu einer guten Freundin.

Dennoch möchte ich Sie noch einmal daran erinnern, daß es Menschen gibt, die sich an diese Diät nicht gewöhnen können, weil sie der einfachen, allgemein üblichen Meinung anhängen, man könne eine Diät anfangen und wieder beenden, so wie man einen Bus besteigt, ein paar Haltestellen fährt und dann wieder aussteigt. Doch eine Diät ist kein Ausflug, und Menschen, die so denken – und sich der Sache nicht wirklich verpflichten –, sind sehr oft Personen, die zwar vierzig Pfund abnehmen müßten, aber nach 28 Pfund das Interesse verlieren. Dann essen sie weiter wie vor der Diät, und vier oder fünf Monate später sind sie wieder dort, wo sie angefangen haben.

Sie können sicher sein, daß sich diese Leute auch bei der Atkins-Diät ähnlich verhalten. Jede Diät muß scheitern, falls Sie diese nur als Werkzeug für den schnellen, leichten Verlust einiger Pfunde mißbrauchen und sie nicht Ihren eigenen Bedürfnissen anpassen und in der Form als lebenslange Ernährung weiterführen.

Ihr Ziel – für einen Großteil von Ihnen wird es das Lebensziel sein –, Ihr Wunschgewicht zu erreichen und ein Leben lang zu halten, erreichen Sie am ehesten, wenn Sie sich klarmachen, wie viele Kohlenhydrate Sie zu sich nehmen. Während Sie abnehmen, sollten Sie ein Niveau anstreben, das zur Ketose/Lipolyse führt. Damit lösen Sie Ihr Fett praktisch auf und behalten Ihren Appetit so weit unter Kontrolle, daß Ihr Drang, etwas zu essen, was Ihnen nicht gestattet ist, unterdrückt wird. Und Sie essen Lebensmittel, die Ihnen schmecken. Nehmen Sie das körperliche und psychische Wohlbefinden, das die Ketose/Lipolyse unterstützt, und kombinieren Sie es mit den geschmacklichen Freuden einer reichhaltigen, luxuriösen Diät. Ergebnis: ein gesunder, glücklicher Mensch.

Ich glaube, dieses Ergebnis ist viel besser als die traurige Rückfälligkeit des Fahrgastes im Bus.

In diesem Kapitel werden Sie lernen, wie die Diätphase zwei durchzuführen ist. Beginnen wir mit der Bestimmung Ihrer körperlichen Ziele.

Halten Sie kurz inne

Jetzt ist der Zeitpunkt gekommen, einen strengen Blick auf Ihren Körper zu werfen und zu entscheiden, was Sie damit anfangen wollen und wie er aussehen soll. Seien Sie realistisch. Denken Sie ernsthaft darüber nach, wie Sie aussehen wollen. Aller Wahrscheinlichkeit wollen Sie nicht wie ein Sportler oder ein Model aussehen. Doch vielleicht denken Sie auch an das andere Extrem, an Ziele wie nicht mehr *so* dick und *ziemlich* gesund sein. Ich weiß, daß viele meiner Patienten glauben, solche Ziele seien ausreichend – und sogar mehr, als sie sich erhoffen können.

Ehrlich gesagt glaube ich, Sie sollten Ihre Ziele höher stekken. Wie wäre es mit Ihrem Idealgewicht, einer ausgezeichneten Gesundheit und Energie, wie sie für Ihr Alter ungewöhnlich ist, und von allem mehr, als Sie je zu erreichen gehofft hatten? Vertrauen Sie mir, das ist gar nicht so unrealistisch. Und falls Sie dieses Ziel erreichen, ist es absolut befriedigend.

Der menschliche Körper reagiert ziemlich schnell auf ernst-

Diätphase zwei

hafte Bemühungen, ihn zu verbessern. Die Pfunde schwinden dahin, der Blutdruck sinkt, Cholesterin- und Triglyzeridwerte geben allmählich nach, Glukose- und Insulinspiegel stabilisieren sich schnell bei einer Diät wie dieser, und der ganze Mensch fühlt sich immer besser. Dies geschieht bei der richtigen Ernährung, dies geschieht bei Menschen, die ihren Körper nicht mehr mit Koffein, Alkohol und Drogen mißhandeln. Und bei Menschen, die große, vernünftige Dosen an Vitaminen und Mineralstoffen zu sich nehmen, sowie bei einem angemessenen, allmählich gesteigerten Sportprogramm. Auch *Ihr* Körper wird so reagieren. Dahinter steckt kein Geheimnis. Ihr Körper ist ein bemerkenswert unverwüstlicher, zäher Organismus, der jede Gelegenheit ergreift, umzusetzen, was gut für ihn ist. Haben Sie bislang Ihrem Körper hauptsächlich geschadet, dann hat er sich sozusagen zusammengekauert, um dieser Mißhandlung zu entgehen. Tun Sie jetzt jedoch alles, was bislang beschrieben wurde, so werden Sie innerhalb weniger Wochen auffällige Verbesserungen in Ihrem Wohlbefinden bemerken. Selbst wenn Sie nur ein oder zwei Punkte durchführen, werden Sie eine positive Veränderung wahrnehmen.

Dieses Buch handelt in erster Linie von Ernährung, und meiner Erfahrung nach ist diese wichtiger als alle anderen Einzelfaktoren. Wie Sie wissen, biete ich Ihnen in diesem Buch auch ein gesundes Programm von Ernährungszusätzen und die Grundpfeiler eines guten Sportprogramms (S. 263 ff.). Also lassen Sie uns zu unserer ersten Frage zurückkehren.

Wann haben Sie sich in Ihrem Leben am wohlsten gefühlt und am besten ausgesehen? Wieviel haben Sie damals gewogen? Können Sie dieses Gewicht gut noch einmal erreichen? Lassen Sie diese Frage nicht aus. Wie ich immer sage, sind Sie der größte Experte, was Ihren Körper angeht.

Wie hoch Ihr Idealgewicht auch war, Sie können es so gut wie sicher erneut erreichen. 120? 140? 170? Warum wollen Sie es nicht noch mal in Angriff nehmen?

Erreichen Sie Ihr Idealgewicht!

Das soll nicht so klingen, als müßten Sie den Mount Everest erklimmen! Ich weiß, sollte Ihr Stoffwechsel dem der 25 000 übergewichtigen Patienten gleichen, die ich in den letzten 25 Jahren behandelt habe, dann haben Sie ausgezeichnete Aussichten auf Erfolg.

Sobald Sie Ihr Ziel erreicht haben, können Sie sich im Spiegel ansehen und triumphieren.

Haben Sie eine genaue Vorstellung von Ihrem Idealgewicht als junger Mensch – das Gewicht, das perfekt zu Ihrem Körperbau und Ihren Muskeln paßt? Viele Menschen haben ein ziemlich gutes Gespür für diesen Wert. Sie haben dieses Gewicht einen Großteil Ihres Lebens gehalten und erst nach besonderen Ereignissen zugenommen, wie Hochzeit oder Geburt, oder nachdem sie mit dem Rauchen aufgehört oder Medikamente bekommen oder abgesetzt haben.

Viele andere waren schon immer »stämmig«, und wenn Sie in diese Kategorie fallen, sollten Sie vielleicht auf die nicht besonders genauen Tabellen der Versicherungen zurückgreifen, die ich als Tafeln auf den folgenden Seiten einfüge. Diese Tabellen sind zwar alles andere als perfekt, doch geben sie Ihnen zumindest einen gewissen Anhaltswert.

Diätphase zwei

Günstige Gewichte für Männer und Frauen ab 25 Jahren[*]

in Pfund unter Berücksichtigung von Körperbau und Größe,
in Schuhen und Bekleidung

Größe in Meter	Leichter Körperbau	Mittlerer Körperbau	Schwerer Körberbau
MÄNNER			
1,57	112–120	118–129	126–141
1,60	115–123	121–133	129–144
1,62	118–126	124–136	132–148
1,65	121–129	127–139	135–152
1,67	124–133	130–143	138–156
1,70	128–137	134–147	142–161
1,72	132–141	138–152	147–166
1,75	136–145	142–156	151–170
1,77	140–150	146–160	155–174
1,80	144–154	150–165	159–179
1,82	148–158	154–170	164–184
1,85	152–162	158–157	168–189
1,88	156–167	162–180	173–194
1,90	160–171	167–185	178–199
1,93	164–175	172–190	182–204
FRAUEN			
1,47	92–98	96–107	104–119
1,49	94–101	98–110	106–122
1,52	96–104	101–113	109–125
1,55	99–107	104–116	112–128
1,57	102–110	107–119	115–131
1,60	105–113	110–122	118–134
1,62	108–116	113–126	121–138
1,65	111–119	116–130	125–142
1,67	114–123	120–135	129–146
1,70	118–127	124–139	133–150

1,72	122–131	128–143	137–154
1,75	126–135	132–147	141–158
1,77	130–140	136–151	145–163
1,80	134–144	140–155	149–168
1,82	138–148	144–159	153–173

Interpretieren Sie Ihre Daten

Nun wollen wir Ihren Gewichtsverlust der ersten 14 Tage der Diät unter die Lupe nehmen und das Ausmaß Ihres Stoffwechselwiderstands errechnen. Die folgende Tabelle wird Ihnen ein Gefühl dafür vermitteln, wo Sie stehen.

Ich bin sicher, Sie ahnen bereits, daß das Ausmaß des Widerstands im Verhältnis zum Gewichtsverlust des Körpers zeigt, wie gut oder schlecht Sie in den Zustand der Ketose/Lipolyse kommen. Per definitionem ist der Widerstand gegen den Gewichtsverlust der Widerstand gegen die Ketose.

In Diätphase eins, die Sie gerade gemacht haben, habe ich Sie gebeten, das strengste Niveau einer kohlenhydratarmen Diät einzuhalten. Sie haben dabei 15 bis 20 Gramm Kohlenhydrate zu sich genommen. Das war eine kluge Strategie. Falls Ihr Körper in der Lage ist, in Ketose zu gelangen, so hat er es getan. Die Diät enthielt extrem wenig Kohlenhydrate, weil ich deutlich machen wollte, daß wirklich alle Menschen Lipolyse erfahren können, angefangen bei allen, die leicht abnehmen bis hin zu den schwersten Fällen – alle, die vor der Atkins-Diät geglaubt haben, es sei ihnen absolut unmöglich abzunehmen.

Und ich bin sicher, daß mehr als 95 Prozent von Ihnen abgenommen haben. Die anderen 5 Prozent sollten einen Blick

* Nach den neuen Gewichtsnormen für Männer und Frauen der Metropolitan Life Insurance Co., New York, erschienen im *Statistical Bulletin* 40.3, Nov.–Dez. 1959

Diätphase zwei

**Gewichtsverlust in den ersten zwei Wochen
der ketogenen Diät für Patienten in drei verschiedenen
Kategorien der Fettleibigkeit**

Grad des Stoffwechselwiderstands bei Männern
Verlorene Pfunde in den ersten 14 Tagen,
bei folgendem Stoffwechselwiderstand:

abzunehmende Pfunde	*hoch*	*durchschnittlich*	*niedrig*
weniger als 20	4	6	8
20–50	6	9	12
über 50	8	12	16

Grad des Stoffwechselwiderstands bei Frauen
Verlorene Pfunde in den ersten 14 Tagen,
bei folgendem Stoffwechselwiderstand:

abzunehmende Pfunde	*hoch*	*durchschnittlich*	*niedrig*
weniger als 20	2	4	6
20–50	3	6	9
über 50	4	8	12

---

ins nächste Kapitel werfen und mit der Spezialdiät arbeiten, die ich für Patienten mit extrem großem Stoffwechselwiderstand erstellt habe.

Falls Sie jedoch normal reagieren, durchlaufen Sie jetzt eine freiere Version der Atkins-Diät und machen einen lebenswichtigen Schritt zum Erlernen eines Ernährungsprogramms fürs Leben.

Sie werden das für *Ihren individuellen Stoffwechsel passende Niveau an Kohlenhydratzufuhr finden, bei dem Sie kontinuierlich abnehmen.* Diese maximale Kohlenhydratzufuhr in dieser Diätphase ist Ihre kritische Kohlenhydratschwelle zur Gewichtsreduktion (KKSG).

Natürlich sollten Sie diese Phase der Diät mit der gebotenen Vorsicht beginnen. Es ist ganz wichtig, daß Sie in den ersten Tagen kohlenhydrat*arme* Gemüse, Nüsse und sonstige Nahrungsmittel essen. Wir wollen ja nicht, daß Sie den Zustand der Ketose/Lipolyse wieder verlassen und keine FMS mehr produzieren, denn sonst müßten Sie wieder mit Diätphase eins beginnen und sozusagen wieder zurück an den Start gehen.

Dabei dürfen Sie nicht vergessen, daß einige gängige Lebensmittel einen nicht unerheblichen Kohlenhydratgehalt haben. Eine Pampelmuse hat zirka 20 Gramm, ein Apfel nur unbedeutend weniger. Bedenken Sie, daß ungefähr 40 Prozent der Frauen, die aus Stoffwechselgründen Übergewicht haben, erst abnehmen können, wenn sie weniger als 30 Gramm Kohlenhydrate pro Tag zu sich nehmen!

Daher müssen Sie diese Lebensmittel stets mit großer Vorsicht genießen und sich diese vielleicht lieber für später aufheben. In Diätphase vier haben Sie dazu noch hinlänglich Gelegenheit.

Denken Sie außerdem auch daran, daß sehr viele Früchte viel natürlichen Zucker enthalten, und daß Ihre Neigung zu Glukose- und Insulinstörungen Obstkonsum zu einem Risiko macht.

Ihre ganz private Zahl

Behalten Sie stets diese zwei wichtigen Grundprinzipien im Auge:

1. Bei dieser Diät steht Ihr Gewichtsverlust im allgemeinen proportional zu den nicht aufgenommenen Kohlenhydraten.
2. Die Anzahl der Kohlenhydrate, die Sie essen, kann man messen, und falls Sie wollen, können Sie den kohlenhydrathaltigen Lebensmitteln Zahlenwerte geben, um

Diätphase zwei

leichter zu entscheiden, was und wieviel Sie davon essen wollen. Dazu habe ich am Ende des Buches eine Liste mit Kohlenhydratwerten angehängt, und auch die vorangegangene Tafel hilft Ihnen weiter.

Unter Berücksichtigung dieser Prinzipien möchte ich das Kohlenhydratniveau, das Sie unterschreiten müssen, um abzunehmen, als Ihre KKSG bezeichnen. Sobald Sie unterhalb dieses Werts bleiben, werden Sie in der Tat ständig an Gewicht verlieren.

Es gibt zwei Möglichkeiten, Ihre KKSG zu bestimmen. Welche Sie davon wählen, hängt von Ihrer Persönlichkeit ab. Sind Sie ein genauer, methodischer Mensch, der gerne abwägt, mißt und zählt, können Sie die genaue Zahl berechnen. Dazu erhöhen Sie die Menge der Kohlenhydrate über den einen Salat hinaus, den Sie in Diätphase eins essen durften. Dabei ermitteln Sie die Grammzahl bei allen Kohlenhydraten, die Sie zusätzlich zu sich nehmen. In der Regel betrachte ich ein tägliches Plus von 5 Gramm als einen »Level« der Diät.

Sie machen so weiter, bis Sie *nicht mehr* abnehmen. Das ist Ihre KKSG. Darüber verlieren Sie keine Pfunde mehr oder nehmen sogar wieder zu. Darunter machen Sie tatsächlich im üblichen Sinne eine Diät, d. h. Sie nehmen ab. Für alle genauen, zahlenorientierten Menschen ist die KKSG eine ziemlich genaue Zahl.

Sie können also sagen: »Meine kritische Kohlenhydratschwelle zur Gewichtsreduktion liegt bei 45 Gramm« – oder 32 oder vielleicht auch nur bei 19 Gramm.

Andererseits sind Sie vielleicht ein Mensch, der es nicht ganz so genau nimmt – wie viele unter Ihnen. Auch das ist kein Problem. Falls Sie sich nicht mit Zahlen abgeben wollen, ist es sogar noch einfacher, Ihre Schwelle zu bestimmen. Sie erhöhen so lange Ihre Kohlenhydratzufuhr, bis Sie kaum noch abnehmen, und dann bleiben Sie unterhalb dieser Stufe. Sie können grob abschätzen, wieviel Salat und Gemüse Sie essen

Ihre ganz private Zahl

dürfen, und wenn Sie ein gutes Auge für Mengen haben, funktioniert das problemlos.

Sollten Sie Ihre KKSG überschreiten, wird Ihre Waage Ihnen diesen Fehler schon mitteilen, und Sie können Ihr Eßverhalten entsprechend anpassen. Sie fragen jetzt vielleicht, wie die Lipolyse-Teststreifen da hineinpassen? Sie verfärben sich im allgemeinen nicht violett, wenn Sie nur ein wenig unter Ihrer KKSG bleiben. Wenn das geschieht, liegt Ihre Schwelle nur um wenige Gramm höher.

Die einzige Schwierigkeit besteht darin, daß jeder mal eine Stagnation erfährt. Es gibt Zeiten, in denen man einfach nicht abnimmt. Die ersten Male, in denen Sie nicht abnehmen, gehören sicher dazu und bedeuten so gut wie nie, daß Sie Ihre KKSG erreicht haben. Um Ihre KKSG zu erkennen, müssen Sie sicherstellen, daß Sie einige Wochen lang weder Pfunde noch Zentimeter verlieren. Wenn Sie meinen, es dauere alles zu lange, dann können Sie gleich Ihre erste Lektion lernen. *Sie sollten es nicht eilig haben. Es handelt sich um ein Programm, das ohne Ende immer weiterläuft.*

Zu einem späteren Zeitpunkt der Diät, sobald Sie fast soviel abgenommen haben, wie Sie sich wünschen, gehen Sie von Diätphase zwei über die wichtige Diätphase drei zur letzten Diätphase vier über (das dauert im allgemeinen ein paar Wochen, kann im Einzelfall aber auch auf ein paar Monate hinauslaufen). Dabei werden Sie eine weitere bemerkenswerte Zahl entdecken: Ihre kritische Kohlenhydratschwelle (KKSG) zur Erhaltung Ihres Gewichts liegt bei der höchsten Grammzahl an Kohlenhydraten, mit der Sie *nicht wieder zunehmen*. Bei den meisten von Ihnen, die dann schon schlank sind, wird diese Zahl irgendwo zwischen 25 und 90 Gramm pro Tag liegen (siehe Tafel auf S. 228).

Diätphase zwei

Kohlenhydratniveau in Gramm und Stoffwechselwiderstand

Stoffwechselwiderstand	Diätphase 2 (KKSG)	Diätphase 4 (KKSE)
hoch	15 oder weniger	25–40
durchschnittlich	15–40	40–60
niedrig	40–60	60–90

Das Niveau des Stoffwechselwiderstands läßt sich vielleicht besser durch die KKSG schätzen als aus den Daten Ihrer 14-Tage-Diät. Je weiter Sie mit der Diät fortschreiten, um so genauer wird Ihre Vorstellung von Ihrem Stoffwechselwiderstand werden.

Ein paar Schritte die Kohlenhydratleiter hinauf

Wollen Sie die Zufuhr von gesunden Kohlenhydraten leicht und systematisch erhöhen, ohne wieder zuzunehmen, so sollten Sie in 5-Gramm-Schritten vorgehen, wie sie zum Beispiel ½ Avocado, eine Tasse Blumenkohl, 6 bis 8 Stengel Spargel und 30 Gramm Sonnenblumenkerne enthalten. Dreizehn mittelgroße Erdbeeren enthalten ebenso 5 Gramm Kohlenhydrate wie 150 Gramm Hartkäse. Die folgende Tafel bietet noch weitere Vorschläge.

Ein paar Schritte die Kohlenhydratleiter hinauf

Kohlenhydratsteigerungen

Lebensmittel	*Menge*	*Kohlenhydrate in Gramm*
Mandeln	15	4
Paranüsse	10	4
Cashewkerne	11–12	5
Macadamianüsse	12	4
Pistazien	50	5
Sonnenblumenkerne	30 g	6
Spargel	6 Stengel	5
Rosenkohl	½ Tasse	5
Blumenkohl	1 Tasse	5
Endiviensalat	1 Tasse	2
Pilze	10 kleine	4
Radieschen	20 mittlere	5
Sojabohnen	½ Tasse	11
Spinat	½ Tasse	5
gekochte Tomaten	½ Tasse	5
Hüttenkäse	1 Tasse	6
Hartkäse	30 g	1
Zitronensaft	½ Tasse	8
Tomatensaft	½ Tasse	5
Blaubeeren	21 durchschnittliche	5
Himbeeren	17 durchschnittliche	5
Erdbeeren	13 durchschnittliche	5

Jetzt sind Sie also von der einfachen Ein-Salat-Version der Diät einen Schritt weitergegangen, warum machen Sie sich da nicht in einem kleinen Notizbuch Aufzeichnungen über alles, was Sie täglich essen? Habe ich Ihnen nicht versprochen, daß Sie Willenskraft durch Verstand ersetzen können? Jetzt kön-

Diätphase zwei

nen Sie Ihrem Verstand diese Informationen geben. Je mehr Sie über die Kohlenhydratmengen wissen, die Sie zu sich nehmen oder nehmen wollen, um so besser sind Sie für eine effektive Diätstrategie gerüstet.

Während Sie also allmählich Ihre Kohlenhydratzufuhr steigern, werden Sie sehen, daß Ihre Gewichtsabnahme immer langsamer vonstatten geht. In welchem Zeitraum Sie diese Veränderungen bemerken, ist noch ein weiterer Hinweis darauf, wie stark Ihr Stoffwechselwiderstand gegen den Gewichtsverlust auftritt.

Bei den 15 Gramm Kohlenhydraten in Diätphase eins haben Sie vielleicht pro Woche 5 Pfund verloren. In den ersten 7 bis 10 Tagen bestand ein Teil des Gewichtsverlustes vermutlich aus Wasser, denn die Diät hat stark abführende Wirkung. Vielleicht haben Sie in diesen ersten Tagen tatsächlich 2,5 Pfund Fett verloren oder ungefähr 10 Pfund pro Monat.

Das ist nicht ungewöhnlich. Als Madge O'Hara zu mir kam, wog sie 156 Pfund bei 1,57 Meter Größe und wollte ihr Gewicht auf 115 Pfund reduzieren. Tatsächlich verlor sie 21 Pfund im ersten Monat, und ich schätze, 6 oder 7 Pfund waren davon Wasser. Im nächsten Monat nahm sie 7 Pfund ab. Da befand sie sich bereits in einem höheren Diätniveau, und die letzten 13 Pfund nahm sie ganz entspannt ab. Dafür brauchte sie zehn volle Wochen, doch als Madge sie abgenommen hatte, wußte sie genau, wie sie für den Rest ihres Lebens essen wollte.

Auch Sie sollten in dieser Phase damit rechnen, daß Sie nicht mehr so schnell abnehmen wie zuvor. Außerdem werden Sie an sich beobachten, daß Sie um so langsamer abnehmen, je näher Sie Ihrem Idealgewicht kommen. Sie sollten sich also zwei oder mehr Monate Zeit nehmen, die letzten 10 Pfund zu verlieren. Damit treten Sie in die Diätphase drei ein – einfach ein Muß, wenn Sie stetig an Gewicht verlieren wollen. Ich kann gar nicht genug betonen, wie wichtig es ist, in die vierte Phase der Diät quasi hinüberzugleiten anstatt sie ab-

Ein paar Schritte die Kohlenhydratleiter hinauf

rupt zu beginnen. Genau hier versagen nämlich herkömmliche Formuladiäten.

Müssen Sie dagegen noch 30 oder mehr Pfund verlieren, nachdem Sie die Diätphase eins beendet haben, sind Sie sicher nicht glücklich über die Verlangsamung. Ihnen möchte ich dringend raten, die Kohlenhydratzufuhr nur sehr langsam zu steigern und jede 5-Gramm-Erhöhung mehrere Wochen beizubehalten.

Nehmen wir mal an, Sie essen in der dritten Woche Ihrer Diät eine halbe Tasse Brokkoli mehr, zusätzlich zu dem einen bislang gestatteten Salat, dann nehmen Sie damit insgesamt täglich 20 Gramm zu sich. Vielleicht nehmen Sie aber in dieser Woche statt 4 nur 2,5 Pfund ab, und der Unterschied besteht aus Wasser. In der vierten Woche nehmen Sie weitere 5 Gramm Kohlenhydrate mehr zu sich. Sie verlieren 2 Pfund. In der fünften Woche weitere 5 Gramm, Sie verlieren 1,5 Pfund und so weiter.

Vielleicht merken Sie, daß Sie bis zu 35 oder 40 Gramm Kohlenhydrate täglich essen können und nehmen immer noch ein Pfund pro Woche ab. Damit hätten Sie einen durchschnittlichen Stoffwechselwiderstand erreicht. Ihre Lipolyse-Teststreifen sollten sich weiterhin violett verfärben, wenn auch nur ganz leicht, und so wissen Sie, daß Sie sich immer noch im Zustand der Ketose/Lipolyse befinden.

Obwohl es in Ihrer Hand liegt, wie schnell Sie abnehmen, halte ich doch die oben beschriebene Lösung für zufriedenstellend. Solange die Pfunde dahinschmelzen und Sie zielstrebig Ihr Ziel ansteuern, brauchen Sie sich keine Sorgen zu machen. Nehmen wir jedoch an, Sie kommen zu dem Ergebnis, daß Ihnen 10 Gramm Kohlenhydrate mehr pro Tag nicht so wichtig sind wie ein Pfund pro Woche mehr Gewichtsverlust. Dann können Sie sich dafür entscheiden, weiterhin weniger Kohlenhydrate zu sich zu nehmen und sich mit dem Wissen zufriedengeben, daß Sie mehr essen *könnten,* wenn Sie nur wollten. Behalten Sie einfach im Hinterkopf, eine Diät-

Diätphase zwei

phase drei einzulegen, sobald Sie sich Ihrem Idealgewicht nähern.

Was ist, wenn ich nicht dem Durchschnitt entspreche?

Können Sie 50 oder 60 Gramm Kohlenhydrate pro Tag zu sich nehmen und trotzdem noch abnehmen, dann haben Sie einen ziemlich niedrigen Stoffwechselwiderstand. Aller Wahrscheinlichkeit nach hatten Sie gar nicht soviel Übergewicht, und es wird ein Kinderspiel für Sie sein, mit der Diätphase vier der Atkins-Diät schlank zu bleiben. Dann können Sie zwei Salate, zwei Portionen Gemüse und vielleicht ein Stück Obst täglich essen und trotzdem Ihr Gewicht halten. Falls Sie vorsichtig sind und merken, daß Sie nicht wieder in die Spirale des ständigen Zunehmens geraten, können Sie gelegentlich vielleicht sogar eine Kartoffel oder Wildreis essen. Bedenkt man, daß Sie ja bereits eine der luxuriösesten Proteindiäten machen, haben Sie noch viele leckere Mahlzeiten vor sich. Aber ich möchte Ihnen diese Frage stellen: Wenn Ihr Problem so wenig stoffwechselbedingt ist, wie konnten Sie dann überhaupt so dick werden? Sie sollten sich einmal selbst beobachten, um herauszufinden, ob Sie sich in irgendeiner Weise selbstzerstörerisch verhalten. Vielleicht liegt hier ein Grund für Ihr Gewichtsproblem.

Einige von Ihnen haben mit ihrem Stoffwechselwiderstand nicht so viel Glück. Alle, deren Stoffwechselwiderstand hoch ist, brauchen dieses Buch ganz besonders. Sollten Sie bei 20 oder 25 Gramm Kohlenhydraten pro Tag nicht mehr abnehmen, dann müssen Sie Ihre Ernährung ungefähr an die Diätphase eins anpassen. Das nächste Kapitel ist für Sie besonders interessant, hauptsächlich weil es für die 5 Prozent unter Ihnen verfaßt wurde, die mit der Atkins-Diät überhaupt nicht zurechtkommen.

Was ist, wenn ich nicht dem Durchschnitt entspreche?

Wer einen hohen Stoffwechselwiderstand hat, muß unbedingt mehr Sport treiben – den ich ohnehin allen Menschen empfehle –, um schlank und gesund zu bleiben. Ohne Sport könnte das Abnehmen zur Schwerstarbeit werden.

Hohe Insulinresistenz führt außerdem zu einem erhöhten Risiko für Diabetes und Herzkrankheiten, solange nicht ganz genau die Kohlenhydratzufuhr kontrolliert wird. Fettleibigkeit ist wegen dieser Konsequenzen Ihr unbarmherziger Feind, und Sie müssen ihn entweder besiegen oder kontrollieren.

Es ist nicht unwahrscheinlich, daß ich hier zu den bereits Bekehrten predige, denn alle, die einen hohen Stoffwechselwiderstand gegen das Abnehmen haben, sind sich dieses Problems durchaus bewußt. Außerdem verfolgen Menschen mit extremer Fettleibigkeit ihre Diät ganz besonders hingebungsvoll, sobald sie erst einmal eine Technik erlernt haben, die ihnen tatsächlich das Abnehmen ermöglicht und sie nicht dazu zwingt, sich dem Schreck des Hungerns auszusetzen.

Genau hier trägt die Appetitunterdrückung einer kohlenhydratarmen Diät ihre schönsten Früchte. Solange Ihre Diät auf ketogenem Niveau bleibt, können Sie diese ohne Reue genießen.

Im folgenden möchte ich ein paar Lösungen für alle aufzeigen, die unter einem extremen Stoffwechselwiderstand leiden.

Behandlung eines extrem hohen Stoffwechselwiderstands – das einzigartige Fettfasten

Schon nach der dritten Seite dieses Buches haben Sie feststellen können, daß Fettleibigkeit meinen Erkenntnissen nach weitaus häufiger aufgrund des Stoffwechsels als aufgrund von Gefräßigkeit entsteht. Ich hoffe, daß ich damit allen, die das noch nie gehört haben, einen gewissen Trost biete. Es muß sehr beunruhigend sein zu hören, das eigene Übergewicht liege einzig und allein an Ihrer Freude am Essen. Es ist nicht lustig, wenn man glauben muß, man sei zu dick, weil man gefräßig sei, aber das ist auch nur selten der Fall.

Fettleibigkeit entsteht so gut wie immer durch eine Stoffwechselstörung, um genau zu sein durch Hyperinsulinismus. So weit, so gut. Was passiert jetzt, wenn die stoffwechselbedingten Hindernisse so groß sind, daß Sie offenbar einfach nicht abnehmen *können?*

Die Unfähigkeit abzunehmen, selbst mit wirkungsvollen Diäten, gibt es tatsächlich. Ich habe Dutzende von Patienten mit diesem Problem gesehen, und es gibt weitere Tausende, die dazu neigen. Dieses Leiden ist nicht offiziell anerkannt. Sie können es in keinen Diagnoselisten oder Lehrbüchern finden, und viele Ärzte, die Fettleibigkeit behandeln, bestreiten die Existenz dieses Problems. Doch eine wachsende Anzahl meiner Kollegen erkennt dieses Phänomen allmählich an.

So kann ich dem Ganzen also frei einen Namen geben, und wir nennen es »Stoffwechselwiderstand gegen Gewichtsverlust« oder ganz einfach Stoffwechselwiderstand.

Ein wenig willkürlich würde ich ihn wie folgt definieren: Die Unfähigkeit (weiter) abzunehmen, bis ein vernünftiges Zielgewicht erreicht ist, und zwar bei Diäten mit 1000 Kalorien oder 25 Gramm Kohlenhydraten. Man findet nur sehr selten Menschen, die mit diesen Diätprogrammen nicht abnehmen, doch gar nicht so selten gibt es Menschen, die kurz vor ihrem realistischen Gewicht »steckenbleiben«. Meiner Schätzung nach dürften 4 Prozent aller Fettleibigen unter ihrem Stoffwechselwiderstand leiden, vielleicht 1 Prozent der Gesamtbevölkerung. In den Vereinigten Staaten macht das zweieinhalb Millionen Menschen, ganz schön viel für ein Leiden, das sich durchaus heilen ließe, bislang aber nicht einmal offiziell anerkannt ist.

Mit einem Kapitel eigens für die Betroffenen versuche ich ein wenig Trost zu spenden.

Wie erkennen Sie, daß Sie einen hohen Stoffwechselwiderstand haben?

Das können Sie leicht überprüfen. Nehmen Sie offensichtlich langsam ab und hatten bei irgendeiner offiziellen Diät lange Stagnationsphasen, dann suchen Sie sich eine Diät mit 1000 Kalorien, und machen Sie diese lange genug (2–3 Wochen), um ganz sicherzugehen, ob Sie immer noch nicht abnehmen. Ist das der Fall, würden viele Ärzte (wenn sie Ihnen denn glauben) Ihren Stoffwechselwiderstand als hoch einstufen. Ich würde es jedoch nicht unbedingt so sehen.

Ich habe nämlich herausgefunden, daß drei von vier Menschen, die bei einer ausgewogenen Diät von 1000 Kalorien nicht abnehmen, mit der Diätphase eins der Atkins-Diät sehr wohl an Gewicht verlieren. Ihr nächster Schritt ist also die Diätphase eins. Es besteht durchaus die Möglichkeit, daß Sie mit dieser 14tägigen Diät ein paar Pfund verlieren, jedoch wieder steckenbleiben, bevor Sie Ihr Ziel erreicht haben. Erst

Behandlung eines extrem hohen Stoffwechselwiderstands

dann trifft die Diagnose »hoher Stoffwechselwiderstand« zu. Bei allen anderen, die langsam, aber unter Mühen abnehmen, würde ich die Diagnose *relativer Stoffwechselwiderstand* stellen.

Was sollten Patienten mit hohem Stoffwechselwiderstand tun?

Als erste Reaktion würde ich empfehlen, sich einen Arzt zu suchen, der hohen Stoffwechselwiderstand behandelt, denn diese Menschen brauchen gewiß fachkundigen medizinischen Rat. Doch leider bezweifle ich, daß sich solche Ärzte finden lassen; *ich* habe jedenfalls noch keine kennengelernt.

Dennoch gibt es medizinische Fragen, die zu Anfang geklärt werden müssen: Nehmen Sie Medikamente? Wenn ja, besteht die Möglichkeit, daß diese für Ihren hohen Stoffwechselwiderstand verantwortlich sind.

Die schlimmsten Übeltäter sind Psychopharmaka: Phenothiazine, Antidepressiva einschließlich Prozac, Tranquilizer, Lithium und so weiter.

Zweitens können Hormone wie Östrogen, Prednison und andere Steroide einen Gewichtsverlust verhindern und sogar eine Zunahme verursachen. Dies gilt auch für viele Medikamente gegen Arthritis. Des weiteren sind da die Diuretika und in kleinerem Umfang auch andere Herz-Kreislauf-Medikamente. Insulin und orale Diabetesmedikamente haben sicher auch ihre Wirkung. Es heißt, wer einen hohen Stoffwechselwiderstand hat, könnte den Zustand durch *alle* Medikamente verschlimmern.

Sie erwarten doch nicht von mir, daß ich meine Medikamente einfach absetze?

Ganz sicher erwarte ich das nicht. Das Risiko wäre unvorstellbar. Doch bei *meinen* Patienten arbeite ich darauf hin. Sie können Medikamente nicht einfach als unnötig absetzen, solange Sie keine Alternativbehandlung zur Hand haben. Vielleicht überrascht es Sie, daß es für alle Medikamente, die ich aufgelistet habe, eine Alternative auf Ernährungsbasis gibt.

Die verdächtigen Medikamente sollten ganz allmählich durch Diät und Ernährungszusätze ersetzt werden. *(Dazu ist eine Fachkraft vonnöten, die über entsprechende Erfahrung verfügt. Keinesfalls sollten Sie es ganz allein machen.)*

Nachdem Sie sich mit der Frage der Medikamente beschäftigt haben, sollten Sie Ihren Hormonhaushalt kontrollieren. Ein nicht unbedeutender Anteil aller Patienten, die unter hohem Stoffwechselwiderstand leiden, hat auch eine Schilddrüsenunterfunktion.

Dies teste ich mit den Standardtests für Schilddrüsenprobleme einschließlich der Untersuchung des TSH-Niveaus (ein Anstieg von TSH ist der verläßliche Bluttest überhaupt) und eines weiteren Tests der Schilddrüsen-Autoantikörper (dafür gibt es eine neue, sehr viel feinere Technologie). Kommen gleichzeitig zum hohen Stoffwechselwiderstand jedoch auch für Schilddrüsenunterfunktion typische Symptome vor wie Abgeschlagenheit, spröde Haare, rauhe Haut, bei Frauen eine unregelmäßige Periode, Depressionen und Frieren, würde ich einen weiteren Test durchführen – die Messung der Basaltemperatur.*

---

* Sie wird gemessen, indem Sie das Thermometer zehn Minuten lang unter den Arm klemmen, bevor Sie morgens aufstehen. Wenn sich im Durchschnitt von vier oder mehr morgendlichen Messungen eine Temperatur von 36° C oder weniger ergibt, ist das *prima facie* ein Hinweis auf eine träge Schilddrüse.

Behandlung eines extrem hohen Stoffwechselwiderstands

Sollten sich bei Ihnen die Anzeichen für eine Schilddrüsenunterfunktion zeigen, wird die Gabe einer entsprechenden Dosis des Schilddrüsenhormons (durch Ihren Arzt) Ihren hohen Stoffwechselwiderstand vermutlich normalisieren. Falls Ihr Arzt nicht dieser Meinung ist, verweisen Sie ihn gern auf meine Erfahrung – daß ich noch nie erlebt habe, wie eine kontrollierte therapeutische Gabe von Thyroiden in dieser Situation geschadet hätte.

Sollten die Beweise, daß Ihr Stoffwechselwiderstand hoch ist, unmißverständlich scheinen, gibt es einen einfachen Test für zu Hause. Nehmen Sie die Lipolyse-Teststreifen, nachdem Sie mehrere Tage lang strikt der Diätphase eins gefolgt sind – und nichts außer Fleisch, Geflügel, Meeresfrüchten, Eiern und Käse gegessen haben, diesmal also ohne Salat. Alle, deren Stoffwechselwiderstand tatsächlich zu hoch ist, werden sehen, daß sich der Teststreifen nicht violett verfärbt.*

Doch es gibt auch noch Patienten, bei denen eine meßbare ketogene/lipolytische Reaktion zu verzeichnen ist, die aber dennoch nicht abnehmen. In der Regel stellt sich heraus, daß der Grund die Medikamenteneinnahme oder ein hormonelles Problem ist.

Härtefälle

Dennoch werden einige von Ihnen selbst mit Diätphase eins oder einer fettarmen Diät unter 900 Kalorien nicht abnehmen, und einige gelangen auch unter gar keinen Umständen in den Zustand der Ketose/Lipolyse. Für Sie sind die folgenden Abschnitte gedacht.

---

* Im Atkins-Center können wir das Ausmaß der Ketose/Lipolyse mit dem Ketoanalysegerät genauer bestimmen. Es mißt die Menge der Ketone, die durch die Lunge ausgeatmet werden (eine Menge, die direkt proportional zum Blutspiegel liegt). Auf diese Weise können wir stündlich das Ketonniveau bestimmen und so die Stoffwechselreaktionen unserer Patienten studieren.

Härtefälle

Sind Sie frustiert, weil die Dinge nicht so laufen, wie Sie sich diese vorstellen, können Sie entweder destruktiv oder konstruktiv reagieren. Sie könnten Ihrer Frustration nachgeben, das habe ich schon sehr oft erlebt, und sich sagen »Diäten bringen es nicht« und daraufhin beschließen, die Diät abzubrechen. Die Folgen sind traurig, aber vorhersehbar. Falls Sie mit einer äußerst wirkungsvollen Diät nicht abnehmen, werden Sie auf jeden Fall wieder zunehmen – und zwar schnell –, sobald Sie wieder unkontrollierter essen. Da die Diät Ihnen die Kontrolle über Ihr Eßverhalten gegeben hat (indem sie die Hyperinsulinismusreaktionen unterdrückte), kann dieser Kontrollverlust nur zu Gewichtszunahme führen.

Die konstruktive Reaktion wäre, dabei zu bleiben und ganz leidenschaftslos sich selbst zu analysieren und zu der Schlußfolgerung zu kommen, daß Sie tun, was getan werden muß. Die Diät abzubrechen wäre eine angemessene Reaktion, würden Sie statt dessen eine andere, effektivere Diät machen.

Denken Sie immer daran, daß es zwei gute Möglichkeiten gibt abzunehmen. Die eine ist die Einschränkung von Kohlenhydraten, die andere die Einschränkung der Gesamtmenge, die Sie zu sich nehmen und die in der Regel (ein wenig ungenau, was den Stoffwechsel angeht) in Kalorien gemessen wird.

Vielleicht beobachten Sie einmal Ihre Reaktion, wenn Sie weniger essen. Kleinere Portionen, weniger Kalorien, weniger kaloriendichte Nahrungsmittel (z. B. fettarm). Möglicherweise haben Sie sich von der Aussage »essen Sie, was nötig ist« verführen lassen und es mit »essen, was Sie wollen« verwechselt, und die beiden Möglichkeiten, die für Sie optimalen Mengen zu bestimmen, lauten ganz anders. Die beste Strategie könnte für Sie sein, sobald Sie sich selbst sagen: »Ich esse gerade soviel, daß ich keinen Hunger verspüre. Mehr nicht.« Dies müssen Sie ohne Frage als erstes tun, falls Sie nicht weiterkommen.

Kommen Sie danach, vielleicht nach mehreren Wochen, noch einmal auf dieses Kapitel zurück.

Behandlung eines extrem hohen Stoffwechselwiderstands

Jetzt müssen Sie die folgenden Fragen beantworten. Funktioniert die modifizierte Diät jetzt? Wenn ja, bin ich so zufrieden damit wie in Diätphase eins? Fühle ich mich ebensogut? Kann ich es ein Leben lang durchhalten? Lautet die Antwort Ja, dann machen Sie so weiter – Sie haben Ihre persönliche Antwort gefunden. Lautet die Antwort auch auf nur eine der Fragen Nein, lesen Sie weiter.

Das zweite Prinzip des Abnehmens ist die Einschränkung von Kohlenhydraten. Eigentlich ist es das wichtigste Prinzip, aber ich nenne es hier an zweiter Stelle, weil Sie Ihre Kohlenhydratzufuhr bereits drastisch eingeschränkt haben, wenn Sie Diätphase eins machen. Natürlich nehmen Sie weiterhin Kohlenhydrate zu sich – in Form von Grünzeug wie Salat, Zitronensaft und den anderen kohlenhydratarmen, aber nicht -freien Lebensmitteln, die dafür sorgen, daß diese Diät so leicht durchzuhalten ist. Was würde passieren, falls Sie diese ganz wegließen? (Ich sollte das eigentlich nicht sagen müssen, doch sollten Sie sich gelegentlich ein wenig selbst betrügen, hören Sie sofort damit auf, und schämen Sie sich, daß Sie sich eingeredet haben, Ihr Stoffwechsel sei schuld, während es doch eher an Ihrer Disziplinlosigkeit liegt.)

Versuchen Sie also, Ihre Kohlenhydratzufuhr auf Null zu reduzieren, und stellen Sie sich dann wieder obige Fragen. Funktioniert die Diät jetzt, fühlen Sie sich wohl und glücklich, und könnten Sie Ihr Leben lang so weiteressen?

Falls Sie jetzt immer noch nicht abnehmen, leiden Sie unter einem hartnäckigen Stoffwechselwiderstand, und besonders schlimm ist für Sie sicher, daß offenbar niemand versteht, was Sie durchmachen. Lesen Sie also weiter. Ich bin vermutlich einer der wenigen Menschen, der Sie versteht. Welcher andere Arzt hat Ihr Problem erkannt?

Früher pflegte ich zu sagen: »Sie können Kalorien und Kohlenhydrate immer weiter einschränken, so weit, bis Sie fasten.« Die Idee ist gar nicht so schlecht, wie sie sich für jemanden anhören mag, der noch nie gefastet hat. Der Zustand

Härtefälle

des Fastens bietet, ist er erst einmal erreicht, viele schützende Vorteile. Wer fastet, setzt mehr FMS und andere Lipidmobilisierer frei als bei fast jeder anderen Diät, und die FMS führt zur Ketose/Lipolyse, weniger Hunger und einer ganzen Reihe weiterer Vorteile, durch die sich sehr viele Personen während einer Fastenkur gut und oft sogar euphorisch fühlen.

Das Schöne am Fasten und an der Atkins-Diät ist, daß Sie mit der Diätphase eins eine maximale Freisetzung von FMS bewirken und dann ohne Unterbrechung zum Fasten übergehen können, ohne die Hungergefühle der ersten zwei Tage einer normalen Fastenkur. Essen Sie also zwei bis drei Tage lang nichts als Fleisch, Fisch, Geflügel und Eier, dann können Sie Ihre Fastenkur bereits im Zustand der Ketose/Lipolyse antreten.

Wie die Benoit-Studie und andere Untersuchungen gezeigt haben, verlieren Sie beim Fasten sowohl Muskelgewebe als auch Fett, und einige der verlorenen Pfunde wollen Sie sicher gar nicht loswerden. Außerdem verlieren Sie einige wichtige Mineralien wie beispielsweise Kalium. Dies kann gefährlich werden, und man weiß von vielen Toten aufgrund von Herzrhythmusstörungen wegen Kaliummangel.

Daher glaube ich, daß das Fasten ein wenig modifiziert werden sollte. Sie sollten viele Elektrolyte wie Kalium zu sich nehmen, daher wäre eine abgeschwächte Fastenkur mit Saft oder Gemüsebrühe vorzuziehen. Obwohl ich hier keine Einzelheiten nenne, machen Sie sich keine Gedanken, ich habe etwas viel Besseres zu bieten,

Eines der zur Zeit so beliebten Wundermittel ist die Formuladiät.

Diese Art von Diäten sind ähnlich wirksam wie das Fasten und haben auch viele Risiken mit dem Fasten gemeinsam, doch minimieren sie diese Risiken ein wenig. Aber die meisten Diäten dieser Art enthalten viele Kohlenhydrate und führen immer noch dazu, daß ein großer Teil des Gewichts-

Behandlung eines extrem hohen Stoffwechselwiderstands

verlusts aus Muskelmasse besteht. Zieht man außerdem die Tatsache in Betracht, daß sie nicht auf eine lebenslange Ernährungsumstellung vorbereiten, versteht man, warum die Leute anschließend häufig so heftig wieder zunehmen.

Und wie lautet Ihre Antwort, Dr. Atkins?

Die beste Antwort auf hohen Stoffwechselwiderstand ist nicht neu, sondern schon seit 27 Jahren bekannt. Erinnern Sie sich noch an die bereits erwähnte Benoit-Studie? Benoit untersuchte eine Diät, die das Fasten beim Verlust von Körperfett um fast 88 Prozent übertraf. Er hatte einfach eine der experimentellen Diäten ausgesucht, die schon Kekwick und Pawan untersucht hatten.

Die Ergebnisse dieser bemerkenswerten Diät waren so spektakulär, daß die engstirnigen Sprecher der Schulmedizin den Daten kaum Glauben schenken konnten, denn sie hatte 1000 Kalorien, 90 Prozent davon Fettkalorien! Die restlichen 100 Kalorien bestanden ungefähr aus 15 Gramm Proteinen und 10 Gramm Kohlenhydraten.*

Ich hoffe, ich plaudere keine Geheimnisse aus, wenn ich Ihnen erzähle, daß die Versuchspersonen, mit denen Kekwick und Pawan ihre Studien durchführten, *diese experimentellen Diäten gar nicht mochten,* obwohl sie sich dabei wohl fühlten. Aber Sie wissen ja, wie sehr ich mich fürs Essen interessiere. Also las ich immer wieder ihre erstaunlichen Ergebnisse, bis ich wußte, wie ich diese Diät schmackhaft machen konnte. Ich habe sie bei Patienten mit hohem Stoffwechselwiderstand ausprobiert, und sie hat sehr gut funktioniert. Bei normalen Patienten wende ich

---

* Diese Zahlen besagen, daß die Diät zu wenig Proteine enthält und daher für langfristige Anwendungen nicht geeignet ist, solange nicht regelmäßig zusätzlich Aminosäuren gegeben werden. Beachten Sie, daß Kohlenhydrate nicht unbedingt nötig sind und daher auch nicht zusätzlich gegeben werden müssen.

sie nicht an, weil ich glaube, daß sie dort eher riskant sein könnte. Daher sollten alle, die mit ihrem Abnahmeerfolg nicht zufrieden sind, einfach mit der Atkins-Diät weitermachen und sich strikt an die Anweisung halten. Die folgende Diät sollte nur für ganz kurze Zeiträume von nicht mehr als fünf Tagen angewendet werden.

Das »Fettfasten«

Als erstes werden Sie lernen, daß 900 Fettkalorien (90 Prozent der erlaubten 1000 Kalorien) aus 100 Gramm Fett produziert werden – das ist nicht viel, zum Beispiel weniger als 120 Gramm Butter.

Wie können Sie diese nun über Lebensmittel zu sich nehmen, die Ihnen wirklich schmecken?

Beginnen wir mit den beiden Nahrungsmitteln, die genau das richtige Verhältnis aufweisen und das Kriterium von 90 Prozent ganz natürlich mitbringen – reichhaltiger Frischkäse und sündige, köstliche Macadamianüsse. 300 Gramm Frischkäse würden für einen ganzen Tag reichen, ebenso 150 Gramm Macadamianüsse.

Da eine Diät besser funktioniert, sobald Sie viele kleine statt weniger großer Portionen essen, sollten Sie Ihre Gesamtkalorien in vier Portionen zu 250 Kalorien aufteilen oder in fünf Portionen zu 200 Kalorien. Sie machen also eine Fastenkur, bei der Sie fünf Handvoll Macadamianüsse (oder etwas Gleichwertiges) pro Tag essen. Diese Fastenkur wird also durch die Zufuhr von fettreichen Lebensmitteln modifiziert, ebenso wie eine proteinangereicherte Fastenkur mit zusätzlichen Proteindrinks modifiziert wird. Vergessen Sie nicht, daß diese Diät nur angewendet werden soll, falls Ihr Körper sein Fett auf andere Weise absolut nicht hergeben will.

Daher nenne ich es Fettfasten, für alle, deren Fett sozusagen festsitzt. Zum schnellen Abnehmen ist es nicht geeignet.

Behandlung eines extrem hohen Stoffwechselwiderstands

Und so könnte es ablaufen. Sie könnten gegen 7 Uhr früh, um 15 Uhr nachmittags und vor dem Schlafengehen 60 Gramm Frischkäse essen, und um 11 Uhr vormittags und 19 Uhr abends je 30 Gramm Macadamianüsse. Oder andersherum. Probieren Sie es direkt nach Diätphase eins zwei Tage lang aus, damit Sie sehen, daß Sie keinen Hunger bekommen, Ihr Blutzucker recht stabil bleibt und Sie sich ziemlich wohl fühlen. Welch ein wundervolles Gefühl zu wissen, wie spielend leicht Sie die wirkungsvollste Diät zur Gewichtsreduktion durchhalten können, die jemals in einer medizinischen Zeitschrift beschrieben wurde!

Mehr essen Sie nicht?

Sie können sehr viele Lebensmittel essen – und hier kann der Genußmensch in mir Ihnen dabei helfen, das Fettfasten zu einer angenehmen Erfahrung zu machen. Ich kann Ihnen Modifikationen der Grunddiät zeigen, die Ihnen alle gut schmecken werden, und für alle Übergewichtigen, die in den letzten Jahren schmerzlich auf Fett verzichtet haben, könnte dies die Erfüllung ihrer Träume sein.

Als 200-Kalorien-Fettzufuhr können Sie jeweils essen:

- ➪ 60 Gramm saure Sahne mit 1 Teelöffel Kaviar auf drei oder vier knusprig gebratenen Speckkrusten
- ➪ 2 gefüllte Eierhälften, auf Speckkruste oder einer dünnen Scheibe Sojabrot
- ➪ Graham Newboulds Königinpastete (60 Gramm) auf Sojabrot
- ➪ 60 Gramm Hühnersalat mit der dreifachen Menge an Mayonnaise (oder Schinkensalat, Eiersalat, Shrimpssalat)
- ➪ 30 Gramm der o. g. Salate in einer halben Avocado
- ➪ 75 Gramm Schlagsahne mit künstlichem Süßstoff und gemahlener Vanille

Mehr essen Sie nicht?

➪ außerdem verschiedene Gerichte aus dem Rezeptteil, einschließlich Schokoladentrüffel

Der Rest Ihrer Diät sollte aus kalorienfreien Getränken bestehen, die Sie ganz nach Wunsch trinken können (siehe meine Liste der erlaubten Getränke, S. 322f.).

Wir haben also eine experimentelle Diät in eine genußreiche, äußerst gut durchführbare Diät abgewandelt. Sie hat uns gezeigt, warum Fett weniger dick macht als Proteine oder Kohlenhydrate, und hilft uns, den hohen Stoffwechselwiderstand zu überwinden.

Zunächst müssen wir herausfinden, ob dieses Programm für Sie in Frage kommt. Alle, die ein Fettfasten machen wollen, *müssen* vor, während und nach der Diät die Teststreifen benutzen. Gelangen Sie mit diesem Programm nicht in den Zustand der Ketose, so sollten Sie einen Arzt aufsuchen, der sich auf Stoffwechselerkrankungen spezialisiert hat. Da ich nicht glaube, daß mehr als ein Dutzend Leser dieses Buchs in diese Kategorie fallen, können meine Mitarbeiter sich gewiß die Zeit nehmen, Ihre Fragen zu beantworten. Doch viele von Ihnen haben damit ein Instrument zur Hand, mit dem Sie endlich schlank werden können.

Jetzt bleibt mir noch, Ihnen zu erklären, wie Sie dieses Instrument anwenden sollten.

Meiner Meinung nach sollte das Fettfasten nicht länger als eine Woche durchgehalten werden. Dies ist eine einfache Vorsichtsmaßnahme, da die Diät noch nicht über einen längeren Zeitraum getestet wurde. Daher sollten Sie mit der Diätphase eins oder einer anderen strengen Phase der Atkins-Diät abwechseln. Der wichtigste Aspekt liegt darin, daß keine Kohlenhydrate die Produktion von FMS unterbrechen sollten. Sie sollten versuchen, mit dem Fettfasten abzunehmen und mit der regulären Atkins-Diät dieses neue Gewicht zu halten. Menschen mit hohem Stoffwechselwiderstand sollten nicht damit rechnen, daß sie schnell abnehmen, und sich ein wenig mit Geduld wappnen. Rechnen Sie damit, daß es ein oder zwei Jahre dauert, bis Sie Ihr Ziel erreicht haben, und seien Sie zufrieden, wenn Sie in diesem Zeitraum stetig Erfolge sehen.

Meine Patienten mit hohem Stoffwechselwiderstand

Ich habe in meinem Leben Hunderte von Patienten mit hohem Stoffwechselwiderstand gesehen, vielleicht mehr als jeder andere Arzt. Ich wünschte, ich könnte Ihnen berichten, daß ich ein Wundermittel dagegen gefunden habe, doch das ist leider nicht der Fall.

Ich habe jedoch ein paar Nährstoffe entdeckt, die einigen, allerdings nicht allen, dieser Menschen helfen konnten. Haben Sie dieses Problem, dann lesen Sie auf Seite 272 weiter, in dem ich die Nährstoffe aufliste sowie die Vorteile eines intelligenten Einsatzes von Ernährungszusätzen beschreibe. Sollte Ihr Stoffwechselwiderstand gegen Gewichtsverlust so schwerwiegend sein, daß sogar dieses Buch Ihr Problem nicht lösen kann, finden Sie hoffentlich einen Arzt oder Ernährungswissenschaftler, der sich mit Ernährungszusätzen auskennt und Ihnen in Fragen der Dosierung, Dauer der Einnahme, Kombination von Präparaten hilft und Sie vor Risiken entsprechend warnt.

Ihr Problem wird Ihnen leider erhalten bleiben

Sollten Sie sich in diesem Kapitel wiedergefunden haben, dann ist auch der Rest des Buchs wie für Sie gemacht. Die gelegentlichen Ausschweifungen, die ich den anderen Diäthaltenden im Kapitel über Diätphase vier, S. 250 ff. biete, sollten sich bei Ihnen jedoch in ganz engen Grenzen halten.

Diätphase drei – die Vorbereitung auf eine lebenslang schlanke Figur

Haben Sie diese Phase der Diät erreicht, dann müssen Sie nicht mehr viel abnehmen. Ich rate meinen Patienten gern, sich ganz allmählich an Diätphase vier heranzutasten, sobald sie nur noch 5 bis 10 Pfund abzunehmen haben. Je nachdem, wie stark sich die Gewichtsabnahme verlangsamt hat, könnte es zwei oder drei Wochen oder auch einen oder zwei Monate dauern, bis Sie Ihr Ziel mit der Diätphase drei erreicht haben.

Jetzt sollten Sie sich noch ein wenig mehr Zeit nehmen. Je langsamer Sie diese letzten fünf Pfund verlieren, um so besser. Meiner Meinung nach sollten Sie die Kohlenhydratzufuhr solange erhöhen, bis Sie weniger als 1 Pfund pro Woche abnehmen.

Haben Sie dann das »perfekte« Gewicht erreicht, sind Sie schon mitten drin in Diätphase vier und beenden ganz sanft die Gewichtsabnahme. Die vorangegangenen Wochen haben:

1. Sie an die neue Ernährungsweise gewöhnt, die Sie ein Leben lang durchhalten können.
2. Ihnen gezeigt, wie Sie sich dabei fühlen werden.

Konstruktive Abweichungen

In Diätphase drei werden Sie unter anderem lernen, welche Ausnahmen Sie von den Diätphasen eins und zwei machen können und wie Sie dabei trotzdem – zwar langsam –, weiter

Diätphase drei

an Gewicht verlieren. Beginnen Sie mit ein oder zwei Veränderungen pro Woche, und essen Sie zum Beispiel ein Stück Obst oder ein anderes stärkehaltiges Lebensmittel zusätzlich – etwa einen Teller Wildreis oder eine gebackene Kartoffel.

Erreichen Sie Ihr Zielgewicht und die Diätphase vier, dann dürfen Sie vielleicht schon drei dieser zusätzlichen Köstlichkeiten verspeisen. Ein Glas Wein, ein paar Scheiben Vollkornweizenbrot, eine halbe Netzmelone zum Mittagessen pro Tag. Oder, falls Ihr Stoffwechselwiderstand eher hoch ist, einige dieser Köstlichkeiten zusätzlich pro Woche.

Aber seien Sie vorsichtig. Aus verschiedenen Gründen haben manche Leute mit der Diätphase vier Probleme:

1. Ihnen ist nicht klar, daß die Diätphase vier immer noch sehr strikte Vorschriften hat.
2. Sie sind verwirrt, sobald Sie merken, daß durch den Wegfall der Ketose/Lipolyse der wundervolle Vorteil, den die Unterdrückung des Appetits bietet, ebenfalls wegfällt.

Deshalb ist es so wichtig, zuvor die Diätphase drei zu durchlaufen. Dies ist das Stadium der Diät, in dem Sie sich für den Rest Ihres Lebens umgewöhnen. Während der Phase drei geht der Schutz der Ketose langsam zurück. Wollen Sie jetzt ein wenig mehr essen, so können Sie das tun. Aber versuchen Sie, sich nicht sinnlos vollzustopfen. Sie haben nichts nachzuholen. Anders als bei anderen Diäten verspüren Sie bei der Atkins-Diät weder Schmerzen noch Hunger.

Dennoch hat die Unterdrückung des Appetits Ihnen das Leben bislang erleichtert. Jetzt müssen Sie ein wenig genauer überlegen, wie Sie Ihr Menü gestalten wollen. Fügen Sie langsam Kohlenhydrate hinzu, und gleiten Sie sanft und sicher in die Diätphase vier hinüber. Wie Sie noch sehen werden, bedeutet die Diätphase vier, falls Sie diese Ihr Leben lang anwenden wollen, daß Sie alle vier Phasen der Diät nutzen, wenn

Konstruktive Abweichungen

es nötig ist. Kein Idealgewicht ist konstant, ebenso wie kein Mensch immer gleich ist.

Es wird in Ihrem Leben Zeiten geben, in denen Sie wieder zunehmen. Zum Glück verfügen Sie dann über das zuversichtliche Wissen, daß Sie diese kleinen Gewichtszunahmen leicht wieder loswerden können. Die meisten Menschen finden, daß sie mit dieser Diät ganz leicht ihr Gewicht kontrollieren können. Sehen wir uns das einmal genauer an.

Diätphase vier – für immer schlank

Jetzt sollten die Glocken läuten und die Geigen jubilieren: Sie haben es geschafft. Sie sind dort angekommen, wo Millionen von Übergewichtigen in diesem Land seit ihrer Kindheit nicht mehr waren – bei Ihrem Idealgewicht. Die psychologische Sogwirkung muß hervorragend sein. Ich glaube, es gibt wirklich niemanden, weder Frau noch Mann noch Kind, der nicht gut aussehen will.

Blicken Sie in den Spiegel, probieren Sie ein paar neue Kleider an, oder steigen Sie in Klamotten, in die Sie sich seit Jahren nicht hineinzwängen konnten, und dann – o Luxus! – lauschen Sie den Bemerkungen der Leute. Ich wette, Sie stehen im Mittelpunkt. Abzunehmen bedeutet, Aufmerksamkeit zu erregen!

Haben Sie den Kampf gegen die Fettmassen gewonnen? Oder haben Sie sich nur für die nächste Schlacht gestärkt? Als Teilzeit-Diäthaltender oder Vollzeit-Feinschmecker kann ich Ihnen persönlich versichern, daß nur letzteres der Fall ist. Rückfälle unter denen, die viele Pfunde verloren haben, sind so häufig, daß manche Ärzte sogar zynischerweise raten, es gar nicht erst zu versuchen. Daher *brauchen* Sie die Diätphase vier und eine entschlossene Einstellung.

Dabei fällt mir Marjorie Burke ein, 41 Jahre alt, Krankenschwester, die 254 Pfund wog, als sie mich das erste Mal aufsuchte, und als Erwachsene nie weniger als 175 Pfund gewogen hatte. Sie hatte alle Diäten ausprobiert, einschließlich einer berühmten Flüssigproteindiät, bei der sie ihre Haare verlor. Sie sagte, mehr als zwanzig Jahre lang habe sie morgens nicht mehr in den Spiegel blicken können, ohne enttäuscht und deprimiert zu sein. Das alles ist jetzt vorbei, gehört zu einer geradezu schrecklichen Vergangenheit. *Würde sie jemals die Diät abbrechen?* Die Antwort lautet ganz einfach: *niemals.*

Schützen Sie Ihren Gewichtsverlust

Auch Sie haben viel Energie und seelische Mühen in diese Lektionen gesteckt. Da Sie und ich wissen, daß Sie zum Zunehmen neigen, möchte ich Sie bitten, ein wachsames Auge auf jegliche erneute Gewichtszunahmen zu halten.

Falls Ihr Stoffwechsel damit umgehen kann, werde ich Ihnen in Maßen erlauben, viele der Lebensmittel zu sich zu nehmen, die Sie früher gern gegessen haben. (Dabei ist Zucker die eine, große Ausnahme.)

Bei der Arbeit mit übergewichtigen Patienten habe ich viele tausend Menschen kennengelernt, die viermal oder häufiger ihr Zielgewicht erreicht und immer wieder zugenommen haben. Ich kann Ihnen also versichern, daß Sie nicht einfach blind wieder Ihre alten Ernährungsgewohnheiten aufnehmen sollten, um letztlich wieder, soweit es geht, wie früher zu essen, ohne die Diätregeln allzusehr zu verletzen. Das würde nur zeigen, daß Sie von dieser Diät absolut nichts gelernt haben. (Was zu erwarten ist, denn Diäten sind keine Lehrer.) Aber diese Diät ist eine Erfahrung, und Erfahrungen sind wiederum die besten Lehrer. *Ich hoffe*, Sie haben gelernt, sich für den Rest Ihres Lebens einfach anders zu ernähren.

Diätphase vier

Die Aufrechterhaltung Ihres Gewichts –
Kommen wir zur Sache

Sie sollten sich fragen, mit wie vielen Kohlenhydraten Sie sich wirklich *wohl fühlen.* Das ist ein viel vernünftigeres Ziel, als nach dem Kohlenhydratniveau zu suchen, mit dem Sie gerade im Moment nicht zunehmen. Viele Menschen merken, daß sie sich mit recht wenigen Kohlenhydraten viel besser fühlen – vielleicht mit nur 25 oder 30 Gramm pro Tag – als mit der »liberalsten« Version der Diät. Das macht ungefähr zwei Salate und eine große Portion Gemüse aus. In Kombination mit den zufriedenstellenden Portionen von Fett und Protein wäre dies ausreichend für eine gesunde Ernährung.

Andere wiederum fühlen sich am wohlsten mit der doppelten Menge an Kohlenhydraten, und ihr Stoffwechsel wird damit auch leicht fertig. Hier haben Sie Gelegenheit, die Diät perfekt nach Ihren Bedürfnissen zuzuschneiden. *Vergessen Sie nicht: das beste Kohlenhydratniveau haben Sie erreicht, wenn Sie zufrieden sind und nicht wieder zunehmen.*

Ein Leben voller Köstlichkeiten

Wie Sie gesehen haben, besteht die Atkins-Diät eigentlich aus vier Diäten: Diätphase eins, der strengsten Form der kohlenhydratarmen, ketogenen Diät, Diätphase zwei, mit der Sie langfristig an Gewicht verlieren können, Diätphase drei, die Sie ganz sanft und gründlich von der Abnahmephase auf die Gewichterhaltungsphase vorbereitet, und Diätphase vier, über die wir im Augenblick reden und die Sie Ihr Leben lang schlank und gesund erhalten kann.

Die meisten meiner Patienten, die diese Phase erreichen, erkennen, wie unendlich abwechslungsreich, reichhaltig und zufriedenstellend diese Art zu essen ist.

Ein Leben voller Köstlichkeiten

Donna Miller suchte mich vor einigen Jahren auf, und sie hatte keinerlei Energie mehr, war von Allergien geplagt und hatte 30 Pfund Übergewicht. Sie hatte seit jeher gern Brot, Bagel und Pizza gegessen. In vier Monaten verringerte sie ihr Gewicht von Kleidergröße 40 (aus der sie beinah hinausplatzte, wie sie zugab) auf 36. Außerdem kehrte ihre Energie zurück, sobald wir Weizen, Zucker und Milch von ihrem Speiseplan gestrichen hatten. Aber was sollte sie essen?

Sie war sehr erfinderisch, und ich hoffe, ihre Diät klingt für Sie genauso schmackhaft wie für mich. Zum Frühstück ißt sie heute oft rohen Thunfisch und ein wenig Salat oder zwei Rühreier mit Tofu. Zum Mittagessen brät oder dämpft sie sich Gemüse auf japanische Art und ißt dazu Corned beef oder ein Stück mageres Rinderhackfleisch oder ein wenig Fisch. Zum Abendessen gibt es Zucchini, Aubergine oder Spargel. Häufig mischt sie sich gestoßenen Knoblauch, Kräuter und Petersilie in eine Tomatensauce und ißt dazu Hühnchen, Rippenspeer oder Lachs. Auch Linsen, Erbsen und Kascha, den gerösteten Buchweizen kann sie essen, ohne an Gewicht zuzunehmen. Kascha würzt sie häufig mit Zimt und ein paar Apfelscheiben.

Seit Donna mit der Diät begonnen hat, konnte sie immer neue Salate ausprobieren, und erst kürzlich erzählte sie mir, sie schätze an der Diät besonders, daß es so viele Alternativen gibt, die sie heute weitaus mehr genießen kann, als immer dieselben stärkehaltigen Speisen, die sie vorher bevorzugte. Am meisten beeindruckt mich, daß jedes einzelne Lebensmittel auf ihrem Speiseplan heute vollwertig, frisch und gesund ist.

Ich möchte alle herausfordern, mir eine luxuriösere Diät als die Atkins-Diät zu nennen, mit der man schlank und gesund bleiben kann.

Natürlich habe ich Ihnen versprochen, daß es bei dieser Diät nicht so sehr auf den Gewichtsverlust ankommt – obwohl dies kein Problem ist –, sondern darauf, daß Sie Ihr Gewicht dann auch halten können. Sie werden also nicht wieder

Diätphase vier

zurück ins Land der Dicken verbannt, sondern finden sicheres Asyl im Land der Schlanken.

Aber was passiert, wenn Sie die Diätphase vier machen, sich dabei wohl fühlen und plötzlich feststellen, daß diese schrecklichen Pfunde und Zentimeter ganz langsam zurückkehren?

Wie Sie mit Gewichtszunahme umgehen

Da Sie mit der Diätphase vier begonnen haben, weiß ich, daß Sie Ihr Ideal- oder Wunschgewicht erreicht haben. Sie sind also vermutlich nicht mehr im ketogenen Zustand, denn damit wäre ein gewisser Fettverlust verbunden. Menschen, die erst seit kurzem schlank sind, wollen nicht weiter abnehmen und verbrennen so kein Fett. Sie haben ihre kritische Kohlenhydratschwelle für Gewichtsverlust (KKSG) überschritten.

Aber hier liegt der Pferdefuß, den viele Menschen auf Diät nicht erkennen. Es bleibt nur sehr wenig Spielraum, bevor Sie die *andere* kritische Kohlenhydratschwelle (KKS) erreichen – die Schwelle, an der Sie überhaupt erst an Gewicht verlieren. Ein Mensch mit durchschnittlichem Stoffwechselwiderstand muß vielleicht bei 40 bis 60 Gramm Kohlenhydraten pro Tag bleiben. Ißt er mehr als 40 Gramm, verliert er kein Gewicht mehr und verhindert dadurch, daß er zu dünn wird. Ißt er weniger als 60 Gramm, verhindert er Gewichtszunahme.

Bei diesem Idealgewicht ist Ihre Kohlenhydratzufuhr sehr fein ausbalanciert. Doch natürlich sind diese Werte nie ganz exakt. Da sich das tägliche Leben ständig verändert, verändert sich auch Ihr Gewicht und schwankt in kleinen Abstufungen auf und ab. Am besten ist es, wenn Sie das *Auf* nicht allzuweit aus der Hand gleiten lassen. Geschieht es doch, dann gibt es möglicherweise so schnell kein Zurück mehr.

Deshalb sollten Sie Ihr Gewicht meiner Meinung nach kennen – schließlich ist es ein Aspekt Ihrer Gesundheit, den Sie immer leicht im Auge behalten können. Wollen Sie Ihr Ge-

Wie Sie mit Gewichtszunahme umgehen

wicht halten, dann ist es ein *Muß,* sich täglich oder mindestens zweimal pro Woche zu wiegen. *Merken Sie, daß Sie fünf Pfund oder mehr über Ihrem Idealgewicht liegen, müssen Sie sofort wieder den richtigen Kurs einschlagen. Und zwar ohne Zögern.*

Das ist nicht schwieriger als seinerzeit der Beginn der Diät. Doch falls Sie merken, daß Sie fünf Pfund zuviel haben, dürfen Sie nicht lange zögern. Vielleicht steht Weihnachten vor der Tür oder ein Geburtstag, oder Sie wollen in Urlaub fahren. Sollten Sie diesen Anlaß mit ungezügelter Eßlust feiern, haben Sie vielleicht bald fünfzehn statt fünf Pfund Übergewicht und nehmen immer weiter zu. Doch sollten Sie nicht warten, sondern handeln.

Das heißt, Sie sollten den Zustand der BDK anstreben. *Machen Sie also erneut die Diätphase eins der Atkins-Diät.* Machen Sie *nicht* mit Phase vier weiter, solange Sie nicht alle Pfunde wieder abgenommen haben. Das ist ganz einfach. Ein Salat pro Tag an Kohlenhydraten, und *voilà*!, schon haben Sie in nur sechs bis acht Tagen (oder bei hohem Stoffwechselwiderstand in zwei bis drei Wochen) Ihr Gewicht wieder im Griff.

Es ist unerläßlich, daß Sie Ihr Zielgewicht stets vor Augen haben. Es sollte mit den Jahren nicht ganz allmählich steigen. Falls dies doch geschieht, bedeutet das, Sie ergeben sich der Tendenz des Stoffwechsels zu einem bestimmten Gewicht.*

Sie sollten hier eine Strategie wie ein guter Baseballspieler einschlagen: Behalten Sie Ihr sicheres Ziel stets im Auge, so daß Sie immer ohne Probleme dorthin zurückkehren können. Dieses Ziel ist Ihr Wunschgewicht, das Sie zwischendurch immer wieder erreichen müssen. Damit haben Sie die Sicher-

---

* Die meisten fettleibigen Menschen nehmen offenbar trotz ausgewogener Ernährung so lange zu, bis sie einen Punkt erreichen, an dem sich ihr Gewicht stabilisiert und sie nicht mehr zunehmen, egal wieviel sie essen. Bei den meisten Menschen liegt dieser Punkt an ihrem höchsten Gewicht, das sie je hatten. Auch Medikamente können diesen Punkt beeinflussen, ebenso die Einnahme oder das Absetzen von Diätpillen oder die Veränderung der Rauchgewohnheiten.

Diätphase vier

heit, sich niemals allzuweit von Ihrem Lebensziel zu entfernen. Sobald Sie also fünf Pfund zuviel haben, kehren Sie einfach zu Diätphase eins zurück.

Nach meiner Erfahrung greifen viele Patienten, die wieder zugenommen haben, einfach auf die Kohlenhydratmenge zurück, die während Diätphase vier angeraten ist, anstatt zu Phase eins zurückzukehren.

Wollen Sie stetige Erfolge sehen, müssen Sie unbedingt die strenge Phase eins dazwischenschieben, bevor Sie mit Phase vier weitermachen. Tun Sie das nicht, werden Sie wahrscheinlich ganz allmählich alle Pfunde wiedersehen. Sie nehmen fünf Pfund zu, dann bleibt Ihr Gewicht vorübergehend mit der Phase vier stehen, dann nehmen Sie weiter fünf Pfund zu und so weiter. Lassen Sie das zu, dann entfernen Sie sich allmählich immer weiter von Ihrem Zielgewicht, bis es wieder unerreichbar scheint. Einfach ausgedrückt: Sie nehmen zu, sobald Sie zu viele Kohlenhydrate essen – wenn Sie Ihre KKSG überschreiten. Und je mehr Pfunde sich ansetzen, um so mehr plagen Sie wieder die Nachteile des schlechten Stoffwechsels, den Sie überwunden zu haben glaubten. Ihre Energie läßt nach, und die Symptome des Hyperinsulinismus, die Sie schon kennen, kehren zurück. Wer früher Medikamente einnehmen mußte, kommt jetzt vielleicht erneut nicht ohne sie aus. Und wer Pilzinfektionen hatte, muß sich vielleicht wieder mit Blähungen und Benommenheit herumschlagen. Dann sind Sie auf dem falschen Weg, meine Freunde.

Lassen Sie Ihre Süchte ruhen

Natürlich haben Sie jetzt das Gefühl, um Ihre Selbstkontrolle ringen zu müssen. Vielleicht haben Sie einfach zuviel gegessen und haben damit Ihre Probleme ausgelöst. Vielleicht lassen Sie sich einfach von Ihren alten Gewohnheiten verführen.

Hyperinsulinismus und der daraus resultierende niedrige

Lassen Sie Ihre Süchte ruhen

Blutzucker sowie ganz spezielle Lebensmittelallergien, und -unverträglichkeiten führen tatsächlich zu einer suchtähnlichen Situation. Essen Sie wieder Zucker – bei einigen von Ihnen sind es Brot, Obst oder fermentierte Lebensmittel – entdecken Sie plötzlich, daß Sie diese Dinge einfach essen *müssen*, daß kein Tag oder keine Mahlzeit ohne sie vollständig wirkt. Falls das passiert und Sie sich sorgfältig beobachten, werden Sie sehen, daß dieses Bedürfnis rein körperlich ist. Es liegt nicht daran, daß ein Donut mit Gelee gut schmeckt und Sie ihn einfach gerne essen wollen. Nein, Ihr Körper schreit förmlich mit aller Leidenschaft nach diesem Donut. Dann wissen Sie Bescheid. Wie ein Alkoholiker mit der Flasche haben Sie damit Ihre Sucht wiederbelebt.

Dafür brauchen Sie sich nicht zu schämen. Das ist eine körperliche, chemische Reaktion des Stoffwechsels, und genau die müssen Sie verhindern. Viele von Ihnen wissen inzwischen, daß die Kohlenhydrate einen Großteil Ihres Lebens stärker waren als Sie. Gehen Sie nicht leichtfertig damit um.

Sie alle werden vermutlich zu dem Schluß kommen, daß Sie diesen Drang nach Kohlenhydraten heilen können, indem Sie erneut ein paar Tage die Diätphase eins durchführen. Doch für manche Härtefälle ist das leichter gesagt, als getan. Jemand, der immer wieder rückfällig wird, macht aus Gründen, die nur er allein kennt, nicht erneut die Diätphase eins, es sei denn, er hat das gesamte Gewicht erneut zugenommen oder erleidet unerträgliche andere Symptome. Aber ich glaube, wir werden zu Zauderern gemacht, nicht als solche geboren, und falls Sie merken, daß Sie zögerlich sind oder nicht einmal daran denken, Ihre erneute Gewichtszunahme schon im Keim zu ersticken, können Sie sich selbst helfen. Machen Sie sich klar, daß Ihre Entscheidung, *sofort* etwas dagegen zu unternehmen, die beste Möglichkeit ist, gegen diese lebenslange Plage vorzugehen.

Diätphase vier

Zurück zu Diätphase vier

Doch wie geht es weiter, sobald Sie Ihr Wunschgewicht erreicht haben und das auch halten?

In Diätphase vier können Sie sehr viele Gemüse, Nüsse und Beeren in Ihren Speiseplan aufnehmen. Ganz allmählich können Sie auch Gemüse mit mehr als 10 Prozent Kohlenhydraten essen, ebenso Vollkorngetreide wie Hafer, Gerste, Hirse, Wildreis oder Buchweizen. Vielleicht ist auch gelegentlich eine Kartoffel oder ein Stück Obst pro Tag möglich. Sie können jetzt Rezepte kochen, die kohlenhydrathaltige Zutaten enthalten (z. B. panierte Kalbsschnitzel). An letzter Stelle aber stehen die wirklich gefährlichen Süßigkeiten. Ich würde vorschlagen, daß Sie Ihren Konsum an Süßigkeiten auf das gelegentliche Stück Geburtstagstorte beschränken. Alle, die erfahren haben, daß Zucker ihnen noch nie gutgetan hat, sollten dies vielleicht still akzeptieren und den Kuchen jemand anderem auf den Teller legen.*

Ihr Stoffwechsel ist niemals geheilt

Sie werden niemals geheilt sein, das wissen Sie sicher. Ihr Fett ist ein Symptom für eine lebenslange, chronische Krankheit. Sie werden stets eine stoffwechselbedingte Neigung zu Übergewicht haben. Hyperinsulinismus wird nicht verschwinden, weil Sie ihn mit Ernährungszusätzen umgehen. Sobald Sie wieder so essen wie früher, werden Sie einen schlafenden Dämon wecken. Schon nach sehr kurzer Zeit wird Ihr Körper

---

* Eine Alternative könnte sein, daß Sie Ihre eigenen Süßigkeiten mit künstlichen Süßstoffen o. ä. herstellen. Im Rezeptteil am Ende des Buches werden Sie mehr darüber erfahren und einige unserer erfolgreichsten Vorschläge finden. Mit Zuckerersatzstoffen können Sie zuckerlose Variationen Ihrer Lieblingssüßigkeiten herstellen.

große Mengen Insulin absondern, Sie werden die Symptome eines niedrigen Blutzuckerspiegels erleiden, und Ihre Insulinresistenz wird zur Produktion von noch mehr Insulin führen, das wiederum läßt Ihr Gewicht ansteigen.

Wollen Sie gesund und frei von überschüssigem Fett sein, so können Sie nie wieder zufällig und sorglos Ihre Nahrungsmittel wählen. Eines der Hauptanliegen dieses Buches ist es daher, Ihnen ein paar gute Angewohnheiten nahezulegen.

Doch was ist mit meinen schlechten Angewohnheiten?

Natürlich haben wir alle schlechte Angewohnheiten. Essen ist so tröstlich, so köstlich, psychologisch gesehen manchmal so wichtig, auch wenn es physiologisch gesehen unnötig ist. Wir alle essen ebenso aus Vergnügen und Trost wie zur Ernährung.

Vielleicht war die Arbeitswoche anstrengend, und am Wochenende wollen Sie unbedingt ein wenig schlemmen (oder auch ein bißchen mehr).

Auch ich esse gelegentlich gern viel. Die Frage lautet, was und wie man ißt. Die Zeitschrift *Parade* machte im November 1991 eine Umfrage, und die Antwort auf die Frage, welchen Gelüsten die Menschen am ehesten nachgeben, lautete Schokolade, Süßspeisen, Keksen, Eis und Süßigkeiten.

Greifen Sie da doch lieber zu protein- und fettreichen Nahrungsmitteln. Das sage ich nicht, weil Sie etwa nicht zunehmen, wenn Sie zu viele dicke Steaks essen, sondern weil proteinreiche Nahrungsmittel von sich aus dafür sorgen, daß Sie nicht zuviel auf einmal essen können. Wir alle haben schon mal dreißig Kekse auf einmal gegessen, und manche Kohlenhydratsüchtige schaffen das immer wieder, aber wer hat schon mal zehn hartgekochte Eier auf einmal gegessen? Das passiert einfach nicht. Protein- und fettreiche Nahrungsmittel sättigen

Diätphase vier

sehr schnell. Es ist einfach nicht möglich, endlos auf ihnen rumzukauen, und das will auch kaum jemand. Das heißt nicht, daß Hühnerbrust kein leckerer Imbiß ist, und kombiniert mit ein paar anderen Dingen ergibt sie eine wunderbare Köstlichkeit für zwischendurch.

Proteinreiche Nahrungsmittel lösen in Ihrem Stoffwechsel keine Schockwelle aus. Nur sehr wenige Menschen werden süchtig nach Proteinen. Ihr Glukosespiegel steigt nicht drastisch an und fällt sofort wieder ab, wenn Sie sich ein Omelett gönnen. Bei einem Stückchen Kuchen ist das etwas anderes. Es führt zum nächsten Stück und zum nächsten ...

Ich will Ihnen keine angst machen, in dem ich sage, Sie sollen nie wieder von Omas tollem Kürbiskuchen essen. Hatten Sie nie eine unkontrollierte Sucht nach Kohlenhydraten und waren gleichzeitig nicht schwer übergewichtig, dann können Sie sicher gelegentlich Ihren Gelüsten nachgeben.

Nur Sie selbst wissen, *wie süchtig* Sie nach dem süßen Zeug sind – das ist eine echte Prüfung. Sind Sie nicht süchtig, dann haben Sie mehr Spielraum. Das gelegentliche Stück Pizza oder Eis könnte auch für Sie unerläßlich sein. Aber seien Sie vorsichtig. Sobald diese ersten fünf Pfund zurückkommen – und das werden sie – nehmen Sie sich selbst an die Hand, und holen Sie sich Ihr Idealgewicht zurück.

Und vergessen Sie nicht, Ihr neues Eßverhalten ist gesund. Junk food ist nicht gesund, und es verschafft Ihnen auch kein gutes Gefühl. Sollten Sie schon eine Weile gesund gegessen haben, gehen Eis und Pizza zwar ganz nett runter, aber nach dem Essen spüren Sie, wie vorübergehend ein paar altbekannte Symptome zurückkehren. Derartige Kompromisse empfehle ich nicht, aber ich erkenne an, daß die Natur des Menschen sie ab und zu einfach braucht. Und falls Sie sich Gedanken machen, weil Ihre persönliche, den Stoffwechsel korrigierende, für das Herz gesunde Diät so ganz anders ist als die kohlenhydratreichen Diäten mit 30 Prozent Fett, die von offiziellen Stellen und der Nahrungsmittelindustrie empfohlen werden, so werfen Sie einfach noch mal einen Blick in den dritten Teil dieses Buches ab S. 137. Die dort genannten Tatsachen sollten Sie beruhigen.

Noch einige Empfehlungen

Für alle, die mit der Diät erfolgreich waren, ist die Reise jetzt fast zu Ende. Eigentlich geht sie natürlich weiter, aber Sie werden das Ruder in der Hand halten, und Ihr Schiff wird sich von Ihnen steuern lassen. So möchte ich Ihnen noch einige wichtige Prinzipien für Ihre lebenslängliche Atkins-Diät mit auf den Weg geben:

1. Kaufen Sie Ihre Lebensmittel bewußt ein – denken Sie daran, daß frisches Fleisch, Fisch, Geflügel, Gemüse, Nüsse, Samen und gelegentlich Früchte und stärkehaltige Nahrungsmittel genau das sind, was die Natur als Ernährung vorgesehen hat. Das abgepackte Zeug im Supermarkt füllt nur die Taschen anderer, aber versuchen Sie nicht, es sich in den Magen zu füllen. Sie haben nur einen Körper. Spüren Sie, wie wohl er sich jetzt fühlt. Sehen Sie im Spiegel, wieviel besser er jetzt aussieht. Sorgen Sie dafür, daß es so bleibt.

2. Hüten Sie sich vor Zucker und Sirup, weißem Mehl und Maisstärke. Lesen Sie die Etiketten aller Lebensmittel, und meiden Sie alles wie den Teufel, was Zucker, Sirup, Honig, Maltose, Dextrose, Fruktose, Laktose, Sorbitol und die anderen Erfindungen der modernen, zuckerraffinierenden Industrie enthält.

3. Geben Sie Ihrer Diät eine persönliche Note. Probieren Sie neue Dinge aus. Erweitern Sie die Vielfalt der Nahrungsmittel, die Ihnen schmecken. Kochen Sie die Rezepte aus Teil V des Buches nach. So vermeiden Sie, wieder auf Nahrungsmittel zurückzugreifen, die Sie früher

Diätphase vier

gegessen haben, die Ihnen jedoch nicht guttun. Ich empfehle Ihnen dringend, sich einen Speiseplan zu erstellen,
der ansprechend ist, gut schmeckt und Sie zufrieden-
stellt. Sie müssen glücklich mit dem Essen sein. Sobald
Sie glücklich mit gesunden Dingen sind, wird Ihre
Ernährung in Zukunft ganz sicher gesund bleiben.

4. Machen Sie mit dem bereits eingeübten und effektiven
Programm aus Vitamin- und Ernährungszusätzen weiter.
Zum Teil wissen Sie schon einiges darüber, ab Seite 272,
gebe ich Ihnen noch weitere Informationen.

5. Nehmen Sie Koffein und Alkohol nur in Maßen zu sich.

6. Vergessen Sie nicht, daß Sie nur durch Abstinenz Ihrer
Süchte Herr werden können.

7. Kümmern Sie sich sofort darum, falls Sie einmal zunehmen sollten, und schieben Sie ein paar Tage lang die
Diätphase eins ein, bis Sie Ihr Zielgewicht wieder erreicht
haben. Schwören Sie sich, daß Sie es sich *niemals* gestatten, mehr als zwei Wochen Diät von Ihrem Zielgewicht
entfernt zu sein.

8. Treiben Sie Sport.

Noch ein letztes Wort. Vielleicht haben Sie schon einmal gelesen, daß 90 bis 95 Prozent aller Menschen, die eine Diät gemacht haben, alle oder doch den größten Teil ihrer mühsam
verlorenen Pfunde innerhalb von fünf Jahren wieder zunehmen.

Verändert ein Programm jedoch die *Zusammensetzung* einer
Diät, nicht die Nahrungsmenge, und wird ständig die Fünf-
pfundregel beachtet, dann kommt es wirklich nur selten zu
Rückfällen. Unsere Patientenakten bestätigen diese Tatsache
eindeutig.

Sport – ein angenehmer Weg zur schlanken Figur

Da ich bei Kontroversen regelrecht aufblühe, habe ich den Sport noch nicht erwähnt. Mein Standpunkt bezüglich Sport (ich finde ihn gut und unterstütze ihn) ist der am wenigsten kontroverse Punkt dieses Buches. Was nicht bedeuten soll, daß Sport nicht auch wichtig für Sie wäre. Er ist nicht nur ein bedeutender Teil des gesamten Programms, sondern in Fällen von besonders hartnäckigem Stoffwechselwiderstand kann er ausschlaggebend für den Erfolg der Diät sein.

Natürlich sollte körperliche Bewegung zu jedem Diätprogramm gehören. Ich habe schon vielen Menschen beim Abnehmen geholfen, die keinen Sport treiben wollten, doch allen wäre es viel leichter gefallen, wenn sie bereit gewesen wären, einen vernünftigen Anteil Bewegung in ihr Leben einzubauen.

Indem Sie eine Diät beginnen, versuchen Sie, das Aussehen Ihres Körpers zu verändern. Es ist ganz klar, daß Sport einfach dazugehört, denn Bewegung ist die einzige weitere normale Tätigkeit, die ganz allmählich Kleidergröße, Dicke, Konturen usw. Ihres Äußeren verändert. In unserer Gesellschaft übertrifft die Anzahl der Menschen, die abnehmen wollen, damit sie besser aussehen, vermutlich die Zahl derer, die sich besser fühlen wollen. Sport ist für beide Zielgruppen wichtig. Er ist einfach gut für Sie.

Sport

Versichern Sie Ihr Herz

Ich schätze, daß der leichte Rückgang von Herzkrankheiten, den wir in den siebziger und achtziger Jahren verzeichnen konnten, auf den Fitneßboom zurückzuführen ist. Dr. Kenneth Coopers Erfindung des *Aerobic* und später das viele Laufen, Joggen, Stretchen und Hüpfen haben in Amerika einen Nerv getroffen. Die Menschen erkannten, daß Bewegung etwas Gutes ist. Etwas vollkommen Positives in einer Welt voller negativer Dinge – es war die Ära von Vietnam und Watergate –, und das wollten sie haben.

Die Zeit des Sports war gekommen, und das war auch gut so. Was waren wir nur für Faultiere geworden. Ich verhielt mich da nicht anders als alle anderen. Es ist einfach zu bequem, sich vor den Fernseher zu setzen und sich von der Schwerkraft festhalten zu lassen. Doch wie Millionen von Menschen haben auch wir gemerkt, daß es verdammt viel Spaß macht, die müden Knochen zu bewegen. Von den Vorzügen für die Gesundheit mußte man mich nicht erst lange überzeugen.

Bevölkerungsstudien – die in der Medizin epidemiologische Studien genannt werden – können Ihnen in diesem Punkt einige wertvolle Hilfen bieten. Koronarerkrankungen fanden sich beispielsweise unter Postangestellen mit sitzender Tätigkeit dreimal so häufig wie bei körperlich aktiven Briefträgern. In einer weiteren Studie stellte man fest, daß die Bewohner Norddakotas, die nicht als Farmer arbeiten, ein doppelt so hohes Gesundheitsrisiko tragen wie die Farmer.

Herzkrankheiten sind nicht die einzigen Leiden, denen man durch Bewegung vorbeugen kann. Fettleibigkeit, Bluthochdruck, Typ-I-Diabetes, Osteoporose und sogar Krebs sind unter körperlich Aktiven signifikant seltener.

Was Sie tun können, wenn Sie nur schwer abnehmen

Derweil wollen Sie abnehmen. Leiden Sie unter dem schon beschriebenen hohen Stoffwechselwiderstand, so kann Sport von größter Wichtigkeit für Sie sein, denn Sie werden jede Hilfe brauchen, die Sie kriegen können.

Sie könnten 15 Pfund pro Jahr abnehmen, falls Sie nur dreimal pro Woche eine halbe Stunde Aerobic machen. Schließlich verbrennen Sie für jeden Kilometer, den Sie gehen, 50 Kalorien. Das klingt nicht nach viel, aber diese Kilometer summieren sich.

Außerdem bauen selbst die kleinsten Bewegungen Muskeln auf, ganz besonders, wenn Sie einer sitzenden Tätigkeit nachgehen, und die Zellstruktur des Muskels ist so aufgebaut, daß er mehr Energie verbrennt als Fettzellen. Das gilt auch für den Zustand der Bewegungslosigkeit. Menschen, die Sport treiben, verbrauchen also immer mehr Energie und werden dadurch schließlich immer schlanker. Auch das ist eine Form von Stoffwechselvorteil. Ich hoffe, Sie werden ihn sich nicht entgehen lassen.

Die Vorteile körperlicher Bewegung

1. Sport kann Spaß machen.
2. Sport läßt Sie besser aussehen und hilft Ihnen abzunehmen.
3. Sport kann (und wird) Ihre Gesundheit verbessern.
4. Sport erhöht Ihr Wohlbefinden. Nach den ersten Tagen, in denen Sie sich noch müde fühlen, haben Sie mehr Energie, und Sie werden sich allen Herausforderungen des Lebens leichter stellen können.

Sport

Die Nachteile beim Sport treiben

1. Es gibt keine.

Gründe, keinen Sport zu treiben

1. Faulheit. Das ist der wahre Grund, und ich kann Ihnen da kaum ernsthaft einen Vorwurf machen, denn ich war selbst einen Großteil meines Lebens zu faul für Sport. Vielleicht hilft Ihnen, was auch mir geholfen hat: Suchen Sie sich eine Sportart, die Ihnen wirklich Spaß macht (in meinem Fall ist das Tennis). Erstellen Sie sich ein Fitneßprogramm rund um diesen Sport. Viele Sportarten gefallen mir heute immer noch nicht, aber einige mache ich trotzdem, weil sie mir helfen, mein Tennisspiel zu verbessern.

2. Zeitmangel. Wie oft habe ich diese faule Ausrede schon gehört. Bitte, das können Sie Ihrer Großmutter erzählen. Also: Wenn Sie 8 Stunden schlafen, dann bleiben noch 16 Stunden übrig. Ziehen Sie 8 Stunden für die Arbeit und 2 Stunden für Essen und Körperpflege ab, dann haben Sie immer noch 6 Stunden. In diesen 6 Stunden können Sie doch *ein wenig* Zeit für Bewegung finden. Sie haben Ihrem Körper gegenüber eine hohe Verantwortung, denn ohne ein gewisses Maß an Bewegung dürfte es Ihnen schwerfallen, Ihre anderen Verpflichtungen zu erfüllen. Sollten Sie dafür nicht einmal eine halbe Stunde pro Tag abzweigen können, wissen Sie ja, wessen Kehle Sie da durchschneiden.

3. Alter und/oder schlechter körperlicher Zustand. Wenn Sie älter als hundert sind, können wir darüber reden, für alle anderen lasse ich diese lahme Ausrede nicht gelten. Was den schlechten körperlichen Zustand angeht: Genau den wollen wir ja mit Sport verbessern.

4. Schlechte Gesundheit. Dies ist gerade ein Grund, um langsam mit Sport anzufangen und die Belastung vorsichtig
aufzubauen, nicht aber für den Erlaß Ihrer Sünden. Ein
Sportprogramm kann an jede Bedingung angepaßt werden. Auch wer noch so krank ist, kann gemäß seinen persönlichen Bedürfnissen beginnen. Solange Sie Ihre Glie-
der bewegen können, können Sie auch Sport treiben.

Formen der Bewegung

Denken Sie daran: Sind Sie älter als 35, dann sollten Sie sich
ärztlich untersuchen lassen und einen Belastungstest machen,
um Herz-Kreislauf-Probleme auszuschließen, bevor Sie mit
sportlichen Übungen beginnen, die über flottes Walking hin-
ausgehen.

Aerobische Übungen

Aerobische Übungen fordern Ihren Pulsschlag und sorgen
dafür, daß Sie mehr Sauerstoff aufnehmen. Walking ist nur
leicht aerobisch, da die Anstrengung hier nicht so hoch ist.
Hoch aerobisch sind dagegen Aerobic, Skilanglauf, Laufen,
Schwimmen, Speedwalking, Rudern und Radfahren. Abgesehen vom Gewichtsverlust haben diese Sportarten noch andere
Vorteile. Alle Zellen in Ihrem Körper brauchen eine regelmäßige Sauerstoffzufuhr, und haben Sie jahrelang gefaulenzt,
dann sind manche Zellen förmlich ausgehungert. *Das heißt,
haben Sie sich erst einmal an regelmäßige aerobische Übungen gewöhnt, so werden Sie sich körperlich auf jeden Fall besser fühlen als
vorher.* Abgesehen von Tod und Steuern ist kaum eine Sache
im Leben so sicher.

Wollen Sie schnellere aerobische Sportarten beginnen, sollten Sie professionelle Hilfe oder zumindest ein Selbsthilfe-
buch über die Sportart zu Rate ziehen, die Sie ins Auge gefaßt

Sport

haben. Wichtig sind Lockerungs- und Dehnungsübungen, um Ihre Muskeln zu lösen, Verspannungen vorzubeugen und die Verletzungsgefahr zu senken. Laufen erfordert aufgrund der Belastungen von Knien und Knöcheln besondere Sorgfalt und ein gutes Paar Laufschuhe.

Wer lange keinen Sport getrieben hat oder Osteoporose vorbeugen will, könnte es beispielsweise einmal mit Trampolinspringen versuchen. Damit läßt sich die vertikale Belastung auf das Skelett in der Form trainieren, daß die Wirbelsäule das Signal bekommt, mehr Kalzium an den Belastungsstellen abzulagern. Die Federn im Trampolin fangen den Hauptstoß elastisch auf. Je mehr Kalzium beispielsweise Sie als Frau vor den Wechseljahren bilden, um so besser können Sie dem altersbedingten Verlust vorbeugen.

Anaerobische Übungen

Dieser Begriff bezeichnet alle Sportarten, die keine vornehmlich aerobische Wirkung haben. Dazu gehören viele Übungen, die Muskelmasse aufbauen, wie Gewichtheben und viele Formen körperlicher Arbeit. Diese Art der Bewegung ist nicht so gesund für Ihr Herz wie aerobische Übungen, doch hat auch sie zwei Vorteile: Sie können Ihre Figur formen und so attraktiver aussehen, und weil sich dadurch Muskelmasse aufbaut, können Sie Ihr Idealgewicht leichter halten. Wird die Muskulatur nicht unerheblich gestärkt, liegt dieses Idealgewicht ein wenig höher als in den Tabellen der Versicherungen angegeben, da Muskeln mehr wiegen als Fett.

Leicht aerobische Übungen

Übungen wie Spazierengehen, Golf, Tennis, Reiten, Tischtennis und Tanzen erhöhen zwar nur leicht Ihren Herzschlag und die Aktivität der Lungen, doch können sie bei Untrainierten erhebliche Verbesserungen bewirken. Wollen Sie sich

Wie Sie den Anfang finden

gut fühlen und wünschen sich ein langes Leben, so sollten Sie sich meiner Meinung nach zumindest die Zeit nehmen, täglich eine halbe Stunde spazierenzugehen, am besten mit forschem Schritt.

Wer sein Leben lang keinen Sport gemacht hat, findet im Spazierengehen/Walking den besten Anfang. Ich weiß, daß viele meiner Leser Menschen sind, die seit Jahren möglichst alles mit dem Auto erledigt haben. Großartig! Dann liegen unglaubliche Verbesserungen Ihres Wohlgefühls vor Ihnen. Gehen Sie ein paarmal um den Block spazieren. Das nächste Mal gehen Sie ein wenig weiter. Fällt Ihnen heute noch ein zehnminütiger Spaziergang schwer, dann haben Sie nach drei oder vier Tagen schon keine Probleme mehr damit. Ihre Muskeln lockern sich, Sie selbst sind nicht mehr so steif, das Atmen fällt Ihnen leichter, und entspannende Endorphine überfluten Ihren Körper. Bevor Sie es überhaupt so richtig merken, laufen Sie ein oder zwei Kilometer. Dazu müssen Sie lediglich die Kruste Ihrer schlechten Angewohnheiten durchbrechen. Es ist natürlich, daß Sie sich wohl fühlen, wenn Sie sich bewegen. Sich nicht wohl zu fühlen, ist ein im höchsten Maße unnatürlicher Zustand. Vergessen Sie nie, daß Mutter Natur unseren heutigen »modernen« Lebensstil gewiß als Verirrung betrachten würde.

Wie Sie den Anfang finden

1. Planen Sie nach Ihren eigenen Bedürfnissen, und suchen Sie sich einen Teil des Tages aus, den Sie für Sport reservieren. Viele Menschen haben so viel zu tun, daß sie ihre sportlichen Übungen gleich als erstes am Morgen einschieben. Falls das auch auf Sie zutrifft, könnten Sie Ihre Sportsachen und Laufschuhe schon am Abend bereitlegen, und sobald Sie aufstehen, schlüpfen Sie einfach hinein und legen los. Duschen und essen können Sie später noch.

Sport

2. Fangen Sie zunächst langsam an. Machen Sie weniger, als Sie Ihrer Meinung nach durchhalten können. Erscheint Ihnen ein viertelstündiger Spaziergang zu lang, gehen Sie halt nur zehn Minuten. Sie werden merken, daß Sie schnell Fortschritte machen. An jedem Tag schaffen Sie mehr. Viele Menschen beginnen allzu ehrgeizig. Der Zweck der Übungen liegt nicht darin, bis zur Erschöpfung zu trainieren. Sofern Sie anstrengende aerobische Übungen machen, sollten Sie nicht siebenmal pro Woche trainieren, sondern fünf Termine sind das Äußerste: Beginnen Sie mit einem Krafttraining, dann sollten Sie *niemals* an zwei aufeinanderfolgenden Tagen trainieren.

3. Haben Sie Übergewicht, sollten Sie zunächst mit Walking anfangen. Das ist Herausforderung genug. Schließlich ist die Chance, sich bei starker Beanspruchung die Gelenke zu verletzen, sehr viel höher, solange Sie nicht abgenommen haben.

Zum guten Schluß

Sobald Sie Sport treiben, erhöht sich Ihr Pulsschlag. Das ist normal. Falls Ihnen schwindelig wird oder Sie Schmerzen in der Brust bekommen, HÖREN SIE SOFORT AUF. Dann wird es offensichtlich Zeit, Ihren Arzt aufzusuchen und sich genau durchchecken zu lassen.

Läuft jedoch alles normal, werden Sie feststellen, daß Sie ihre Anstrengungen um 10 bis 20 Prozent pro Woche erhöhen können.

Viele Menschen fühlen sich schon nach wenigen Wochen angenehm süchtig nach ihrem Sport. Dies ist eine der wenigen Süchte, vor denen Sie keine Angst zu haben brauchen.

Selbst die eingefleischten Nichtsportler unter Ihnen wer-

Zum guten Schluß

den nach zwei oder drei Monaten erkennen, daß Sie diese Angewohnheit ohne Probleme Ihr Leben lang beibehalten wollen.

Fangen Sie an. Außer den Ketten der Untätigkeit haben Sie nichts zu verlieren.

Ernährungszusätze – die Geheimisse des Atkins-Centers

Sie sollten wissen, daß die besten Ärzte, die ich kenne, ihre Patienten mit Vitaminen *behandeln*. Damit meine ich, daß sie sich der, wie ich es nenne, »Ernährungspharmakologie« bedienen.

Diese Begriffe führen zu der Frage, ob es ein System gibt, das Krankheiten mit Nährstoffen und natürlichen Substanzen behandeln kann anstatt mit Medikamenten und Pharmazeutika, die fast alle Ärzte verschreiben.

Ich fürchtete schon, Sie würden diese Frage nie stellen. In der Tat gibt es dieses System. Es wird immer beliebter und wurde inzwischen von über tausend Ärzten und hundertmal so vielen Gesundheitsberatern anderer Fachgebiete übernommen. Ich nenne dieses System Komplementärmedizin, da es auf dem Grundsatz fußt, daß alle Heilkünste einander ergänzen sollten. Außerdem sollte der Anwender der Komplementärmedizin die sicherste Therapie zuerst wählen. Daher benutzen die Anhänger dieser Medizin besonders gern Ernährungstherapien, da die Sicherheit im Vergleich zu den Medikamenten, die sie ersetzen, unübertroffen ist.

Ich selbst bin gewiß kein Komplementärmediziner. Einige Hinweistafeln an meiner Wand lassen allerdings darauf schließen, daß mich einige Kollegen für einen der Verfechter dieser Bewegung halten. Ich muß also etwas gestehen. Mary Anne Evans, Harry Kronberg und all die anderen Patienten, deren Fälle diesem Buch die persönliche Note geben, haben allesamt mehr bekommen als »nur« die Atkins-Diät.

Alle meine Patienten – und meine Fallbeispiele bildeten

Ernährungszusätze

da keine Ausnahme – erhalten eine nicht unbeträchtliche Menge an Vitaminen, Mineralien, essentiellen Fettsäuren und anderen Ernährungswirkstoffen, die sich Zwischenstoffwechselprodukte nennen. Ich verschreibe sie, weil ich aus meiner klinischen Erfahrung, durch das Studium von Veröffentlichungen und aus medizinischen Kongressen – ganz zu schweigen von meinen Gesprächen mit zirka einhundert der bedeutendsten Wissenschaftler aus dem Bereich Gesundheit – weiß, daß Nährstoffe die Gesundheit der Menschen beeinflussen.

Es haben sich so viele Nährstoffe sogar *für gesunde Menschen* als wertvoll herausgestellt, daß ich nicht mehr glaube, irgend jemand könnte mit einer theoretisch optimalen oder gar »perfekten« Diät lange und gesund leben, sollte er diese Ernährungszusätze nicht nehmen.

Ich möchte dazu nur ein Beispiel anführen. Die Antioxidanzien zeigen im wissenschaftlichen Test regelmäßig signifikante Schutzwirkungen gegen Schäden durch Freie Radikale, stark aggressive, von der Umwelt erzeugte Elektronen, die für Krebs, Herzkrankheiten und den Alterungsprozeß mitverantwortlich sein sollen. Selbst Menschen, die sich perfekt ernähren, leben nicht in einer perfekten Umwelt und können daher ihre Gesundheit unterstützen, indem sie zusätzlich wirkungsvolle Dosen der Vitamine A, C und E sowie Selen, Glutation, Zytstein und Bioflavonoide nehmen.

Um die maximalen effektiven Dosen von Nährstoffen zu ermitteln, wurden entsprechende Untersuchungen durchgeführt. Der zweimalige Nobelpreisträger Linus Pauling kam zu dem Schluß, die meisten Menschen sollten 10 Gramm Vitamin C täglich zu sich nehmen. Würden wir alle wertvollen Nährstoffe in der optimalen Dosis nehmen, kämen wir auf mehr als 100 Vitaminpillen pro Tag.

Da dies natürlich nicht machbar ist, hat mich das Gebot der Notwendigkeit auf das System der »zielgerichteten Versorgung« gebracht. Damit lassen sich verschiedene Nährstoffzusammenstellungen verschreiben, die jeweils auf bestimmte

Ernährungszusätze

klinische Probleme zugeschnitten sind. Wenn beispielsweise ein Patient häufig erkältet ist, könnte er zum Beispiel unsere Formel AI#6 einnehmen. Diese Formel enthält die Vitamine C und A sowie Zink, Bioflavonoide und den Vitamin-B-Komplex, der vielen Untersuchungen zufolge unseren Körper gegen Viren und Bakterien stärkt.

Anders als die Medikamente richten sich die Ernährungszusätze nicht direkt gegen die Krankheit, sondern unterstützen eher die Fähigkeit der Patienten, Abwehrmechanismen gegen den Eindringling aufzubauen. Dies fällt um so leichter, falls die Ernährung entsprechend zusammengestellt ist. Die Welt wurde jedoch auf die Überzeugung programmiert, daß man Krankheiten am besten mit wahren Killermedikamenten beikommt, doch seit ich auf Ernährungszusätze zurückgreife, werden meine Patienten sehr viel schneller und gründlicher gesund, weil ihre Widerstandskraft durch die Ernährung gestärkt wird.

Diese erweiterte Ernährung erstreckt sich natürlich auch auf alle, die abnehmen wollen, und so habe ich eine spezielle Diätformel zusammengestellt, eine Art Begleiter für die Atkins-Diät. Ich möchte Sie über die Formel des Atkins-Center informieren, denn Sie können sich leicht einige Vitamine in den entsprechenden Mengen aus der Apotheke besorgen. Unsere Diätformel (Grundformel 3) enthält alle Zutaten in unserem grundlegenden Multivitaminpräparat, wenn auch in ein wenig unterschiedlichen Dosierungen. Diese Diätformel soll in Dosen von 6 bis 9 pro Tag genommen werden (die höhere Dosis gilt für Patienten ab 200 Pfund Gewicht), doch selbst die doppelte Menge würde nicht zu einer Überdosierung führen. Diese Formel weicht von der üblichen Grundformel insoweit ab, als sie größere Mengen an Chrompicolinat, Pantethein, Selen und Biotin enthält. Auf diese Gruppen von Nährstoffen wird besonders viel Wert gelegt, weil Untersuchungen darauf hinweisen, daß sie alle eine wichtige Rolle im Glukose-, Insulin- und Lipidstoffwechsel spielen. Diese Diätformel (Grundformel 3) setzt sich wie folgt zusammen:

Ernährungszusätze

Diätformel (Grundformel 3)

Vitamin A	200 internationale Einheiten
Beta-Carotin	500 internationale Einheiten
Vitamin D_2	15 internationale Einheiten
Thiamin (HC1) (B_1)	5 mg
Riboflavin (B_2)	4 mg
Vitamin C (Kalziumascorbat)	120 mg (150 mg)
Niacin (B_3)	2 mg
Niacinamid	5 mg
Pantethein (80 %)	25 mg (30 mg)
Kalziumpantothenat (B_5)	25 mg
Pyridoxal-5-Phospat	2 mg
Pyridoxal (HC1) (B_6)	20 mg
Folsäure	100 µg
Biotin	75 µg
Cyanocobalamin (B_{12})	30 µg
Vitamin E (D-alpha-Tocopherol)	20 internationale Einheiten
Kupfer (Sulfat)	200 µg
Magnesium (Oxis)	8 mg
Cholinhydrogentartrat	100 mg
Inosit	80 mg
PABA	100 mg
Mangan (Chelat)	4 mg
Zink (Chelat)	10 mg
Zitrusbioflavonoide	150 mg
Chrompicolinat	50 µg
Molybdän (Natrium)	10 µg
Vanadylsulfat	15 µg
Selen	50 µg
Octacosanol	150 µg
N-Acetyl-1-Zystein	20 mg
L-Glutathion (reduziert)	5 mg

In einer Basis aus Lactobacillus, und zwar bulgaris und bifidus acidophilus, B-Komplex und Wachstumsfaktoren. Empfohlene Dosis: ein bis drei Tabletten dreimal täglich nach dem Essen.

Ernährungszusätze

Dabei verdient Chrom besondere Aufmerksamkeit. Zunächst wurde es als einziger Mineralbestandteil des Glukosetoleranzfaktors (GTF) entdeckt, ein Molekül, das als eine Art Katalysator für die Wirkung des Insulins an seinen Rezeptoren wirkt. Inzwischen betrachtet man Chrom als lebenswichtigen Nährstoff und erwägt, GTF den Status eines Vitamins zu verleihen. Dies war in vielerlei Hinsicht frustrierend, denn es stellte sich als sehr schwierig heraus, eine Nahrungsquelle zu finden, die Chrom lieferte. Nur Brauereihefe schien da in Frage zu kommen, und wie Sie bereits erfahren haben, wären die 30 Prozent der Bevölkerung, die unter Candida albicans leiden, mit diesem Lebensmittel nicht sehr glücklich. Doch jetzt fand man heraus, daß Chrompicolinat sehr gut absorbiert wird, und ganze Reihen von Studien zeigen, daß Chrom Muskeln aufbaut (ein anaboler Effekt) und Fett reduziert sowie den Cholesterinspiegel senkt.[1]

Am besten ist Ihnen vermutlich mit 300–600 µg pro Tag gedient.

Pantethein ist eine Zwischenform zwischen der B-Vitamin-Pantothensäure und dem wichtigen Coenzym A und spielt eine wichtige Rolle bei vielen Stoffwechselvorgängen. Außerdem ist es ein bemerkenswertes Instrument zur Kontrolle des Cholesterinspiegels. Des weiteren ist es hilfreich bei Allergien, Dickdarmentzündung, Streß und Pilzinfektionen. Ich nehme 100–400 mg pro Tag.*[2]

Selen ist ein wertvolles Antioxidans, dessen Mangel offenbar zu einem erhöhten Krebsrisiko führt. Kürzlich durchgeführte Untersuchungen an Tieren deuten darauf hin, daß es eine wichtige Rolle bei der Prävention von Diabetes spielt. Ich halte 200 µg für eine angemessene Tagesdosis bei Erwachsenen.[3]

---

*[2] Pantethein stellt die Vitaminhersteller vor ein Problem, weil es in flüssiger Form existiert. Wir haben Produkte gesehen, auf deren Etiketten Pantethein aufgelistet war, die laut chemischer Analyse jedoch keines enthielten. Achten Sie also darauf, daß das Produkt, das Sie kaufen, tatsächlich Pantethein enthält.

Ernährungszusätze

Biotin ist eines dieser unterschätzten Vitamine der B-Gruppe, deren Rolle in der Ernährung kürzlich von J. C. Coggeshall und seinen Mitarbeitern betont wurde, die eine signifikante Senkung des Blutzuckers nach Biotingabe bei Diabetikern feststellten.[4]

Und noch eine gute Nachricht über zusätzliche Gaben von Vitamin C. G. J. Naylor und seine Mitarbeiter führten eine Doppelblind-Placebostudie an 41 extrem übergewichtigen Frauen durch, die mit allen Diätversuchen gescheitert waren. Nach sechs Wochen hatte die Kontrollgruppe im Durchschnitt 21 Pfund abgenommen, doch die Gruppe, die täglich 3 Gramm Vitamin C erhalten hatte, war um 5,7 Pfund leichter geworden.[5] Das ist zwar nicht weltbewegend, doch bedenkt man die Vorteile, die Vitamin C auch gegen Infektionen bietet, möchte ich doch sicherstellen, daß Sie ausreichend mit Ascorbinsäure versorgt sind.

Nachdem Sie sich für ein passendes Multivitamin- und Mineralpräparat entschieden haben, wollen wir uns der nächsten wichtigen Gruppe von Nährstoffen zuwenden, den essentiellen Fettsäuren. Diese sind in Multivitaminpräparaten nicht zu finden, weil sie in Form von Ölen vorkommen. Öle und Pulver lassen sich nur schwer mischen, daher müssen sie getrennt eingenommen werden. Es gibt zwei Typen essentieller Fettsäuren, welche die meisten von uns dringend benötigen. Erstens die Omega-3-Fettsäuren in tierischen Nahrungsmitteln (vorwiegend in Fisch und Meeressäugern) sowie in Pflanzen (Leinsamen oder Leinöl), die das essentielle Öl Alpha-Linolsäure liefern. Zweitens die Omega-6-Untergruppe, die Gamma-Linolsäuren, die sehr hilfreich bei atopischer Dermatitis, prämenstruellem Syndrom, erhöhtem Cholesterinspiegel und vielen anderen Mangelerscheinungen und in EPY, Borretschöl und Johannisbeeröl enthalten sind.

Essentielle Öle werden am besten nach Rücksprache mit einer Ernährungsberaterin eingenommen, doch im allgemeinen würde ich 2 Kapseln Borretschöl, 2 Kapseln Super-EPA

277

Ernährungszusätze

und 2 Kapseln Leinöl empfehlen. Wer es einfacher haben will, der greift vielleicht lieber zu 6 Kapseln der »Essentiellen Ölformel«, die ich meinen Patienten verschreibe.

Des weiteren wären da noch die Nährstoffe, deren Fehlen oder Mangel häufig zu ernährungsbedingter Verstopfung führen. Gelegentlich läßt sich ein hoher Stoffwechselwiderstand mit ernährungsbedingten Mängeln erklären. Hier möchte ich drei Nährstoffe erwähnen. Vielleicht wollen Sie die Auswirkungen dieser Nährstoffe auf Ihre Diät einmal selbst ausprobieren.

Erstens haben wir hier L-Carnitin. Carnitin ist für den Fetttransport mitverantwortlich, und wenn es fehlt, haben Übergewichtige Probleme, den Zustand der Ketose/Lipolyse zu erreichen. Den Hauptnutzen bietet Carnitin bei Herzkrankheiten, wo es eine weitverbreitete Form der Myokardiopathie korrigiert, den Herzrhythmus stabilisiert, die Triglyzeridwerte senkt und das HDL-Cholesterin anhebt. Für diese Fälle liegt die Dosis zwischen 1000 und 2000 mg pro Tag.[6]

Coenzym Q_{10} ist ein weiterer für die Herzfunktion wichtiger Nährstoff. Außerdem unterstützt es die Funktion des Immunsystems und korrigiert insbesondere Erkrankungen des Zahnfleisches. Für Übergewichtige ist jedoch eine belgische Studie von Dr. Luc Van Gall interessant, die zeigte, daß mehr als die Hälfte fettleibiger Patienten an einem Mangel an CoQ_{10} litt. Er verglich diese mit einer ähnlichen Gruppe ohne Mangelerscheinungen.[7] Nach neun Wochen hatte diese Gruppe mit einer Standarddiät 29,7 Pfund abgenommen, verglichen mit 12,7 Pfund der Vergleichsgruppe. Sollte diese Arbeit den CoQ_{10}-Mangel bei allen Übergewichtigen widerspiegeln, kann die Hälfte von ihnen von diesem einen Nährstoff beträchtlich profitieren. Van Gall verabreicht nach dieser Studie eine tägliche Dosis von 100 mg.

Pyridoxin-Alpha-Ketoglutarat (PAK) ist weniger gut erforscht, doch scheint es positive Auswirkungen auf Diabetes zu haben. Die Logik gebietet, daß alle Nährstoffe, welche das

Insulin beeinflussen, für Übergewichtige interessant sind. Ich nehme täglich 500 bis 1500 mg.

Die Grundformel für Ernährungszusätze sieht also wie folgt aus:
Grundformel für Diäthaltende – sechsmal täglich.

Chrompicolinat – 300 µg oder ein wenig mehr täglich, wenn es nicht in der Grundformel enthalten ist.

Essentielle Öle – 3 bis 6 pro Tag, oder einzeln GLA, EPA und Leinöl

Carnitin, CoQ_{10} und PAK – wenn Sie feststellen, daß diese Ihnen helfen.

Weitere Vorteile

Im folgenden finden Sie spezielle Nährstoffe für ganz bestimmte Probleme, die immer wieder bei Diäten auftauchen:

⇨ Gegen Verstopfung: Magnesiumoxid, zusätzliche Vitamin-C-Dosen oder verschiedene pflanzliche Abführmittel und Ballaststoffe. Meine erste Wahl sind hier Psylliumhülsen. Beginnen Sie mit einem Eßlöffel auf ein Glas Wasser, und erhöhen oder mindern Sie die Menge, bis Ihr Darm optimal arbeitet.

⇨ Gegen heftiges Verlangen nach Zucker: L-Glutamin, 500–1000 mg vor dem Essen und vielleicht immer dann, wenn das Verlangen zu groß wird.[8] Auch hier sind zusätzliche Chromgaben sehr wirkungsvoll.

⇨ Gegen Hunger, der trotz Ketose auftritt: 500 mg L-Phenylalanin oder 300 mg Acetyl-L-Tyrosin vor dem Essen.[9]

⇨ Für Flüssigkeitsretention: 50–100 mg Pyridoxal-5-Phosphat plus 1500–3000 mg L-Taurin täglich.[10] Auch Spargeltabletten sind hier wirksam.

Ernährungszusätze

▷ Gegen Müdigkeit: 5–10 mg Octacosanol, 600–2000 mg PABA, 3 bis 6 Tabletten Dimethylglycin oder 1 bis 3 B_{12}-Tabletten täglich im Munde zergehen lassen, oder 1 bis 3 Tabletten des B-Komplexes täglich (à 50 mg).[11]

▷ Gegen Nervosität: täglich 500–2000 mg Inosit und Kräutertees wie Kamille, Baldrian und Passionsblume.[12]

▷ Gegen Schlaflosigkeit: Kräutertees wie eben genannt vor dem Schlafengehen genommen sowie 3 bis 6 mg Melatonin (bindet Ihren Schlafzyklus in den Tag-Nacht-Zyklus ein; nicht für Nachtarbeiter geeignet). Kalzium, Magnesium, Nicotinsäureamid, Pantothensäure und 5-Hydroxytriptophan können hier sehr hilfreich sein.[13]

Ernährung und gesundheitliche Probleme

Nun zu einem Programm für weitverbreitete medizinische Probleme, die einen großen Teil meiner Diätpatienten betreffen.

Ich liste im folgenden einfach die Stoffe auf, die ich häufig verschreibe. Ich behaupte nicht, daß sie direkte therapeutische Auswirkungen auf die Beschwerden haben, gegen die sie eingesetzt werden, denn sie wirken eigentlich nur im Zusammenspiel mit der Gesamternährung. Seit ich diese Nährstoffe verabreiche, zeigen meine Patienten vier- bis fünfmal so häufig Verbesserungen ihrer Beschwerden im Vergleich zu früher, als ich mit sehr wirkungsvollen, herkömmlichen Mitteln der Schulmedizin behandelt habe. Diesen Umstand kann ich nur der Tatsache zuschreiben, daß ein hoher Prozentsatz meiner Patienten spezifische Nährstoffmängel hat.

▷ Für Hypoglykämiker nehme ich die Grundformel plus Chrom, L-Glutamin, Zink, Selen, Magnesium, den gesamten B-Komplex, PAK, zusätzliches Biotin, L-Alanin oder die Atkins-Formel HF-12.[14]

Ernährung und gesundheitliche Probleme

⇨ Bei Diabetes setze ich die Basisformel ein sowie zusätzliche Chromgaben, Zink, Selen, Inosit, CoQ_{10}, PAK, Biotin, Vanadylsulfat, Magnesium oder die Atkins-Formel DM-19.[15]

⇨ Um den Cholesterinspiegel zu senken bzw. sein Ansteigen zu verhindern, nehme ich Lecithinkörner, Chrom, Pantethein, Niacin und andere Faktoren des B-Komplexes, Knoblauch, Vitamin C, GLA (Borretsch-, Nachtkerzen- oder Johannisbeeröl), EPA (Fischöle), Sitosterin, Glucomannan, Guargummi, Pektin, Psylliumhülsen, Dimethylglydin, CoQ_{10}, Phosphatidylcholin oder die Atkins-Lipidformel* sowie zusätzlich die essentielle Ölformel.[16]

⇨ Gegen erhöhte Triglyzeridwerte ist ähnlich vorzugehen wie gegen hohe Cholesterinwerte, nur liegt hier der Schwerpunkt auf L-Carnitin und EPA. Auch die Nährstoffe, die bei Diabetes gegeben werden, sind wegen des Zusammenhangs von Triglyzeriden und Hyperinsulinismus sehr hilfreich.[17]

⇨ Gegen Bluthochdruck nehme ich Magnesium (bevorzugt als Orotat, Taurat, Arginat oder Aspartat), L-Taurin, Pyridoxal-5-Phosphat oder Pyridoxin, Knoblauch, essentielle Fettsäuren (GLA und EPA), CoQ_{10}, Kalium oder die Atkins-Formel AH-3 sowie die essentielle Ölformel.[18]

⇨ Gegen Herzkrankheiten empfehle ich eine der oben genannten Magnesiumverbindungen, L-Carnitin, Vitamin E, CoQ_{10}, Serrapeptase und/oder Bromelin, Knoblauch, Chrompicolinat oder die Formel CV-4.[19]

⇨ Gegen Arthritis nehme ich Haiknorpel, Superoxid-Dismutase (SOD), Kalzium, EPA, Pantethein, Niacinamid, Pyridoxin, PABA, Vitamin C, Bioflavonoide, Vitamin E, SOD/Katalase, Kupfersebacat oder die Atkins-Formel AA-5 sowie die essentielle Ölformel.[20].

---

* Lesen Sie hier bitte das Etikett. Zusätzlich zur Lipidformel sollten Sie Chrom, Pantethein und essentielle Fettsäuren nehmen.

Ernährungszusätze

Der Umfang dieser Nährstoffliste sollte Ihnen einen kleinen Überblick verschaffen, wie viele veröffentlichte Arbeiten es bereits über ihre Wirkung gibt. Bedenken Sie im selben Zusammenhang die fast schon obszönen Profite, von denen die pharmazeutische Industrie immer wieder berichtet, und Ihnen dürfte schlagartig klarwerden, warum diese vielen ehrlichen Studien zugunsten einer alternativen Therapie nicht allgemein bekanntgemacht werden. Erzählt Ihr Arzt Ihnen nicht davon, so liegt das nur daran, daß er noch nichts davon gehört hat.

Die Einschränkung Ihrer Kohlenhydratzufuhr gibt Ihnen einen Vorteil an die Hand, ebenso wie der zielgerichtete Einsatz von Ernährungszusätzen. Lernen Sie, wie diese anzuwenden sind, und setzen Sie diese entsprechend ein. Dann wird dieser Vorteil wahrhaft mit Ihnen sein.

Essen Sie sich zu
immerwährender Schlankheit

Ich habe nun ausführlich die wunderbare Erfahrung geschildert, welche die Entdeckung des Stoffwechselvorteils mit sich bringt, der bei uneingeschränkter Zufuhr proteinreicher Lebensmittel den Hunger verhindert. Ich habe erklärt, wie Sie sich Schritt für Schritt immer interessantere Speisepläne erstellen und frohgemut, aber unmerklich, auf eine lebenslange Ernährungsumstellung zuarbeiten, die es Ihnen ermöglicht, luxuriös und gesund zu essen und dennoch Ihr Zielgewicht zu halten. Aber funktioniert es tatsächlich so?

Da können Sie sicher sein, doch wenn Sie mich fragen, wie oft diese Umstellung in genau dieser Reihenfolge abläuft, dann würde ich schätzen, einmal von zehn. Doch wie so oft erreichen und erhalten die Menschen ihre schlanke Figur auf sehr viel umständlicheren Wegen, sie fangen an und hören wieder auf, sie fangen wieder an und sind völlig verzweifelt. Andere wiederum sind begeistert, dann enttäuscht, überrascht und frustriert oder müssen ihren ganzen Willen und ihre Selbstdisziplin aufbringen *und* auch noch die Klugheit besitzen, den Stoffwechselvorteil zu ihren eigenen Gunsten zu nutzen. Anders ausgedrückt: Wie oft gleicht diese Reise zur schlanken Figur eher einer sehr schlecht organisierten Fahrt ins Blaue?

Wir schaffen es nicht alle so generalstabsmäßig, weil wir uns einem riesigen Hindernis gegenübersehen: dem wirklichen Leben. Im wirklichen Leben müssen nur schier unlösbare Schwierigkeiten auftauchen, so daß wir uns wieder unse-

Essen Sie sich zu immerwährender Schlankheit

ren alten, verläßlichen Freunden zuwenden, den Nahrungsmitteln, die uns schon immer vermeintlichen Trost spendeten. Es kann durchaus auch an glücklichen Ereignissen liegen – wie Urlaub, Ferien, alle Anlässe, bei denen die Champagnerkorken knallen, Hochzeiten und zügellose Dinnerpartys, die uns rückfällig werden lassen. In diesen Situationen wird die Diät oft unterbrochen, und alle, die fest entschlossen sind weiterzumachen, müssen einen Weg finden, diese später wieder aufzunehmen. Mit den Instrumenten, die ich Ihnen an die Hand gebe, wird Ihnen das auch gelingen.

Die Probleme des wirklichen Lebens sind keine vorausschbaren kalkulierbaren in die Diät eingebauten Hindernisse, wie beispielsweise bei normalen oder Formuladiäten. In Diätzentren, die damit arbeiten, erfordert das Halten des Gewichts *ohne* Fertignahrung oder Proteindrinks eine völlig neue Technik, sich auf neu erlernte Hungersignale einzustellen. Dieser Übergang muß im Diätprogramm bereits gründlich berücksichtigt werden, sonst kann man ein solches Programm wirklich nur eine Augenwischereimethode nennen.

Unser Programm beginnt im wirklichen Leben, setzt sich dort weiter fort und läßt sich auch im wirklichen Leben durchhalten. Haben Sie erst einmal das Grundprinzip gelernt, an oder unter Ihren kritischen Kohlenhydratschwellen zu bleiben, müssen Sie sich nie mehr umgewöhnen. Gleich zu Anfang stellen Sie sich darauf ein, und das war's. Sollte das Wort »Diät« für Sie eine Sache mit einem Anfang und einem Ende beschreiben, dann ist das hier keine Diät, sondern einfach eine neue und bessere Möglichkeit, Ihr Eßverhalten für den Rest Ihres Lebens an die Bedürfnisse Ihres Stoffwechsels anzupassen.

Ich habe beispielsweise diese Ernährungsform so weit perfektioniert, daß es nur noch eine Sache gibt, der auch ich nicht widerstehen kann. Das ist die Versuchung.

Ich hoffe, Sie haben gerade eben geschmunzelt, denn der letzte Satz enthält sehr viel Wahrheit. Das wirkliche Hindernis in unserer realen Welt ist für viele von uns die Versuchung.

Wie Sie mit Versuchungen umgehen

Also überwinden wir die Versuchung nicht mit Willenskraft, die häufig nicht stark genug ist, sondern mit unserem potentiell grenzenlosen Verstand.

Stellen Sie sich vor, alles klappt hervorragend. Sie nehmen ab, fühlen sich besser als je zuvor, sind ganz entzückt über sich selbst, hören Komplimente von Freunden wie von Fremden, und *Sie wollen etwas haben, das Sie eigentlich nicht haben sollten.* Was tun?

Die folgenden drei langfristigen Strategien kann ich Ihnen anbieten:

1. Sie können sich das vorübergehende Verlangen ausreden und weitermachen wie geplant.
2. Sie können die Diät ein wenig dehnen, ohne abzubrechen.
3. Sie können in die Nichtstrategie verfallen und die Diät abbrechen. In diesem Fall müssen Sie schnell handeln, wenn Sie nicht in Schwierigkeiten geraten wollen. Oder Sie *brechen die Diät als Strategie,* auch dies kann gelegentlich ganz hilfreich sein.

Die erste Strategie

Mit der Diät weiterzumachen, ist Ihre erste Verteidigungslinie. Was aber, falls Sie etwas unbedingt essen wollen, was Sie ganz entschieden *nicht essen dürfen*? Oder, schlimmer noch, bei anderen Diäten durften Sie dieses Lebensmittel immer genießen. Sie wissen schon, bei den Diäten, die Sie nie durchhalten konnten oder nach denen Sie immer wieder zunahmen. Was jetzt?

Mein Rat lautet: Ignorieren Sie niemals Ihr Verlangen. Viel-

Essen Sie sich zu immerwährender Schlankheit

leicht geht es vorbei, doch wahrscheinlich kommt es in dem Moment, in dem Sie gerade sehr schwach sind. Und dann brechen Sie die Diät. Denn ein starkes Verlangen ist ein wesentlicher Bestandteil einer Sucht und könnte zwanghaftes Eßverhalten auslösen. Falls Ihnen das schon einmal passiert ist, sind Sie vielleicht süchtig.

Die korrekte Antwort ergibt sich aus meiner Erfahrung und lautet: *Verändern Sie Ihre Physiologie.* Lassen Sie mich genauer darauf eingehen, denn dieser Punkt könnte Ihre Diät retten – und Ihr Leben. Ihr Verlangen ist höchstwahrscheinlich in einem relativen Fastenzustand aufgetaucht. Ausgelöst wurde es durch einen Sturz des Glukosespiegels. Ihr Körper hat ein Bedürfnis wahrgenommen, den Sturz aufzuhalten, und ein Signal gegeben, daß Zucker benötigt werde. (Diese Theorie trifft nur zu, wenn Sie einen starken Drang nach Kohlenhydraten verspüren.)

Sie müssen Ihre Physiologie also dahingehend ändern, daß sich Ihr Körper nicht in einem Fastenzustand befindet, sondern sich satt fühlt. Laienhaft ausgedrückt: *Essen Sie etwas.* In der Atkins-Diätsprache: Essen Sie reichhaltiges Essen, und zwar genug, doch natürlich nur fett- oder proteinhaltige Lebensmittel mit wenig oder gar keinen Kohlenhydraten. Damit stabilisieren Sie Ihren Glukosespiegel und alle anderen Faktoren, die das Verlangen hervorrufen. Prego! Kein Verlangen mehr.

Die besten Lebensmittel sind hier Macadamianüsse, die besten Freunde aller, die abnehmen. Oder auch Walnüsse, Pekannüsse oder Paranüsse. Auch mit Frischkäse können Sie Ihrem Verlangen Einhalt gebieten. Sie können den Käse mit etwas Süßem kombinieren – natürlich nur mit künstlicher Süße – und mit Sahne. Geben Sie drei bis vier Eßlöffel in ein Glas, und machen Sie sich daraus Ihre Liebslingssoda. Vielleicht bevorzugen Sie auch einen Diätwackelpudding mit Schlagsahne (natürlich nicht die vorgefertigten, mit Zucker zubereiteten).

Ich bin sicher, daß Sie das Prinzip dieses Eßverhaltens be-

Die erste Strategie

reits verstanden haben. Macadamianüsse gehören vielleicht zu den Lebensmitteln, die bei anderen Diäten auf jeden Fall verboten sind, weil sie zu viele Kalorien enthalten, doch hier zählt allein die Wirkung auf Ihren Körper. Da Macadamianüsse einen hohen ketogenen Quotienten haben (Fett geteilt durch Kohlenhydrate), unterdrücken die Nüsse den Appetit und bewirken, daß Sie pro Tag weniger Kalorien zu sich nehmen. Außerdem sollten wir nicht vergessen, wie verbraucherfreundlich sie sind: Nüsse kann man leicht in der Tasche überallhin mitnehmen. Falls Ihr geschäftlicher Terminkalender Sie dazu zwingt, Mahlzeiten auszulassen oder Sie häufiger nur inakzeptables Essen angeboten bekommen, haben Sie immer einen perfekten Ersatz zur Hand.

Sollten Sie Diätphase eins hinter sich haben, dürfen Sie auch zu meiner Lieblingsfrucht greifen: zur Avocado. Als einzige Frucht, die Fett, und zwar vorwiegend einfach ungesättigtes, enthält, bietet dieses einzigartige Obst eine willkommene Abwechslung für alle, die Lust auf etwas Frisches, Natürliches haben, das sättigt. Eine halbe Avocado ohne Stein kann als eßbare Transportschale dienen, in die Sie Shrimps, Krebse oder Thunfischsalat füllen können: Dieses elegante Mittagessen läßt die Zeit zwischen Ihrem sättigenden Frühstück und dem leckeren Abendessen verfliegen. Eine kalifornische Avocado enthält ungefähr 12 Gramm Kohlenhydrate, ungefähr soviel wie ⅛ Apfel. Und dann wäre da noch die Guacamole, deren Zubereitung Sie im Rezeptteil finden.

Am anderen Ende des Spektrums steht ein fertiges Produkt, das zwar schrecklich fettig klingt, aber tatsächlich so gut wie kein Fett enthält. Es handelt sich um den Ausbund an Knusprigkeit – gebratene Schweineschwarte, der kohlenhydratlose Trostpreis für Kartoffelchipssüchtige. Praktisch das gesamte Fett wird ausgebraten und läßt nur das Protein übrig, welches das Fett zusammengehalten hat. Ihre Dips auf der Basis saurer Sahne und Guacamole finden auf einer knusprigen Schweineschwarte leckeren Halt.

Essen Sie sich zu immerwährender Schlankheit

Doch was tun, wenn wir nicht von abhängigem Verlangen oder dem einfachen Impuls sprechen, der durch eine Veränderung der Körperchemie behoben werden kann? Wenn es sich um ein langfristiges Verlangen handelt? Ihre Lieblingsspeisen, die Sie schon immer gerne gegessen haben, dürfen Sie jetzt nicht mehr zu sich nehmen. Sie wissen schon, Köstlichkeiten wie Pommes frites, Pizza, Bagels, Tacos, Frühlingsrollen, Pfannkuchen, Nudeln und so weiter ... aber warum soll ich Sie weiter quälen.

Suchen Sie sich Ersatz für Ihre Leidenschaften

Am leichtesten vermeiden Sie einen Abbruch der Diät, wenn Sie einen Ersatz für Ihre Lieblingsnahrungsmittel finden. Falls sich diese unter den obengenannten finden, oder Ihre Leidenschaft der Lasagne oder Süßigkeiten wie Schokoladentrüffel bis Eis, Käsekuchen oder Erdbeerbiskuit gilt, dann finden Sie die Antwort auf Ihre Probleme in den raffinierten Speisen im Rezeptteil. Lernen Sie, diese auf Ihre Bedürfnisse anzuwenden.

Lassen Sie sich so viele Monate wie möglich Zeit, diese Rezepte in Ihre neue Diät und Ihr neues Leben zu integrieren. Machen Sie sich immer wieder klar, daß *unser* Käsekuchen kein *normaler* Käsekuchen und *unsere* Pizza keine *normale* Pizza ist, denn die üblichen Lebensmittel haben manchmal zehnmal mehr Kohlenhydrate. Kalorienreduzierte Lebensmittel dürfen sich so nennen, sobald ihr Kaloriengehalt um 33 Prozent reduziert wurde, doch unsere Alternativen haben 90 Prozent weniger Kohlenhydrate. Großartig, nicht wahr? Zumindest so lange, wie Sie nicht von unseren Rezepten abweichen. In den regulären Lebensmitteln stecken genügend Kohlenhydrate, um Ihre Körperchemie völlig umzukehren. Ein Stück normale Pizza oder eine Portion Eis bringt die Wirkung Ihrer Fettmobilisierer, Ketone und Lipolyse, schlagartig zum Erliegen.

Doch es gibt auch kohlenhydrathaltige Lebensmittel, die ich sehr gern esse. Sie durchbrechen die Steak- und Salatroutine ganz drastisch und enthalten dennoch nicht so viel Kohlenhydrate, um die Kohlenhydratzufuhr um mehr als ein oder zwei 5-Gramm-Niveaus zu erhöhen.

Das wichtigste dabei ist knuspriges Brot. Mein Leben mit der Diät hat sich erheblich verbessert, als ich etwas Knuspriges fand, das ich toasten und als Unterlage für meinen Frischkäse oder kalten Braten nehmen oder bei Partys aus der Hand essen konnte. Ich habe in den Vereinigten Staaten eine Brotsorte entdeckt, die angeblich nur 2 Gramm Kohlenhydrate pro Scheibe enthält, doch deren voller Weizengeschmack vermittelt das Gefühl, als habe man nie auf Brot verzichten müssen. Sie sollten sich in Ihrem Land auf die Suche machen, um ein adäquates Brot zu finden (Reformhäuser!). Ich möchte aber nochmals darauf hinweisen, daß diese Nahrungsmittel ungeeignet sein können für alle, die mit Nahrungsmittelunverträglichkeiten zu tun haben, denn Weizen ruft beispielsweise sehr häufig Allergien hervor.

Die zweite Strategie

Die Diät ein wenig strecken? Wie kann man eine Diät strecken, die so eindeutig umrissen ist wie diese?

Inzwischen sind Sie in Diätphase zwei oder gar schon in Phase vier und haben sich eine persönliche Strategie für Ihr Eßverhalten zugelegt. Sie sollten die Kohlenhydrattabelle am Ende des Buches benutzen, um herauszufinden, welche Lebensmittel Sie zusätzlich essen dürfen.

Lesen Sie die Liste aufmerksam durch, und achten Sie darauf, a) wie sehr Ihnen das jeweilige Produkt schmecken würde und b) wie viele Kohlenhydrate in Gramm es in der Portion enthielte, die Sie zufriedenstellen würde. Vielleicht wollen Sie ein Verhältnis errechnen – Spaß am Essen: Kohlenhydrate in

Gramm –, um so Ihre Kandidaten für die nächste Ebene Ihrer Diät auszusuchen. Allerdings hoffe ich, daß Sie ein wenig spontaner reagieren.

Auf jeden Fall sollten Sie zur Erweiterung Ihrer Diät diejenigen Kandidaten auswählen, die ein gutes Verhältnis von Genuß und Kohlenhydraten bieten – und vergessen Sie unsere Rezepte nicht! Schreiben Sie sich die ausgewählten Vorschläge auf einen Extrazettel, und listen Sie die Kohlenhydrate in Gramm daneben auf. Haben Sie erst ein paar Gerichte mit 5 oder 6 Gramm Kohlenhydraten gefunden, so werden Sie schnell merken, daß Sie mit Ihrer Diät wieder einen Schritt weitergekommen sind. Sie befinden sich auf dem richtigen Weg.

Doch angenommen, Ihr Lieblingsgericht hat 10 Gramm Kohlenhydrate – oder sogar 20. Eine Alternative wäre hier, pro Woche 40 Gramm Kohlenhydrate zusätzlich zu essen. So könnten Sie beispielsweise am Dienstag und Donnerstag jeweils 10 Gramm extra essen und am Wochenende noch einmal mit 20 Gramm die Diät ein wenig strecken. Ist Ihre kritische Kohlenhydratschwelle gegen Gewichtsverlust ziemlich hoch, dann können Sie vielleicht sogar ein paar Wochen später weitere 40 Gramm hinzufügen.

Sie erstellen sich damit Ihren ganz persönlichen Diätplan, der Ihren Stoffwechselwiderstand und Ihre Lieblingsnahrungsmittel berücksichtigt, die Sie bei einer normalen Diät vielleicht gar nicht essen dürften. Sie machen nicht die Atkins-Diät, es hat gar keine Atkins-Diät gegeben –, Sie machen die »Atkins-und-ich-Diät«. Ich habe zu den Grundprinzipien beigetragen, Sie fügen Ihre persönliche Note und die Durchführung hinzu.

Aufgeschoben ist oft aufgehoben

Manchmal werden Sie natürlich auch mehr tun, als die Kohlenhydratmengen nur ein wenig zu strecken, sondern etwas

Aufgeschoben ist oft aufgehoben

essen, worauf Sie eigentlich verzichten sollten. Jedesmal, wenn das geschieht, mache ich mir Sorgen, daß diese Übertretung der Auslöser für Suchtverhalten sein könnte. Also passen Sie gut auf, denn ein regelrechter Freßanfall beginnt eigentlich genauso harmlos.

Heißhungeranfälle kommen in allen Formen und Größen vor und können eine ganze, fast sicher geglaubte Erfolgsgeschichte zum Kippen bringen. Die Gewichtszunahme ist dabei so groß, daß man sie in Pfunden pro Tag messen kann, manchmal sogar in Pfunden pro Stunde. Außerdem spielt der Zeitpunkt des Anfalls eine große Rolle. Lassen Sie ihm keinen freien Lauf, denn allzuoft endet er erst, wenn Sie Ihr Höchstgewicht wieder zugenommen haben.

Um einem Freßanfall Einhalt zu gebieten, müssen Sie erkennen, daß Sie in Schwierigkeiten sind, und wirksame Gegenmaßnahmen einleiten. Am besten kommen Sie mit bestimmten Nährstoffen zurecht: 400 µg Chrompicolinat zwei Tage lang dreimal täglich; ebenso dreimal täglich 500–1000 mg L-Glutamin plus Vitamin-B-Komplex. Gleichzeitig können Sie das heftige Verlangen durch eine fettreiche Diät ohne jegliche Kohlenhydrate bekämpfen. Fettes rotes Fleisch, Frischkäse, Diätgelatine mit Sahne – und keinerlei kohlenhydrathaltige Lebensmittel. Zwei Tage nach Einsetzen der Ketose/Lipolyse sollte das Verlangen wieder verschwunden sein, Sie müßten sich dann wieder im Griff haben. Auch das Gewicht, das Sie während Ihres Heißhungeranfalls so schnell angesetzt haben, müßte sich wieder nach unten bewegen: Gratuliere, Sie haben die Kurve gekriegt!

Nun sollten Sie herausfinden, welches Lebensmittel oder welche Nahrungsmittelkombination der Auslöser für den Anfall gewesen ist, denn sicher wollen Sie das nicht noch einmal erleben.

Doch gibt es ein schwerwiegendes Problem, sobald Sie spüren, daß Ihnen das Diäthalten nicht ganz so gut gefällt. Genauer gesagt, daß Sie etwas nur allzugern mögen, können es

Essen Sie sich zu immerwährender Schlankheit

aber nicht bekommen. Natürlich denken Sie jetzt: »Warum habe ich nur versprochen, dieses oder jenes nie mehr zu essen? Ich bin nicht bereit, dieses Versprechen noch länger einzuhalten.« Muß »immer« denn wirklich *immer* und »niemals« wirklich *niemals* bedeuten?

Auf diese wichtige Frage gibt es mehrere Antworten. Zum einen bitte ich Sie, die Zwangslage eines ehemaligen Alkoholikers zu bedenken. Vielen von uns ist klar, in einem solchen Fall sollte »niemals« wirklich *niemals* bedeuten. Enthält also Ihre zusätzliche Kohlenhydratgabe ein Nahrungsmittel, nach dem Sie süchtig sind, sollten Sie sich ebenfalls an diesen Grundsatz halten. Doch für viele von uns gilt, daß wir ein Nahrungsmittel ganz besonders gern essen, weil es uns sinnliches Vergnügen bereitet, nicht weil wir süchtig danach sind.

Ich denke also, das müssen Sie ganz allein für sich herausfinden.

Mit Bedacht aufschieben: Vielleicht möchten Sie eine Umkehrungsdiät ausprobieren

Und es gibt noch eine zweite Antwort – eine Strategie, die es Ihnen gestattet, sich von den Zwängen Ihrer eigenen erfolgreichen Diät zu befreien. Diese Strategie ist ganz einfach, und ich bin sicher, daß diese Sie verwirrt, wenn Sie dieses Buch aufmerksam gelesen haben. Angenommen, bei einer anderen Diät dürften Sie Ihre Lieblingsgerichte essen, bei meiner aber nicht. Dann müssen Sie sich selbst einfach versprechen, daß Sie diese andere Diät beginnen wollen und diese dann auch durchführen.

Angenommen, Sie entwickeln ein heftiges Verlangen nach einer bestimmten Gruppe von Nahrungsmitteln wie Früchte oder Pasta. Dann möchten Sie vielleicht drei oder vier Tage lang eine Obst- oder Pastadiät machen. Diese radikale Abwendung von einer Diät, mit der Sie so erfolgreich waren, mag

Mit Bedacht aufschieben

Ihnen kontraproduktiv erscheinen, doch ist es in verschiedener Hinsicht ganz hilfreich. Sie müssen sich nicht immer wieder sagen, daß Sie ein ganz bestimmtes Nahrungsmittel nie wieder essen dürfen, und Sie haben damit eine Technik an der Hand, die Ihren Stoffwechsel umkehrt. Dies ist oft hilfreich, um der kohlenhydratarmen Diät Starthilfe zu geben, sobald sich Anzeichen für eine Verlangsamung zeigen. Lassen Sie mich dies genauer erklären.

Nach vielen Monaten der Diät, bei welcher der Stoffwechsel des Körpers auf ungewohnte Weise dazu gebracht wird, Hunderte von Kalorien als Hitze zu verbrennen (vermutlich geschieht genau das bei einer strengen kohlenhydratarmen Diät), gewöhnt sich der Körper möglicherweise daran, indem er effizienter arbeitet und sich der Gewichtsverlust verlangsamt. Sie brauchen jetzt nicht in Panik zu geraten, diese Anpassung wurde wissenschaftlich noch nicht bewiesen. Viele von Ihnen werden Ihr Zielgewicht erreichen und auch halten, ohne dieses Anpassungsphänomen jemals zu spüren. Doch einige werden das Gefühl bekommen, als verlangsame sich das Abnehmen übermäßig. Sie sollten dann für einige Zeit eine Umkehrungsdiät in Erwägung ziehen.

Andererseits sollten Sie, wenn Sie mit der Atkins-Diät eine Reihe weiterer Symptome heilen konnten, es sich genau überlegen, bevor Sie eine Umkehrungsdiät machen. Höchstwahrscheinlich werden viele oder sogar alle negativen Symptome zurückkehren, sobald Sie wieder stark kohlenhydrathaltige Nahrungsmittel zu sich nehmen.

Dennoch glaube ich, daß Sie alle das Prinzip der Umkehrungsdiät kennen sollten, und viele von Ihnen sollten sie irgendwann auch einmal ausprobieren. Bei einer Umkehrungsdiät sollten Sie ein Ernährungsprogramm mit sehr wenig Fett und Protein und vielen komplexen Kohlenhydraten einhalten. Die bereits erwähnte Nudeldiät ist in Ordnung, wenn sie nicht mit cremigen und fetthaltigen Saucen angereichert wird. Die Obstdiät paßt hier nicht, da die im Obst enthaltenen

Kohlenhydrate nicht komplex sind. (Aber drei Tage wäre diese schon okay.) Es gibt noch weitere gute Diäten, die sich ideal als Umkehrungsdiät eignen. Die extrem fettarme Diät von Dr. Julian Whittaker ist nur ein Beispiel.

Der Sinn einer Umkehrungsdiät liegt hauptsächlich darin, die drastische Wirkung der Diätphase eins zu wiederholen, nämlich schnellen und nachhaltigen Gewichtsverlust. Sie durchbrechen damit eine Phase des Stillstands. Doch bedenken Sie, daß die Umkehrungsdiät selbst ein striktes Programm darstellt, es handelt sich nicht um eine ausgewogene Diät, und ganz sicher ist sie keine Möglichkeit, eine Diät für längere Zeit zu unterbrechen. Wenn Sie eine Periode ausgewogener Ernährung einschieben wollen, nehmen Sie nur allzuoft leicht wieder zu. Sie müssen sich klarmachen, daß Sie, falls Sie die Diät unterbrechen, sich nicht in ein Vakuum begeben, sondern *eine andere Diät beginnen.* Dabei sollten Sie immer bedenken, daß Sie auch bei dieser Diät alles im Griff haben müssen.

Der Mini-Heißhungeranfall

Es gibt noch eine andere Möglichkeit, die Diät bewußt zu unterbrechen und dennoch die Kontrolle zu behalten. Das ist der 60-Minuten-Heißhungeranfall, den Dr. Rachel Heller und Dr. Richard Heller für Kohlenhydratabhängige populär gemacht haben. Die Hellers nannten diesen Kohlenhydratanfall eine Belohnung und gestatteten ihn jeden Tag. Bei ihrem Programm konnte eine kohlenhydratarme Diät von einer Stunde unbegrenzten Essens unterbrochen werden, solange die Nahrungsmittel nährstoffhaltig und ausgewogen waren. Das Prinzip dahinter beinhaltet, daß Insulin in zwei Phasen freigesetzt wird, sobald Kohlenhydrate zugeführt werden, und die zweite und größere Freisetzung findet ungefähr 75 Minuten nach dem ersten Kontakt mit den Kohlenhydraten statt. Vorher müssen Sie gesättigt sein, und Sie müssen spätestens nach einer Stunde mit dem Essen aufhören.

Falls dieses System bei Ihnen funktioniert, sind die Vorteile offensichtlich. Die Nachteile: keine Entleerung der Glykogenreserven, daher keine Fettmobilisierung, daher keine Ketose/Lipolyse, daher kein Stoffwechselvorteil. Wer aufgrund seines Stoffwechsels übergewichtig ist – im Gegensatz zu allen, deren Übergewicht auf Sucht begründet ist –, könnte Probleme bekommen. Daher schlage ich vor, daß Sie dieses System nicht ausprobieren, wenn Sie Ihrem Zielgewicht nicht schon sehr nahe sind, und auch dann nur in kleinen Schritten, damit Sie sich ganz allmählich an die Wirkung bezüglich der Kontrolle der Diät, an Appetit und Gewicht gewöhnen. Doch das Prinzip sollte Ihnen für den Fall bekannt sein, daß Sie einmal ganz ungewollt zu viele Kohlenhydrate zu sich nehmen; dann können Sie sich wieder in den Griff bekommen, sobald Sie innerhalb dieser einen Stunde zu essen aufhören. Was Sie auch tun, tun Sie es nicht in einem Restaurant mit langsamer Bedienung.

Sie, Ihre Diät und Ihr Umfeld

Sie haben sicher bemerkt, daß alle Strategien, die Diät zu unterbrechen oder wieder aufzunehmen, einen gemeinsamen Nenner haben: Sie sind der Stratege. Sie haben das Sagen. Glauben Sie mir, ich habe schon viele erfolgreiche Diäten scheitern sehen, und fast jedesmal aus demselben Grund – die Diäthaltenden haben die Kontrolle über sich oder ihr Umfeld verloren.

Nachdem wir soeben einige Strategien besprochen haben, die Ihnen helfen, sich selbst zu kontrollieren, kommen wir nun zur Kontrolle über Ihr Umfeld.

Es besteht kein Zweifel, daß Ihre nächste Umgebung einer kohlenhydratarmen Diät wesentlich feindseliger gegenüber-

Essen Sie sich zu immerwährender Schlankheit

steht als noch vor 20 Jahren, als die erste Atkins-Diät veröffentlicht wurde. Die gemeinsame Konterrevolution von Fettphobie und Pharmakophilie macht es allen schwer, die sich von der Masse unterscheiden und in Fragen ihrer persönlichen Gesundheit die freie Wahl haben möchten. Lassen Sie sich jetzt also nicht von der Hysterie mitreißen, sondern kämpfen Sie für Ihr Recht, anders zu sein, und zwar erleuchtet und mit funktionierendem Selbsterhaltungstrieb.

Die Mitmenschen erziehen

Ihr erstes Hindernis sind die Menschen mit Vorurteilen, bei denen Sie in der Regel häufig Rat suchen – Ehegatten, Familienmitglieder, wohlmeinende Freunde, sogar Fachleute im Gesundheitswesen –, sie alle werden die nur allzu menschliche, vorhersehbare Reaktion zeigen, die Menschen, die so häufig bestimmte Reizworte gehört haben, nur haben können. »Oje, diese Diät ist sehr fettreich, das kann nicht gut für dich sein«, lautet ihre reflexartige Reaktion, aber ich wette mit Ihnen, diese Leute haben noch nie von Yudkin oder Kekwick oder Reaven oder Benoit gehört oder sich ausführlich mit meinem Lebenswerk beschäftigt.

Wie können Sie diese also eines Besseren belehren? So wertvoll der Rat dieser Menschen bislang auch war, müssen Sie ihnen dennoch klarmachen, daß man eine Sache erst kennt, wenn man sich genau damit beschäftigt hat. Falls Ihr Neinsager jemand ist, mit dem Sie zusammenleben oder tagtäglich zu tun haben, dann brauchen Sie seine oder ihre Kooperation ebensosehr wie Ihre eigene Zielstrebigkeit. Wenn ich Sie wäre, würde ich zunächst darauf bestehen, daß diese Menschen mein Buch lesen. »Ich bin beeindruckt, daß Dr. Atkins dieses Programm an so vielen tausend Menschen erprobt hat und immer noch dazu steht«, könnten Sie beispielsweise sagen, »und ich will wissen, ob diese Diät auch bei mir funktioniert.

Die Mitmenschen erziehen

Ich brauche deine Unterstützung, warum liest du also nicht erst mal sein Buch und sagst mir, ob du eine Lücke in seiner Argumentation entdeckst.«

Sie brauchen die Kooperation aller Personen in Ihrer unmittelbaren Umgebung. Sie können jedem Ernährungsausrutscher sehr viel leichter widerstehen, wenn Sie Ihre Lieblingskohlenhydrate nicht sehen oder riechen. Doch was ist mit denjenigen, die sagen: »Die Diät ist *dein* Problem, essen ist *mein* Vorrecht?« Hier hilft nur ein ganz pragmatischer Ansatz: Ziehen Sie diese auf Ihre Seite.

Ich empfehle Ihnen, Ihren Lebenspartner dazu zu bringen, die Diät mit Ihnen gemeinsam zu machen. Hat er ebenfalls Übergewicht, haben Sie einen sehr guten Ausgangspunkt – die Aussicht auf mühelosen Gewichtsverlust. Hält Ihr Partner jedoch an dem Märchen über fettarme Diäten fest, könnten Sie ihm vorschlagen, beide Diäten zu machen und selbst herauszufinden, welche für seinen persönlichen Stoffwechsel am besten geeignet ist.

Angenommen, nur Sie müssen abnehmen. Dann sollten Sie normalgewichtigen Familienmitgliedern unsere »Fleisch und Hirse«-Diät vorschlagen, die eine unbegrenzte Zufuhr von komplexen Kohlenhydraten gestattet, doch weil Fleisch erlaubt ist, Zucker aber nicht, ist sie mit der »Atkins und ich«-Diät kompatibel.

Einen weiteren wichtigen Punkt möchte ich noch erwähnen. Angenommen, die Versuchung erscheint in Gestalt von zuckerüberladenem Junk food, das Sie »für die Kinder« im Hause haben, weil diese das Zeug so gern essen. Wenn Sie glauben, daß der schlimmste Nahrungsmittelzusatz auf der Welt die richtige Ernährung für im Wachstum begriffene Mitglieder der menschlichen Rasse ist, die Sie dazu auch noch sehr lieben, dann sollten Sie Ihre Haltung noch einmal genau überdenken. Wer könnte mehr Schaden durch eine Substanz davontragen, welche die Bildung von Diabetes, Bluthochdruck und Herzkrankheiten fördert, als Menschen, die noch

Essen Sie sich zu immerwährender Schlankheit

ihr ganzes Leben vor sich haben? Vermutlich wollen Sie Ihren Kindern doch nicht beibringen, daß sie nach dem Lustprinzip, sondern nach dem Gesundheitsprinzip essen sollen, oder? Dann müssen Sie jetzt die Entscheidung treffen: »Zucker kommt mir nicht ins Haus!«

Diät in der großen Welt jenseits Ihrer vier Wände

Doch wie behalten Sie Ihr Arbeitsumfeld unter Kontrolle? Mit gesundem Menschenverstand. Der Kaffee und die süßen Stückchen Ihrer Kollegen duften so gut? Nicht, wenn Sie zum Frühstück Rühreier mit Speck hatten und sich auch zu Mittag satt gegessen haben. Ihr Widerstand ist am größten, wenn Sie satt sind. Können Sie in der Cafeteria oder im Laden nebenan gute Lebensmittel kaufen? Falls nicht, packen Sie sich Ihr Lunchpaket selbst.

Sobald Sie eine kohlenhydratarme Diät machen, werden Sie merken, daß Restaurants viel eher Ihre Freunde als Ihre Feinde sind. Ein Restaurant ist gut im Geschäft, wenn es besseres Essen bietet, als viele von uns zu Hause machen können. Sehr viele Hauptgerichte sind daher für Sie in Ordnung. Der Trick besteht darin, sich nicht von den vielen Beilagen verführen zu lassen. Sie sollten wenn möglich schon vorher wissen, was Sie bestellen wollen, und nicht zu den kohlenhydrathaltigen Extras greifen, nur weil sie im Preis inbegriffen sind.

Besonders viel Spaß macht es in Restaurants, die für uns erlaubte Speisen auf ihrer Karte haben. Dort sollte es nicht allzu schwierig sein, ein schönes Stück Fleisch, Fisch oder Geflügel mit der richtigen Würze zu finden, lecker zubereitet, ohne weitere Kohlenhydrate. Ich habe bestimmt weit über 5000mal lecker im Restaurant gegessen, hundertprozentig im Einklang mit der Diät. Ich weiß, wo es die besten Steaks, Lammrippchen, knusprige Ente und gedünsteten Lachs in meiner Stadt gibt. Oder die beste Forelle mit Kruste aus Macadamianüssen,

Diät in der großen Welt jenseits Ihrer vier Wände

das beste Kalbfleisch à la Triestina, Saltimbocca à la Romana, chinesische Krabben und Hummer oder Guacamole. Meine Damen und Herren, so ernährt sich ein wahrer Gourmet. Wenn Sie also ohnehin hundert Pfund abnehmen wollen, können Sie es auch mit großzügigen Portionen luxuriöser Speisen tun.

Sie sollten das Restaurant dann erst zu Ihrem Lieblingsrestaurant küren, wenn Vorspeise und Hauptgericht korrekt laut Ihrer Bestellung serviert worden sind. Wenn Sie Sellerie und Olivenöl statt Brot und Butter bekommen können, haben Sie eine Alternative. Und vergessen Sie nicht: Lassen Sie niemals Platz für ein Dessert.

Dinnerpartys können das reinste Hindernisrennen werden. Zum ersten Mal in diesem Jahrhundert braucht es einer Gastgeberin nicht peinlich zu sein, wenn sie bei einer Dinnerparty nur Pasta serviert, und so besteht die Möglichkeit, daß Sie bei einer solchen Party nichts zu essen finden. Bitte unterbrechen Sie nicht für dieses eine Essen Ihre Diät. Das würde Ihre Gewichtsabnahme um fast eine Woche zurückwerfen. Informieren Sie die Gastgeberin lieber, daß Sie eine ärztlich angeratene Diät machen, und fragen Sie, was serviert wird. Sollte das Essen für Sie tatsächlich nicht in Frage kommen, entschuldigen Sie sich besser und bleiben der Party fern, oder Sie bitten um Erlaubnis, Ihr eigenes Essen mitbringen zu dürfen. Falls Sie befürchten, daß es nicht genügend proteinhaltige Nahrungsmittel gibt, die Sie durch den Abend bringen, packen Sie selbst etwas ein – die erwähnten Macadamianüsse zum Beispiel.

Auch eine Reise mit dem Flugzeug kann für die Diät schwierig werden. Wenn möglich, sollten Sie im voraus spezielle Diätkost buchen. Informieren Sie die Fluglinie, daß Sie eine Diät aus Proteinen und ohne Kohlenhydrate machen. Vermutlich wird man Ihnen antworten – solange dieses Buch nicht von einer Million Menschen gelesen wurde –, daß man Ihnen eine solche Diät nicht bieten könne. In diesem Fall soll-

Essen Sie sich zu immerwährender Schlankheit

ten Sie das koschere Essen wählen, da es häufig die wenigsten Kohlenhydrate enthält.

Beherrschen Sie Ihre Strategien, und bleiben Sie Ihr Leben lang schlank

Denken Sie stets daran, daß Sie mehr Steuerungsmechanismen zur Verfügung haben, als Sie glauben. Abgesehen von den vier Diätphasen bietet jede Phase verschiedene Grade: Sie können in der Woche streng Diät halten, am Wochenende ein wenig freier essen, es gibt stark fetthaltige oder fettarme Variationen, Speisepläne mit viel oder wenig Kalorien. Für kurzfristige, schnelle Erfolge gibt es sogar das Fettfasten (siehe S. 243).

Mit diesen Instrumenten werden Sie zu einem Meisterstrategen. Sie sind wie ein Taktiker auf dem Spielfeld – Sie behalten Ihr Ziel im Auge, und schließlich ist irgendwann der Sieg errungen.

Das Selbst, dem Sie dienen, sind Sie selbst

Die kohlenhydratarme Diät ist noch lange keine Standarddiät, und das ist mir ein Rätsel.

Wenn ein Arzt entscheiden muß, ob er ein Medikament einsetzt oder nicht – beispielsweise Prednison –, um die rheumatoide Arthritis eines Patienten zu behandeln, gerät er natürlich in einen Konflikt. Er weiß, das Medikament hat positive Auswirkungen auf die Symptome der Arthritis, er kennt aber auch die schädlichen Nebenwirkungen. Das steht außer Frage. Die Entscheidung ist schwierig, die Beweislage geteilt.

Eine kohlenhydratarme Diät ist eine ganz andere Sache. Die wissenschaftliche Beweislage ist nicht geteilt, sondern unterstützt die Auffassung, daß eine solche Diät sehr wirkungsvoll und gesundheitsfördernd ist. Wie läßt es sich also erklären, daß man dieser Diät nicht den ihr gebührenden Platz einräumen will? Ich fürchte, ich weiß es nicht. Zyniker oder Ökonomen könnten auf den Einfluß der riesigen Nahrungsmittelhersteller hinweisen, denn diese verkaufen nicht nur die minderwertigen Kohlenhydrate, sondern gehören auch zu den wichtigsten Betreibern ernährungswissenschaftlicher Forschungsstätten. Die Deutschen andererseits würden es vielleicht *Zeitgeist* nennen.

Auf jeden Fall haben sich in den letzten Jahren stark kohlenhydrathaltige Diäten durchgesetzt. Ich kann nicht behaupten, daß die Menschen dadurch schlanker geworden wären – und auch nicht gesünder. Ehrlich gesagt glaube ich, daß es Platz für mehr als eine Meinung gibt, und ich hoffe, Sie unterstützen diesen Standpunkt.

Das Selbst, dem Sie dienen, sind Sie selbst

Was der Erfolg dieses Buches für Sie bedeuten wird

Ich kann mir nichts Taktloseres vorstellen, als einen Autor, der seine Leser dazu ermutigt, über sein Buch zu reden und es zu loben. Das klingt so selbstsüchtig, doch tatsächlich dienen Sie damit auch Ihrem eigenen Selbst.

Wenn nur genügend Leser über die Atkins-Diät und ihre Auswirkungen auf ihr Leben sprechen, wird Ihre Diät allmählich immer mehr zu einem Kinderspiel. Fluglinien werden irgendwann kohlenhydratarme Mahlzeiten servieren, in den Restaurants wird man sofort verstehen, was Sie wünschen, Gastgeberinnen werden nicht mehr nur verschiedene Nudelsorten anbieten, und es werden Ketonanalysegeräte mit Digitalanzeige auf den Markt kommen, die sich einfach bedienen lassen – den Prototyp habe ich schon gesehen. Und in den Supermärkten werden endlich die so wichtigen kohlenhydratarmen Lebensmittel in den Regalen liegen. Statt fettarmer, zuckerhaltiger Eiscremes werden Sie zu kohlenhydratarmem Sahneeis greifen können.

Als vor zwanzig Jahren die *Diätrevolution* in vollem Gange war, ist genau das passiert. Der vorübergehende Triumph des fettarmen Dogmas in den achtziger Jahren hat viele dieser Annehmlichkeiten wieder verschwinden lassen, doch braucht es nur einen Anstoß, sie wieder zurückzuholen.

Ich wünschte, ich hätte in diesem Buch den Raum gefunden, mich noch ausführlicher über die weiteren Aspekte des gesundheitsfördernden Programms zu äußern, dem meine Patienten sich unterziehen. Ich habe ja nur angedeutet, was Sie alles mit zusätzlichen Vitaminen erreichen können, doch auch Kräuter, die Homöopathie, bioelektrische Techniken und andere Methoden der Komplementärmedizin können zu einem gesünderen Leben beitragen.

Ich hoffe sehr, daß Sie nach der Lektüre dieses Buches die

Was der Erfolg dieses Buches für Sie bedeuten wird

Überzeugung mitnehmen, daß die Menschen nur durch das freie Spiel der Gedanken und Therapien den größtmöglichen Nutzen für ihre Gesundheit haben. Ich erwarte nicht, daß die ganze Welt sich durch eine kohlenhydratarme Diät ändern wird, aber ich verlange von dieser Welt, daß sie diese Behandlungsformen, die nicht die üblichen Wege gehen, zuläßt, damit sie zeigen können, daß sie oft besser sind als die Methoden der Schulmedizin.

Zu diesem Zweck möchte ich Ihnen noch ein Stiftung vorstellen, deren Vorstandsmitglied ich bin. Ihr Name ist FAIM (Foundation for the Advancement of Innovative Medicine – Stiftung zur Förderung innovativer Medizin), und ihr Hauptziel ist mehr Freiheit für Sie und Ihre Ärzte. Wenn Sie uns schreiben möchten, schicke ich Ihnen gern eine Ausgabe des *Atkins Healthletter.* Schreiben Sie an:

The Atkins Center for Complementary Medicine
152 East 55th Street
New York, NY 10022
USA

Oder rufen Sie an unter der Nummer 1-800-2-ATKINS und hinterlassen Ihren Namen, Ihre Adresse und eine kurze Nachricht. Wir halten Sie gern über neue Rezepte, Produkte und Vitaminformeln auf dem laufenden.

Auch einen längeren Brief, sei er positiv oder negativ, werde ich gern lesen. Ich lerne auch jeden Tag dazu, und Ihre Ausführungen können vielleicht auch noch anderen Menschen helfen.

Außerdem würde ich mich freuen, von Ihnen zu hören. Schon immer haben mir diese Briefe von Lesern gezeigt, daß ich nicht gegen Windmühlenflügel kämpfe, sondern ein echtes Bedürfnis des Menschen erfülle.

V

Menüs und Rezepte

Der »Atkins und ich«-Speiseplan

Ich habe mich schon mit vielen Diäten beschäftigt, aber selten bin ich auf eine gestoßen, die den Esser und seine Eßgewohnheiten so sehr berücksichtigt wie diese. Denn keine Diät wirkt besser als die, welche man selbst mit ausgearbeitet hat.

Mein erster Gedanke war, Ihnen einen Speiseplan vorzulegen, der Sie bei Ihrer täglichen Menüwahl unterstützen soll, aber dann habe ich es mir anders überlegt. Schon oft mußte ich mit Erstaunen feststellen, daß einige Patienten, die unter meiner Anleitung eine Diät machten, deshalb versagten, weil sie einen Speiseplan zu wörtlich nahmen. Wenn auf dem Plan stand, daß es am Dienstag Schweinekoteletts geben sollte, dann mußten sie am Dienstag unbedingt Schweinekoteletts essen, auch wenn sie diese nicht ausstehen konnten.

Tatsache ist, daß Sie nicht alles essen müssen, sondern daß Sie alles auf dem nachstehend aufgeführten Speiseplan essen können und sollen, was Ihnen schmeckt – und alles, was nicht auf dem Plan steht, was aber erlaubt ist (d. h. alles, was nicht zu viele Kohlenhydrate enthält).

Ich habe die Gerichte in Kategorien eingeteilt, die der Diätphase eins, zwei oder vier entsprechen. Wenn Sie Ihre lebenslangen Eßgewohnheiten erst einmal auf diese Diät umgestellt haben, werden einige von Ihnen feststellen, daß es Ihnen bei der Diätphase vier am besten geht. Andere werden mit der Diätphase zwei sehr gute Ergebnisse erzielen, und selbstverständlich wird bei einigen Ihr gestörter Stoffwechselwiderstand eine lebenslange, strikte Einhaltung einer Diät erfor-

Der »Atkins und ich«-Speiseplan

derlich machen, die fast der Diätphase eins entspricht. Trotzdem bin ich davon überzeugt, daß die folgenden Gerichte Ihnen das Wasser im Munde zusammenlaufen lassen, dabei ist es völlig gleich, nach welcher Diätphase Sie vorgehen.

Ganz allgemein möchte ich Ihnen für die lebenslange »Atkins und ich«-Diät den Rat geben, sich möglichst an die Grundnahrungsmittel zu halten und nur dann auf die Rezepte zurückzugreifen, wenn Sie sich etwas Besonderes gönnen wollen. Sie werden gleich feststellen, daß viele der Rezepte große Mengen an Butter, Sahne und Eigelb enthalten, was zu dem Trugschluß führen könnte, daß ich Ihnen diese Zutaten als Dauerernährung empfehlen möchte. Das stimmt natürlich nicht. Falls Sie nicht gerade das besondere Fettfasten machen, ist es durchaus angebracht, magere Nahrung zu sich zu nehmen. Die Rezepte sind fettreich, und so schmecken einige von ihnen besonders köstlich. Im allgemeinen sollten sich jedoch nur die wenigsten Menschen sehr fettreich ernähren, nämlich nur die, denen es bei einer sehr fettarmen Ernährung nicht gutgeht.

Ein grundsätzliches Prinzip möchte ich Ihnen noch empfehlen, das Ihnen erhebliches körperliches Unwohlsein erspart: abwechslungsreiche Mahlzeiten. Wer Diät hält, neigt dazu, sich an bestimmte Ernährungsgewohnheiten zu halten, bei denen er sich wohl fühlt, und immer wieder das zu essen, was ihm schmeckt. Ich bin allerdings der Meinung, man sollte auf jeden Fall vermeiden, jeden Tag das gleiche zu essen. Im Gegenteil, ich empfehle, niemals zwei Tage hintereinander das gleiche zu essen. So vermeidet man Nahrungsmittelallergien und -unverträglichkeiten, und dieser Aufwand lohnt sich wirklich. Daher rate ich Ihnen, Ihre Mahlzeiten abwechslungsreich zu gestalten. Essen Sie an aufeinanderfolgenden Tagen Fleisch, Fisch, Geflügel und Meeresfrüchte, aber immer ganz nach Ihrem Appetit. Suchen Sie sich die Nahrungsmittel so aus, wie sie Ihnen schmecken und gefallen.

Prototypen für die
»Atkins und ich«-Mahlzeiten

Die folgenden neuen Gerichte enthalten die typischen Kombinationen aus Nahrungsmitteln aller drei Diätphasen – eins, zwei und vier. Diese Nahrungsmittel sind nichts Ausgefallenes, sondern gezielt ausgesuchte Grundnahrungsmittel. Auch falls Sie einige Gerichte nicht mögen, ist das kein Problem. Sie werden bei Ihren täglichen Eßgewohnheiten ohnehin die Gerichte aus dem großen Speiseplan auswählen, die Ihnen schmecken, oder Sie werden die geeigneten Gerichte auf den Plan setzen, die Sie selbst ausgewählt und zusammengestellt haben.

Trotzdem hoffe ich, daß Ihnen die Prototypen einen schnellen Überblick verschaffen werden, was Sie in der jeweiligen Diätphase essen können.

Prototypen für die »Atkins und ich«-Mahlzeiten

Typischer Speiseplan für Diätphase eins

Frühstück:

Eier (als Rühr- oder Spiegeleier) mit Frühstücksspeck,
Schinken, zuckerfreien Würstchen oder Pökelschinken
koffeinfreier Kaffee

Mittagessen:

Cheeseburger mit Speck ohne Brötchen aus hellem Mehl
kleiner gemischter Salat
Mineralwasser

Abendessen:

Krabbencocktail aus Krabben, Senf und Mayonnaise
klare Fleischbrühe
wahlweise: Steak, Braten, Kotelett, Fisch oder Geflügel

Prototypen für die »Atkins und ich«-Mahlzeiten

Typischer Speiseplan für Diätphase zwei

Frühstück:

Westernomelett
64 g Tomatensaft
Knäckebrot mit 2 g Kohlenhydratanteil mit Weizenkleie

Mittagessen:

Chefsalat mit Schinken, Käse, Geflügelfleisch und Ei –
kein kohlenhydrathaltiges Salatdressing oder Essig-Öl-
Dressing
geeister Kräutertee

Abendessen:

Meeresfrüchtesalat
Pochierter Lachs
⅔ Tasse Gemüse aus der Liste zulässiger Gemüse
½ Tasse Erdbeeren mit Sahne

Prototypen für die »Atkins und ich«-Mahlzeiten

Typischer Speiseplan für Diätphase vier

Frühstück:

Omelett mit Gruyèrekäse und Spinat
½ Honigmelone
Gebuttertes Knäckebrot mit Weizenkleie, 4 g Kohlenhydratanteil
koffeinfreier Kaffee oder Tee

Mittagessen:

gebratenes Hühnchen
⅔ Tasse Gemüse nach Wahl
Grüner Salat, Knoblauchdressing mit Sahne
Sodawasser

Abendessen:

Französische Zwiebelsuppe
Salat mit Tomaten, Zwiebeln und Karotten, zuckerfreies
Dressing
1 Tasse zulässiges Gemüse nach Wahl aus der Liste
½ kleine gebackene Kartoffel mit saurer Sahne und
Schnittlauch
dünn panierte Kalbskoteletts
eine große Tasse frisches Früchtekompott
1 Glas trockener Weißwein oder 2 Gläser Weinschorle

Typische Frühstücksgerichte, Mittag- und Abendessen

Snacks und Brot

Diätphase eins

Alle Snacks bestehen nur aus Fleisch, Fisch, Geflügel und Eiern.

Aus dem Rezeptteil dieses Buches:
Brot
Süßer Käsesnack
Kleine Hackfleischbällchen
Grundrezept für Pfannkuchen – Dieses Rezept erfordert besondere Aufmerksamkeit. Man kann es für Crêpes ebenso verwenden wie für Pfannkuchen. Es eignet sich auch als Basis für Blinis, Tacos, Crêpes als Nachtisch oder Mu Shu mit Schweinefleisch oder Geflügel. Es ist ein vielseitig verwendbares Rezept für Snacks.

Diätphase zwei

Alle Bestandteile der Diätphase eins sind auch Teil der Diätphase zwei.

Aus dem Rezeptteil dieses Buches:
Weizenkleie-Soja-Muffins
Schweizer Snack

Typische Gerichte

Diätphase vier

Alle Bestandteile der Diätphasen eins und zwei sind auch Teil der Diätphase vier.

Aus dem Rezeptteil dieses Buches:
Pizza
Walnußbutterkekse

Frühstück

Diätphase eins

Hauptgerichte:
Rühreier oder in Butter gebratene Spiegeleier mit Frühstücks-speck
Schinken, zuckerfreie Würstchen oder Schinkenspeck
Räucherlachs, Stör, Weißfisch oder verschiedene Arten Räucherfisch und 60 g Doppelrahmfrischkäse
Pfannkuchen (siehe entsprechende Rezepte) und 60 g saure Sahne
Reste vom diätetisch einwandfrei zubereiteten Abendessen
Snacks aus der obigen Liste
Grundrezept für Omelett:
a) Gruyèrekäse und Spinat
b) Ziegenkäse und Schnittlauch
c) Westernomelett
d) spanisches Omelett
e) Corned-beef- oder Pastramiomelett (wie Pfannkuchen)
f) oder ein Omelett Ihrer Wahl mit geringem Kohlen-hydratanteil

Frühstück

Aus dem Rezepteil dieses Buches:
Käseomelett
Rühreier mit Käsesauce und Bratwurst

Diätphase zwei

Alle Bestandteile der Diätphase eins sind auch Teil der Diätphase zwei.

Hauptgerichte:
Eier Benedikt mit Diätbrot statt Vollkornbrötchen
überbackenes Käsebrot (Diätbrot)

Bei der Diätphase zwei kann man für das Frühstück auch aus
folgendem auswählen:
    80 g Gemüse- oder Tomatensaft (möglichst frisch zubereitet)
    ½ Tasse Zwiebelringe, in der Pfanne kroß gebraten (unpa-
    niert)
    2 Scheiben Knäckebrot mit Weizenkleie (2 g Kohlenhy-
    drate) oder 1 Scheibe Knäckebrot mit 4 g Kohlenhydraten
    1 frische Orangenscheibe (ca. ½ cm dick) zum Garnieren
    2 getoastete Scheiben Diätbrot mit Butter
    koffeinfreier Cappuccino

Aus dem Rezeptteil dieses Buches:
Käsepfannkuchen

Diätphase vier

*Alle Bestandteile der Diätphasen eins und zwei sind auch Teil der
Diätphase vier.*

½ Grapefruit (darf mit Süßstoff gesüßt werden)
1 ½ Tassen Honig-, spanische, persische oder Wintermelone

che Gerichte

se Beeren aller Art, getrennt oder gemischt, mit einem
...ag saurer oder geschlagener Sahne (nicht vorgesüßt);
Zugabe von Zimt, Schokolade, Amarettogeschmack (alles voll-
wertige Produkte) ist zulässig
½ Tasse Naturjoghurt
gehacktes Corned beef mit Diätbrot
geschnetzeltes Rindfleisch mit Sahne auf Diättoast
Blinis nach Crêpes-Rezept zubereitet

Aus dem Rezeptteil dieses Buches:
Eier Florentiner Art
Pilze, Zwiebeln und Eier
überbackener Brokkoli

Ein Spezialfrühstück der Diätphase vier

Wer gerne Getreideflocken mag, nimmt 2–4 Scheiben Knäckebrot aus Weizenkleie und zerkleinert sie zu Stückchen. In eine
Pfanne geben, Wasser darüber gießen und einkochen lassen, bis
die Masse die Konsistenz von Haferschleim hat. Zwei verschiedene Süßmittel hinzugeben, außerdem je nach Geschmack
Bananen- oder Kokosnußextrakt. Ca. 50–70 g Schlagsahne
oder saure Sahne oder von jeder Sorte halb und halb hinzugeben.

Mittagessen

Diätphase eins

Cheeseburger oder Cheeseburger mit Speck, kein weißes
Brötchen
eingelegtes Gemüse (»Pickles«)
klare Hühnerbrühe

Mittagessen

1–2 Schälchen gemischter Salat mit Salatkräutern und Dressing aus Öl und Essig oder einem Dressing aus Blauschimmelkäse oder Knoblauchcreme. Alle Dressings müssen zuckerfrei sein, noch besser ist es, wenn ihr Kohlenhydratanteil unter 1 g pro Portion liegt.

gemischter Aufschnitt: Schinken, Käse, Zungenwurst, Salami, Roastbeef, Geflügelwurst, dazu obiger Salat

Chefsalat

Gurken mit saurer Sahne (siehe Rezeptteil)

gebratene Geflügelteile, unpaniert

Thunfischsalat, Geflügelsalat, Eiersalat, Schinkensalat, Krabbenfleisch- oder Hummersalat (mit den genannten Zutaten anmachen, dazu reine Mayonnaise – keine »mayonnaise-« oder »dressingartigen« Produkte – geraspelter Sellerie, Zwiebelringe, Kapern usw., hartgekochte Eier nach Geschmack)

Diätphase zwei

Alle Bestandteile der Diätphase eins sind auch Teil der Diätphase zwei.

1 frische Tomate oder ½ Avocado, gefüllt mit Krabben- oder Thunfischsalat

Pizza (siehe Rezeptteil)

Guacamole

Geflügelsalat (siehe auch Rezeptteil unter Abendessen)

Hackbraten

überbackener Spinat

Diätphase vier

Alle Bestandteile der Diätphasen eins und zwei sind auch Teil der Diätphase vier.

Spinat-Ei-Auflauf

Typische Gerichte

Abendessen

Diätphase eins

Appetithäppchen und Suppen:
Meeresfrüchtesalat
italienischer Schinken
Scampi
kalte Crevetten mit Mayonnaise und Senf oder Mayonnaise
und Meerrettich
Rindertatar
Kaviar mit saurer Sahne
Pastete (siehe Rezeptteil)
Muscheln
Räucherlachs
schnelle Bouillon

Salate (und Dressings):
Rucola und TK-Ziegenkäse
gemischter Salat mit Schinkenstückchen und Blauschimmelkäse
Cäsarsalat (ohne Croutons)

Aus dem Rezeptteil dieses Buches:
    Schneller Lachssalat
    Salat aus Eiern und Speck
    Pilzsalat
    Avocado-Dressing
    Russian Dressing
    French Dressing

Abendessen

Hauptgerichte:
Alle Arten von Steaks, Braten, Kotelett
Brathühnchen, gebratenes Putenfleisch, gebratene Ente mit
natürlichem Bratensaft als Sauce
Rippchen ohne Glasur
Lammrippchen
alle Sorten Fisch: gegrillt, pochiert, gebraten, in der Pfanne
gebraten, gebacken
Scampi
Hummer mit zerlassener Butter

Aus dem Rezeptteil dieses Buches:
   Gebratene Lammkeule
   Geflügelsalat
   Hackbraten
   Salat aus warmem Rindfleisch, Pilze und Wasserkressesalat
   mit Meerettich

Beilagen:
1 Schälchen gedämpftes Gemüse nach Wahl aus der Liste
zulässiger Gemüse
große Pilze, in Olivenöl gebraten

Dessert:
Diätwackelpudding (mit einem Löffel Schlagsahne, mit Süßstoff gesüßt)

319

Typische Gerichte

Diätphase zwei

Alle Bestandteile der Diätphase eins sind auch Teil der Phase zwei.

Vorspeisen und Suppen:
Avocadocremesuppe
Hummersuppe

Salate:
Guacamole
Selleriesalat (siehe Rezeptteil)

Hauptgerichte:
Aus dem Rezeptteil dieses Buches:
    Pochierter Lachs mit Sauce Béarnaise
    eingelegtes, scharf angebratenes Rindfleisch mit Basilikum-
    Petersilie-Sahnesauce
    gebratenes Seebarschfilet mit Lauch und Tomaten
    Sauerkraut mit verschiedenem gekochten Fleisch
    Bœuf Stroganoff
    Coq au vin

Beilagen:
Aus dem Rezeptteil dieses Buches:
    Brokkoli-Frittata
    Auberginenbällchen
    kroß gebackener Rosenkohl

Desserts:
Aus dem Rezeptteil dieses Buches:
    Fruchtpudding
    italienischer Rührkuchen
    Blaubeereis
    Vanilleeis
    Limonenmousse

Abendessen

Diätphase vier

Alle Bestandteile der Diätphasen eins und zwei sind auch Teil der Diätphase vier.

Vorspeisen und Suppen:
Geeiste marinierte Austern
gebratene Pilze mit Füllung
Zwiebelrahmsuppe

Salate:
Aus dem Rezeptteil dieses Buches:
  Kalter Salat aus Rühreiern und Hüttenkäse mit Spargel
  überbackener Spinat mit Basilikum und Ricottakäse
  gebratene Champignons, gefüllt mit Ziegenkäse

Hauptgerichte:
Aus dem Rezeptteil dieses Buches:
  Geflügel alla Cacciatore
  Paprikahuhn
  Cassolette aus Shrimps mit Gemüsen und Lorbeerblättern
  Hühnchencurry
  Hühnchen mit Okraschoten und Erdnüssen
  Eintopf mit Kalbfleisch
  warme Avocados und Hummer glasiert mit Sauce Béarnaise
  Kalbskoteletts gefüllt mit Wildpilzen
  warmer Hummersalat mit einem Dressing aus Estragon-
  butter
  Kalbsschnitzel gefüllt mit Pilzpüree
  Lammedaillons mit grünen Linsen und Speck

Beilagen:
Aus dem Rezeptteil dieses Buches:
  Grüne Bohnen mit Walnußsauce
  gefüllte Paprika

Typische Gerichte

Die psychologische Vorteilsmahlzeit nach Dr. Atkins

Nutzen Sie Ihre neuentdeckte Freiheit, alles zu essen, was Sie wollen, und gehen Sie einfach dorthin, wo Sie genau dieses tun können. Wie wäre es mit einem skandinavischen Buffet, um sich dort mit Protein und Salat zu versorgen? Füllen Sie Ihren Teller, und gehen Sie anschließend noch ein zweites, vielleicht sogar ein drittes Mal hin. Achten Sie darauf, daß alles, was Sie essen, nicht gesüßt ist. Wer Erfahrung mit der Diät hat, wird den Unterschied sofort herausschmecken.

Desserts:

Aus dem Rezeptteil dieses Buches:

Schokoladentrüffel
Rumtrüffel
Obsttörtchen
Zabaione
italienischer Rührkuchen

Getränke

Für alle Diätphasen

Wasser (besonders Quellwasser, Mineralwasser)
Sodawasser, Selterswasser
Selterswasser mit Geschmack ohne Zucker (Kirsche, Himbeere usw., ohne Kalorien)
heißer oder geeister Kräutertee (keine Gerste, Feigen, Datteln, kein Honig usw.)
koffeinfreier Kaffee oder Tee

In Diätphase eins oder vier:
Orangensoda mit Süßstoff und Fruchtsaftanteil

Rezepte

Ihnen ist sicher aufgefallen, wie oft ich erwähnt habe, daß sich die Atkins-Diät auch für einen König eignet. Ich bin mir sicher, daß dies eine Abmagerungskur ist, bei der Sie das Gefühl haben, zur königlichen Familie zu gehören.

Ein Grund dafür, daß kohlenhydratarme Ernährung sich nicht wie ein Buschfeuer über die ganze Welt verbreitet hat, liegt darin, daß die ersten Verfechter zwar sehr überrascht darüber waren, wie gut man mit dieser Diät die Fettreserven des Körpers beseitigen kann, daß der Personenkreis sich aber auch sehr abwertend über die Schmackhaftigkeit der Diätrezepte geäußert hat. Diese Leute beschrieben, daß ihre Versuchspersonen sehr unzufrieden mit der Monotonie der Diät seien, und man vermutete damals, daß sich diese Ernährungsform niemals für eine langfristige Einhaltung eignen würde.

Und dann betrat vor etwa 30 Jahren der junge Dr. Atkins den Ring im Kampf gegen die Pfunde. »Ich bin schon mein ganzes Leben eine Mischung aus Feinschmecker und Schlemmer. Ich habe immer gern gegessen und tue es heute noch. Ich las in Zeitschriften beispielsweise Artikel mit dem Titel ›Wie Diätärzte sich ernähren‹ und kam zu dem Schluß, daß es noch nie einen Diätarzt gab, der so gern ißt wie ich. Deswegen entwickelte ich eine Diät für Leute, die gern essen, die Diät der ewig Hungrigen. *Dr. Atkins Diätrevolution* war deshalb international so erfolgreich, weil ich anderen Menschen mein lebhaftes, persönliches Interesse am Essen vermitteln konnte.«

Rezepte

Nun mußte ich dafür sorgen, daß dieses Buch im Ernährungsbereich auch bestehen konnte. Ich mußte also einen Küchenchef finden, der die königlichen Gaumenfreuden, die ich mir für Sie ausgedacht hatte, auch umsetzen konnte. Während eines Urlaubs in Barbados hatte ich Glück. Ich probierte die Küche von Graham Newbould, Küchenchef im berühmten Treasure Beach Hotel. Sechs Jahre lang hatte Newbould für Prinz Charles und Prinzessin Diana gekocht, und ich verstand auch bald, warum. Wenn Sie erst einmal seine Rezepte ausprobieren, werden auch Sie es verstehen. Seine Rezepte sind mit dem Bild einer Krone gekennzeichnet, und das mit Recht. Vergleicht man sie mit unseren Standardrezepten, sind sie zugegebenermaßen eleganter. Sie sehen einfach großartiger aus, wenn sie serviert werden, aber sie eignen sich allerdings nicht als Mahlzeiten für jeden Tag. Die Grammzählung zeigt, daß viele Rezepte sich für Diätphase vier eignen – für diese Dinnerpartys, bei denen Sie schlicht und einfach damit angeben können, wie man opulent essen und trotzdem Diät halten kann. Die anderen Rezepte stammen von meiner Frau, von Diätfachleuten im Atkins Center oder aus meinem Diätkochbuch.

Wenn sich Newbould auch als Juwel in der kulinarischen Krone dieses Kapitels erweist, so bin ich doch stolz auf unsere anderen Rezepte, die nach Mahlzeit und Zweck zusammengestellt wurden. Ich habe gar nicht erst versucht, alles zu berücksichtigen. Schließlich haben die meisten von Ihnen schon ihr ganzes Leben lang proteinhaltige Hauptmahlzeiten zubereitet, und ich muß Ihnen wohl nicht erklären, wie man ein Steak brät und Speck und Eier für das Frühstück zubereitet.

Was ich allerdings berücksichtigt habe, sind fetthaltige Rezepte, die Diätfachleute Ihnen abgewöhnt haben, die Ihnen aber sicherlich sofort das Wasser im Munde zusammenlaufen lassen. Da es sich bei der Atkins-Diät in erster Linie um Hauptgerichte und Salat dreht, bereiten Sie diese Speisen so köstlich

Rezepte

wie irgend möglich zu. Sollte dann ein wenig extra Fett das Gericht krönen, zwingen Sie sich nicht dazu, darauf zu verzichten. Es gilt die Regel: wenn schon Diät, dann wenigstens mit Freude.

Wir wissen inzwischen alle, daß Sie bei dieser Diät bestimmte Dinge nicht mehr essen dürfen. Viele träumen aber von süßen Desserts, Pasta, Pommes frites und Brot.

Und doch haben wir im Laufe der Jahre Ersatznahrungsmittel für diese beliebten, stärkehaltigen Produkte und Süßwaren gefunden. Dank des Einfallsreichtums meiner Frau Veronica und der Vorschläge, die viele Feinschmecker unter meinen Patienten zu den Rezepten gemacht haben, kenne ich jetzt Desserts, die besser schmecken als ihr Original. Ich habe Schokoladen-Nuß-Riegel gegessen, die so lecker waren, daß kein Süßwarenhersteller sie hätte besser machen können, selbst wenn er Unterstützung von Fachleuten aus der Schweiz gehabt hätte. Ist mir nach Süßem zumute, dann kann ich einen Schokoladenkuchen mit Vanillesauce oder eine Piña Colada genießen, ohne auch nur ein einziges Gramm Zucker zu mir zu nehmen.

Ich habe schlicht und einfach nicht das Gefühl, daß mir etwas fehlt. Und dieses Gefühl möchte ich auch Ihnen vermitteln.

Lassen Sie mich nun einige Ausführungen machen, damit Sie wissen, wie Sie mit diesem Kapitel umgehen müssen. Richten Sie Ihr Augenmerk auf das Grundrezept für Pfannkuchen. Damit können Sie fast alle möglichen Pizzas, Blinis und Tortillas zubereiten, oder Sie rollen darin Schweinefleisch ein, wie es die chinesische Küche kennt.

Und dann unser Diätbrot, eine besonders köstliche kohlenhydratarme Sorte, die sich für Sandwiches, Croutons, Toasts, kleine Gerichte zum aus-der-Hand-Essen, für Knoblauchbrot und sogar Pseudomatzeklößchen in einer Hühnersuppe eignet. Mit den passenden Zutaten läßt sich der Teig zu Honigkuchen, Bananenbrot oder Vollkornbrot verarbeiten, ganz zu

Rezepte

schweigen vom Aufsaugen des köstlichen Eigelbs Ihres Spiegeleies mit diesem Diätbrot.

Sobald Sie diese Rezepte und Köstlichkeiten von Graham Newbould probieren, bin ich mir sicher, sind Sie überzeugt, bei dieser Diät zu bleiben. Wo sonst finden Sie eine Diät, bei der Sie Feinschmecker bleiben dürfen und trotzdem Diät halten können?

Suppen

Avocadorahmsuppe à la Barbara

8 Portionen (½ Tasse pro Person)

1 mittelgroße Avocado
2 Tassen Schlagsahne
1 Tasse Wasser
½ Teelöffel Selleriesalz
¼ Teelöffel Würzsalz
½ gehackte Knoblauchzehe
8 Scheiben knusprig gebratener Speck

Die Avocado schälen und den Stein entfernen. Zusammen mit der Schlagsahne, dem Wasser, Selleriesalz, Salz und Knoblauch in einen Mixer geben und diesen bei mittlerer Geschwindigkeit 15 Sekunden laufen lassen. Flüssigkeit in einen Topf geben und bei mittlerer Hitze 5 Minuten kochen, dabei ständig umrühren. Nicht aufkochen. Kalt oder warm mit dem Speck in Stückchen servieren.

Gesamter Kohlenhydratanteil: 29,6 g
Kohlenhydratanteil pro Portion: 4,2 g

Suppen

Hummersuppe

6 Portionen

2 Tassen frisches Hummerfleisch oder Hummerfleisch aus der Dose
3 Teelöffel Butter
3 Tassen Schlagsahne
1 Tasse Wasser
¼ Teelöffel Zwiebelpulver
½ Teelöffel Würzsalz
¼ Tasse Sherry

Das Hummerfleisch in bißgerechte Stücke schneiden. Die Butter in einer Pfanne schmelzen und das Hummerfleisch hinzugeben. 5 Minuten bei geringer Hitze braten. Die Schlagsahne mit dem Wasser vermischen. In die Pfanne geben und ständig umrühren. Nicht aufkochen lassen. Salz und Zwiebelpulver hinzugeben. Über Nacht in den Kühlschrank stellen. Aufwärmen und den Sherry dazugeben. In Suppentassen servieren

Gesamter Kohlenhydratanteil: 25,2 g
Kohlenhydratanteil pro Portion: 4,2 g

Schnelle Bouillon

1 Portion

1 Ei
1 Tasse heiße Bouillon
1 Spritzer Tabasco
1 Prise Salz

Das Ei im Mixer verrühren, bis es schaumig ist. Langsam die Bouillon hinzugeben, dann Tabasco und Salz. Heiß im Becher servieren.

Gesamter Kohlenhydratanteil: 1,6 g

Suppen

Zwiebelrahmsuppe mit Curry

4 Portionen

1 Teelöffel Butter
4 mittelgroße Zwiebeln, in Ringe geschnitten
2 geschälte Knoblauchzehen
2 Lorbeerblätter
1 Eßlöffel Currypulver
¼ l Hühnerbrühe
½ l Schlagsahne
Salz und Pfeffer nach Geschmack
1 Eßlöffel gehackter Schnittlauch

Die Butter in einem erhitzten Topf schmelzen lassen. Die Zwiebeln, den Knoblauch und die Lorbeerblätter hinzugeben und kurz anbraten, bis die Masse goldbraun ist. Das Currypulver dazugeben und eine Minute köcheln lassen, dabei ständig umrühren, damit das Currypulver nicht ansetzt. Die Hühnerbrühe hinzugeben und kochen lassen, bis die Flüssigkeit um die Hälfte reduziert ist, dann die Sahne dazugeben und etwa 15 Minuten köcheln lassen. Die Lorbeerblätter herausnehmen. Die Mischung abkühlen lassen und dann in einen Mixer oder eine Küchenmaschine geben. Die Suppe durch ein feines Sieb passieren und mit Salz und Pfeffer würzen. Vor dem Servieren die Suppe erhitzen (nicht aufkochen lassen) und gehackten Schnittlauch und einen Löffel frische Sahne zum Garnieren hineingeben.

Gesamter Kohlenhydratanteil: 57,6 g
Kohlenhydratanteil pro Portion: 14,4 g

Eierspeisen

Grundrezept für Omelett

1 Portion

2 Eier
1 Eßlöffel Schnittlauch
1 Eßlöffel frische, gehackte Petersilie
⅛ Teelöffel Salz
1 Eßlöffel Schlagsahne
1 Eßlöffel Butter
1 Prise frisch gemahlener Pfeffer

Alle Zutaten in eine Schüssel geben und leicht aufschlagen. Die Butter in einer beschichteten Pfanne schmelzen lassen. Wenn die Butter nicht mehr schaumig ist, die Eiermasse in die Pfanne geben. Ohne Umrühren etwa 1 bis 2 Minuten backen, bis sich der Rand und der Boden gesetzt haben, die Mitte aber noch feucht ist. Die eine Hälfte des Omeletts vorsichtig halbmondförmig auf die andere klappen. Auf einen Teller geben und servieren.

Gesamter Kohlenhydratanteil: 1,5 g

Eierspeisen

Käseomelett

2 Portionen

4 Eier
½ Tasse geriebener Cheddar-Käse
1 Eßlöffel gehackte Petersilie

Ein lockeres Omelett nach dem Grundrezept (siehe S. 331) zubereiten. Vor dem Umklappen geriebenen Cheddar-Käse und gehackte Petersilie auf das Omelett geben. Nach dem Umklappen weitere 2 Minuten backen, damit der Käse schmilzt. Heiß servieren.

Gesamter Kohlenhydratanteil: 6 g
Kohlenhydratanteil pro Portion: 3 g

Rühreier mit Käsesauce und Bratwurst

6 Portionen

12 kleine (Nürnberger) Bratwürste im Naturdarm (dürfen keinen Zucker enthalten)
90 g Doppelrahm-Frischkäse
1 Eßlöffel Butter
¾ Tasse Sahne
¼ Tasse Wasser
1 Teelöffel Würzsalz
2 Teelöffel Petersilie
8 aufgeschlagene Eier

Die Bratwurst in der Pfanne braun braten und abtrocknen. Den Frischkäse und die Butter in einer Schüssel über köchelndem Wasser erhitzen. Sahne, Wasser, Salz und Petersilie hinzugeben. Aufgeschlagene Eier mit einer Gabel hineinrühren. Heiß werden lassen, bis die Eier stocken.

Gesamter Kohlenhydratanteil: 15,6 g
Kohlenhydratanteil pro Portion: 2,6 g

Eierspeisen

Käsepfannkuchen

6 Portionen

1 Tasse Hüttenkäse
6 Eier
3 Eßlöffel Sojapulver
3 Eßlöffel geschmolzene Butter
1 Teelöffel Würzsalz
Öl

Alle Zutaten außer Öl in einen Mixer geben und leicht aufschlagen. Eine leicht mit Öl eingefettete (evtl. gußeiserne) Pfanne stark erhitzen. Den Teig teelöffelweise in die Pfanne geben und backen, bis der Pfannkuchen braun wird.

Gesamter Kohlenhydratanteil: 21 g
Kohlenhydratanteil pro Portion: 3,5 g

Pilze, Zwiebeln und Eier

3 Portionen

½ Pfund geschnittene Pilze
1 kleingehackte Zwiebel
4 Eßlöffel Butter
Salz nach Geschmack
6 Eier
2 Eßlöffel Schlagsahne

Die Pilze und die Zwiebel in der Butter gut bräunen lassen. Salz hinzugeben. Die Eier mit der Schlagsahne aufschlagen. Über die Pilzmasse geben und umrühren, bis die Eier stocken (etwa viermal umrühren). Sofort servieren.

Gesamter Kohlenhydratanteil: 18 g
Kohlenhydratanteil pro Portion: 6 g

Eierspeisen

Eier Florentiner Art

6 Portionen

2 Tassen gekochter frischer Spinat oder 1 Paket TK-Spinat
6 Eier
Salz
1 Portion Käsesauce (siehe nächstes Rezept)

Ofen auf 170° C vorheizen. Den Spinat kochen, gut abtrocknen
und kleinhacken. Den heißen Spinat in eine flache Auflaufform
geben. Für jedes Ei eine Mulde in den Spinat drücken und die Eier
hineingeben. Mit Salz bestreuen. Käsesauce vorbereiten und über
die Eier und den Spinat geben. Bei 170° C 25 Minuten backen.

Gesamter Kohlenhydratanteil: 36 g
Kohlenhydratanteil pro Portion: 6 g

Käsesauce

18 Eßlöffel

¾ Tasse Sahne
⅓ Tasse Wasser
¾ Pfund (1½ Tassen) gewürfelter Cheddar-Käse
1 Teelöffel Senf
1 Teelöffel Salz
½ Teelöffel Paprika

Alle Zutaten in eine Schüssel geben und im Wasserbad erhitzen.
Dabei ständig umrühren, bis die Sauce gebunden ist.

Gesamter Kohlenhydratanteil: 10,8 g
Kohlenhydratanteil pro Portion: 0,6 g

Eierspeisen

Salat aus Speck und Eiern

6 Portionen

9 hartgekochte Eier
9 Scheiben kroß gebratener Speck
½ Teelöffel Würzsalz
¼ Teelöffel getrocknete Senfkörner
¼ Tasse Mayonnaise (ungezuckert)

Die Eier und den Speck in eine Schüssel schneiden und Salz und
die getrockneten Senfkörner hinzugeben. Die Mayonnaise dazugeben und alles gut miteinander vermischen.

Gesamter Kohlenhydratanteil: **29 g**
Kohlenhydratanteil pro Portion: **1,52 g**

Brokkoli-Frittata

6 Portionen

4 Eßlöffel Butter
1 große Zwiebel, in Ringe geschnitten
½ Pfund blättrig geschnittene Champignonköpfe
4 Eier
1 Teelöffel Backpulver
½ Teelöffel Salz
½ Teelöffel frisch gemahlener Pfeffer
1 Tasse gekochte Brokkoliröschen
3 Eßlöffel geriebener Parmesan
1 Sträußchen gehackte Petersilie zum Garnieren

Sie dürfen auch übriggebliebenes, nicht Stärke enthaltendes, anderes Gemüse statt Brokkoli verwenden.

Zwei Teelöffel Butter in eine Pfanne geben und die Zwiebel und
die Pilze darin goldbraun braten. Die Pfanne von der Platte neh-

Eierspeisen

men. Die Eier, das Backpulver, das Salz und den Pfeffer in eine
Schüssel geben und kräftig durchrühren. Die Zwiebeln, die Pilze
und den Brokkoli hinzugeben und gut vermischen. Die restliche
Butter in die Pfanne geben und die Eiermischung hineingießen.
Die Pfanne so kippen, daß der ganze Boden bedeckt ist. Die Eier
stocken lassen. Den Parmesan darauf geben und braun werden lassen. Dann die Pfanne vom Herd nehmen. Die Eimasse in Stücke
schneiden und servieren, dazu mit gehackter Petersilie bestreuen.

Gesamter Kohlenhydratanteil: 31,2 g
Kohlenhydratanteil pro Portion: 5,2 g

Geflügel, Rindfleisch, Meeresfrüchte

Coq au vin

6 Portionen

¼ Pfund gewürfelten Speck
½ Stück Butter
4 Pfund Geflügelteile
2 große Zwiebeln, gehackt
1 Pfund blättrig geschnittene Champignonköpfe
1 Tasse Hühnerbrühe
3 Knoblauchzehen
1 Tasse Rotwein
1 Lorbeerblatt
Salz

Den gewürfelten Speck in Butter braten, bis er braun wird, dann aus der Pfanne nehmen. Das Geflügelfleisch gründlich waschen und trocknen und dann im Speckfett goldbraun braten. Aus der Pfanne nehmen und zur Seite stellen. Die Zwiebeln und die Champignons braten. Das Geflügelfleisch und den Speck wieder in die Pfanne geben. Die Hühnerbrühe, den Knoblauch, den Rotwein und das Lorbeerblatt hinzufügen und alles etwa 1 Stunde ohne Deckel köcheln lassen. Mit Salz abschmecken.

Gesamter Kohlenhydratanteil: 49,8 g
Kohlenhydratanteil pro Portion: 8,3 g

Geflügel, Rindfleisch, Meeresfrüchte

Hühnchencurry

4 Portionen

1 Huhn, in 8–10 Teile zerteilt
4 Teelöffel Butter
2 gehackte Zwiebeln
3 gehackte Knoblauchzehen
1 Eßlöffel Kurkuma
1 Eßlöffel Kreuzkümmel
1 Eßlöffel zerstoßener Ingwer
1 Eßlöffel Chilipulver
1 Tasse heißes Wasser
1 Tasse Schlagsahne
Salz

Die Hühnchenteile in der Butter goldbraun braten und anschließend aus der Pfanne nehmen. Zwiebeln, Knoblauch und alle anderen Gewürze 2 bis 3 Minuten sanft anbraten, dabei umrühren. Die Hühnchenteile in den Bratensud legen und eine Tasse heißes Wasser und eine Tasse Sahne hinzugeben. Köcheln lassen, bis das Hühnchenfleisch zart und etwa auf die Hälfte reduziert ist. Statt des Hühnchenfleisches können Sie auch Lammfleisch nehmen.

Gesamter Kohlenhydratanteil: 41,6 g
Kohlenhydratanteil pro Portion: 10,4 g

Huhn mit Okra und Erdnüssen

4 Portionen

1 großes Huhn
3 Karotten
2 Stangen Lauch
1 ganze Zwiebel
Salz
1 Stückchen Butter

338

Geflügel, Rindfleisch, Meeresfrüchte

½ Pfund kleine Okraschoten
1 Eßlöffel ungesüßtes Tomatenmark
½ Pfund Erdnüsse
1 Eßlöffel frische, gehackte Petersilie

Die ersten fünf Zutaten in einen Topf geben und mit Wasser bedecken. 45 Minuten köcheln lassen. Das Huhn aus der Brühe nehmen und abkühlen lassen. Das Huhn vollständig entbeinen und das Fleisch in kleine Stücke schneiden. In einem flachen Bratentopf die Butter erhitzen, bis sie nicht mehr schaumig ist. Die Hitze reduzieren. Das zerkleinerte Hühnerfleisch, die Okraschoten, das Tomatenmark und die Erdnüsse hineingeben und langsam goldbraun braten. Oft umrühren. Mit Persilie bestreuen und servieren.

Gesamter Kohlenhydratanteil: 80 g
Kohlenhydratanteil pro Portion: 20 g

Paprikahuhn

8 Portionen

3 Pfund Hühnchenteile
½ Stück Butter
¼ Tasse Pflanzenöl
3 große Zwiebeln, gehackt
4 gehackte Knoblauchzehen
6 Eßlöffel Rosenpaprika, scharf
½ Tasse Hühnerbrühe
1 Tasse Weißwein
2 Tassen saure Sahne

Den Ofen auf 200°C vorheizen. Die Hühnchenteile in einem Bratentopf in einem Gemisch aus Öl und Butter auf allen Seiten goldbraun braten und dann herausnehmen. Die Zwiebeln und den Knoblauch in den Bratentopf geben und bräunen. Paprika, Hühnerbrühe, Weißwein und saure Sahne hinzugeben und alles zusammen etwa 10 Minuten köcheln lassen. Die Hühnchenteile

Geflügel, Rindfleisch, Meeresfrüchte

wieder in den Bratentopf geben und mit der Sauce bedecken. Mit Deckel im Ofen bei 200° C etwa 45 Minuten backen, bis das Hühnerfleisch gut durchgebraten ist.

Gesamter Kohlenhydratanteil: 68,0 g
Kohlenhydratanteil pro Portion: 8,5 g

Hühnchen alla Cacciatore

8 Portionen

1 Tasse sonnengetrocknete Tomaten
5 Pfund verschiedene Hühnchenteile
½ Tasse Olivenöl
½ Stück Butter
1 große Zwiebel
1 Pfund blättrig geschnittene Champignonköpfe
4 Knoblauchzehen
1 Tasse Weißwein
2 Lorbeerblätter
2 Teelöffel Oregano
1 Teelöffel frisch gemahlener Pfeffer
3 Eßlöffel Weinbrand
Salz

Die Tomaten in heißes Wasser legen und zur Seite stellen. Das Hühnerfleisch in einer Mischung aus Olivenöl und Butter auf allen Seiten goldbraun braten. Zur Seite stellen. Das restliche Öl und die restliche Butter in einer Pfanne erhitzen und die Zwiebeln leicht bräunen lassen. Die Champignons und den Knoblauch hinzugeben. Weiter braten, bis alles weich ist. Die Hühnchenteile in den Bratentopf legen und die Zwiebel-Champignon-Mischung darüber geben. Den Weißwein, die getrockneten Tomaten und die restlichen Zutaten dazugeben. Den Topfdeckel nur locker auflegen. 30 Minuten köcheln lassen oder so lange, bis das Hühnerfleisch gar ist.

Gesamter Kohlenhydratanteil: 68,8 g
Kohlenhydratanteil pro Portion: 8,1 g

Geflügel, Rindfleisch, Meeresfrüchte

Hackbraten

6 Portionen

3 Pfund Hackfleisch (Lamm, Kalb, Rind, Schwein)
2 Eßlöffel Chilipulver
3 Eier
3 zerdrückte Knoblauchzehen
3 Eßlöffel Koriander oder italienische Petersilie
90 g geriebener herzhafter Cheddar-Käse
2 Eßlöffel Worcestersauce
Salz

Den Ofen auf 200° C vorheizen. Aus allen Zutaten in einer Schüssel einen Hackfleischteig zubereiten und diesen dann in eine gefettete Form geben. 45 Minuten bis 1 Stunde backen lassen.

Gesamter Kohlenhydratanteil: 20,4 g
Kohlenhydratanteil pro Portion: 3,4 g

Parfait aus Hühnerleber mit überbrühten Sultaninen

4 Portionen

Hühnerleber:
200 g Hühnerleber
1 ganze Knoblauchknolle, Zehen geschält (ca. 8 Zehen)
10 dünne Scheiben Speck
1 Teelöffel Butter
1 in Ringe geschnittene Zwiebel
1 Tasse roter Portwein
1 Tasse Whiskey oder Cognac
1 Lorbeerblatt
1 Zweig Thymian
200 g erwärmte, geklärte Butter

Geflügel, Rindfleisch, Meeresfrüchte

1 Prise frisch geriebene Muskatnuß
1 Prise geriebener Zimt
Überbrühte Sultaninen:
100 g Sultaninen
2 Teebeutel
1 Eßlöffel Grand Marnier
½ Teelöffel Orangenschale

Statt der Sultaninen kann man auch feingeschnittenen Lauch nehmen, der in Butter gebraten und mit Pfeffer gewürzt wird.

Zubereitung der Hühnerleber:
Die rohe Hühnerleber und den geschälten Knoblauch in eine Schüssel geben und mit Folie bedecken. Am Herdrand leicht erhitzen. Eine Terrine mit den dünnen Speckscheiben auslegen. Den Teelöffel Butter in einen erhitzten Topf geben und die Zwiebelringe hineingeben. Leicht erhitzen, bis sie gar sind. Den Portwein, den Whiskey, das Lorbeerblatt und den Thymianzweig hinzugeben und ohne Deckel aufkochen lassen, bis alles auf etwa ein Drittel reduziert ist. Die Flüssigkeit durch ein Sieb auf die erwärmte Hühnerleber mit Knoblauch geben. Die Mischung in eine Küchenmaschine geben und pürieren. Währenddessen langsam die geklärte Butter dazugeben. Dies muß wirklich langsam vor sich gehen, weil die Mischung sonst gerinnt. Muskatnuß und Zimt dazugeben. Die Mischung dann durch ein feines Sieb passieren und in die gefettete Terrine geben. Speckscheiben darüber zusammenfalten und die ganze Form mit Alufolie bedecken. Die Terrine im Wasserbad in einem mäßig erhitzten Ofen 1 Stunde garen lassen. Danach die Terrine aus dem Ofen nehmen und das Parfait 24 Stunden abkühlen lassen. Wenn es kalt ist, Parfait in Scheiben schneiden und mit gemischtem Blattsalat und überbrühten Sultaninen servieren.

Zubereitung der überbrühten Sultaninen:
Sultaninen in ½ Liter Wasser zusammen mit den Teebeuteln und der Orangenschale köcheln lassen. In der Teeflüssigkeit abkühlen lassen und 1 Teelöffel Grand Marnier dazugeben. Die Sultaninen warm oder kalt zum Parfait servieren.

Gesamter Kohlenhydratanteil: 32,4 g
Kohlenhydratanteil pro Portion: 8,1 g

Geflügel, Rindfleisch, Meeresfrüchte

Gefüllte Paprika

8 Portionen

3 Eßlöffel Pflanzenöl
2 große, kleingehackte Zwiebeln
2 Pfund Hackfleisch (Kalb, Rind, Schwein)
1 Teelöffel weißer Pfeffer
1 Teelöffel Salz
1 Teelöffel getrockneter Dill
8 mittelgroße, grüne Paprika
½ Tasse Hühnerbrühe
3 Eßlöffel ungesüßtes Tomatenmark
1 große, geriebene Karotte
1 Tasse saure Sahne

Zwiebeln in einer Pfanne im Pflanzenöl goldbraun braten. Das
Fleisch, Pfeffer, Salz und Dill hinzugeben. Etwa 5 Minuten bräunen
und danach abkühlen lassen. Die Paprikaschoten waschen und
entkernen. Die Schoten mit der Fleischmischung füllen und mit
der offenen Seite nach oben in einen Bratentopf stellen. Die
Hühnerbrühe und das Tomatenmark vermischen und über die
Paprikaschoten geben. Die geriebene Karotte darüberstreuen. Mit
Deckel bei 200° C so lange im Ofen lassen, bis die Paprikaschoten
gar sind. Zum Servieren reichlich saure Sahne dazu reichen.

Gesamter Kohlenhydratanteil: 79,2 g
Kohlenhydratanteil pro Portion: 9,9 g

Bœuf Stroganoff

4 Portionen

1 ½ Eßlöffel getrocknetes Senfpulver
3 Eßlöffel ungesüßten Ketchup
3 Eßlöffel Öl
2 große, feingehackte Zwiebeln

Geflügel, Rindfleisch, Meeresfrüchte

1 Pfund blättrig geschnittene Champignonköpfe
2 Pfund Filetsteak, in Streifen geschnitten
½ Tassen saure Sahne
2 Eßlöffel gehackte Petersilie
Frisch gemahlener weißer Pfeffer
Salz

Das Senfpulver und den Ketchup mit so viel heißem Wasser vermischen, daß sich eine dicke Paste anrühren läßt. Zwiebeln und Champignons in 2 Teelöffeln Öl braten, bis sie goldbraun und weich sind. Mit einem Schaumlöffel in einen Bratentopf geben. Das restliche Öl in eine Pfanne geben und Steakfleisch portionsweise anbraten (Zubereitung wie im Wok). Fleisch in den Bratentopf geben. Senfpaste und saure Sahne mit dem restlichen Bratensaft in die Pfanne geben. Vorsichtig umrühren, bis sich alle Zutaten miteinander vermischen. Das Fleisch und die Zwiebeln darüber geben und gut vermischen. Leicht aufköcheln lassen. Mit Petersilie, Salz und frisch gemahlenem weißem Pfeffer bestreuen.

Gesamter Kohlenhydratanteil: 40 g
Kohlenhydratanteil pro Portion: 10 g

Eingelegtes, scharf angebratenes Rindfleisch mit Basilikum-Petersilie-Sahnesauce

6 Portionen

1½ Pfund Rindfleisch aus der Lende

Für die Marinade:
1 Stück Butter
4 zerdrückte Knoblauchzehen
1 Teelöffel gemahlener schwarzer Pfeffer
1 Eßlöffel Paprika
1 Teelöffel geriebener Meerrettich oder kalte Meerrettichsauce
1 Eßlöffel Sojasauce
1 Eßlöffel gemischte, gehackte Kräuter (Basilikum, Thymian, Petersilie,

Geflügel, Rindfleisch, Meeresfrüchte

Majoran)
Für die Sauce:
1 Eßlöffel Butter
2 zerdrückte Knoblauchzehen
1 Eßlöffel gehackte Petersilie
1 Eßlöffel gehacktes Basilikum
2 Tassen Weißwein
½ l Schlagsahne

1. Tag:
Alle Zutaten für die Marinade in der Küchenmaschine mixen. Das
Fleisch in acht Medaillons schneiden, mit der Marinade bedecken
und über Nacht in den Kühlschrank stellen.

2. Tag:
Für die Sauce die Butter in einem warmen Topf schmelzen. Den
Knoblauch, die Petersilie und das Basilikum vorsichtig braten und
gelegentlich umrühren. Den Weißwein dazugeben und ohne
Deckel um die Hälfte einkochen lassen. Die Schlagsahne hinzuge-
ben und 5 Minuten köcheln lassen, bis die Sahne dick wird. Nach
Geschmack würzen. Für das Fleisch eine Pfanne stark erhitzen. Das
marinierte Fleisch hineingeben (Fleisch muß mit Marinade be-
deckt bleiben). 1 Minute braten, dann wenden und eine weitere
Minute braten.

Gesamter Kohlenhydratanteil: 26,4 g
Kohlenhydratanteil pro Portion: 4,4 g

Rindfleischröllchen

12 Röllchen

220 g Schlagsahne, Zimmertemperatur
¼ Teelöffel Salbei
¼ Teelöffel Zwiebelsaft
¼ Teelöffel Worcestersauce
je 1 Spritzer Zitronensaft und Tabasco
150 g Rindfleisch in Streifen oder getrocknetes Rindfleisch

Geflügel, Rindfleisch, Meeresfrüchte

Alle Zutaten außer den Rindfleischstreifen vermischen. Mindestens 1 Stunde kalt stellen. Aus der Masse kleine Bällchen formen und mit den Rindfleischstreifen umwickeln. Kalt stellen. Zum Servieren auf Zahnstocher aufspießen.

Gesamter Kohlenhydratanteil: 4,8 g
Kohlenhydratanteil pro Portion: 4 g

Sauerkraut mit verschiedenen gekochten Fleischsorten

6 Portionen

4 Eßlöffel Schweineschmalz
2 mittelgroße, gehackte Zwiebeln
¼ Tasse Rinderbrühe
1 Tasse Wodka
½ Tasse Weißwein
3 Eßlöffel ungesüßtes Tomatenmark
3 Pfund Sauerkraut
1 Pfund gekochtes Hühnerfleisch
1 Pfund Schweinefleisch
1 Pfund Wurst
ein Würzgebinde aus Pfefferkörnern, Piment, Lorbeerblatt, Wacholderbeeren

Den Ofen auf 170°C vorheizen. Das Schmalz in einer schweren Pfanne erhitzen. Die gehackten Zwiebeln hineingeben und goldbraun braten. Rinderbrühe, Wodka, Wein und Tomatenmark hinzugeben, gut vermischen und 5 Minuten köcheln lassen. Abwechselnd je eine Schicht Sauerkraut und eine Schicht Fleisch in eine Auflaufform legen. Die Mischung aus Rinderbrühe, Wodka usw. darübergießen und das Würzgebinde darüberlegen. Mit Deckel bei 170°C etwa 2 Stunden im Ofen garen.

Gesamter Kohlenhydratanteil: 62,4 g
Kohlenhydratanteil pro Portion: 10,4 g

Geflügel, Rindfleisch, Meeresfrüchte

Kalbskotelett gefüllt mit Wildpilzen

4 Portionen

5 gehackte Schalotten
1 Pfund blättrig geschnittene Champignonköpfe
3 Eßlöffel Butter
2 Eßlöffel Öl
2 Pfund frischer, zarter Spinat
1 Teelöffel gemahlener weißer Pfeffer
1 Teelöffel Salz
ca. 60 g getrocknete Porcinipilze
½ Tasse Hühnerbrühe
4 Kalbskoteletts
2 Eßlöffel Cognac
½ Tasse Weißwein
½ Tasse Schlagsahne

Den Ofen auf 200° C vorheizen. Die Schalotten und die blättrigen Champignons in einem Eßlöffel Butter und einem Eßlöffel Öl goldbraun anbraten. Den gehackten Spinat, den weißen Pfeffer und das Salz hinzugeben und kochen, bis der Spinat gar ist. Zur Seite stellen und abkühlen lassen. Die Porcinipilze für die Füllung in der Hühnerbrühe einweichen. Die Kalbskoteletts mit der Mischung füllen und mit einem Zahnstocher zusammenstecken. Die restliche Butter und das restliche Öl in einer Pfanne erhitzen und die gefüllten Kalbskoteletts auf beiden Seiten kräftig bräunen lassen. Das Fleisch in einen Bratentopf legen. Die Hühnerbrühe und die Porcinipilze mit Cognac, Weißwein und Schlagsahne vermischen, über die Koteletts geben und 45 Minuten bis eine Stunde bei 200° C backen. Die Koteletts nach 30 Minuten wenden. Die Koteletts herausnehmen und mit frischem Pfeffer bestreut servieren.

Gesamter Kohlenhydratanteil: 77,2 g
Kohlenhydratanteil pro Portion: 19,3 g

Geflügel, Rindfleisch, Meeresfrüchte

Eintopf mit Kalbfleisch

6 Portionen

1 Stange Sellerie, in Würfel geschnitten
1 Karotte, in Würfel geschnitten
1 Lorbeerblatt
3 Pfund Kalbfleisch
¾ Tasse Weißwein
1 Pfund Silberzwiebeln
1 ½ Pfund blättrig geschnittene Champignonköpfe
5 Eigelbe
1 Tasse Fleischbrühe
1 Tasse Schlagsahne
Salz

Die ersten sieben Zutaten in einem großen Topf zum Kochen bringen, dann zugedeckt weitere 30 Minuten köcheln lassen. In einer Schüssel die Eigelbe und die Sahne vermischen. Eine Tasse von der Fleischbrühe hineingeben und dabei ständig umrühren. Die Mischung in den Topf auf das Fleisch geben und köcheln lassen, bis die Sauce andickt.

Gesamter Kohlenhydratanteil: 91,8 g
Kohlenhydratanteil pro Portion: 15,3 g

Kalbsschnitzel gefüllt mit Pilzpüree

4 Portionen

Für die Füllung:
1 Eßlöffel Butter
1 gehackte Zwiebel
220 g Pilze
1 Tasse Portwein
Für das Fleisch:

Geflügel, Rindfleisch, Meeresfrüchte

4 dünne Scheiben Kalbfleisch aus der Lende
ca. 110 g geriebener Parmesan
2 geschlagene Eier
1 ½ geschälte und in Würfel geschnittene Auberginen
1 ½ l Kalbsbrühe
½ l Rotwein
Salz
Pfeffer
evtl. Pfeilwurzmehl
Butter
gehackte Petersilie

Für das Püree die Butter in einem warmen Topf schmelzen und die
Zwiebeln darin vorsichtig anbraten. Die Pilze dazugeben und weitere 5 Minuten garen. Den Portwein hinzugeben und die Mischung köcheln lassen, bis die meiste Flüssigkeit eingekocht ist.
Zwischendurch umrühren, um ein Ansetzen zu verhindern. Den
Topf vom Herd nehmen und abkühlen lassen. Die Mischung mit
der Küchenmaschine pürieren. Das Kalbfleisch sehr flach klopfen.
Auf jedes Kalbsschnitzel einen Teelöffel von der Mischung geben,
das Schnitzel zur Hälfte überklappen und die Seiten mit Zahnsto-
chern verschließen. Die Schnitzel erst in die geschlagenen Eier tau-
chen, dann im Parmesan wenden. Beide Schritte wiederholen.

Für die Sauce die Kalbsbrühe und den Rotwein in einem Topf ohne
Deckel köcheln lassen und bis auf ca. 0,2 l reduzieren. Mit Salz und
Pfeffer würzen. Falls erforderlich, die reduzierte Flüssigkeit mit
einer Mischung aus ein wenig Pfeilwurzmehl und Wasser andicken.

Für die Garnierung die Auberginenwürfel in ein wenig Butter
goldbraun braten.

Zum Servieren ein wenig Butter in einer Pfanne erhitzen und die
Kalbsschnitzel auf beiden Seiten bräunen. Auf einen vorgewärm-
ten Teller legen und ein wenig Sauce dazugeben. Die gebratene
Aubergine um das Fleisch verteilen. Mit der gehackten Petersilie
bestreuen.

Gesamter Kohlenhydratanteil: 70,4 g
Kohlenhydratanteil pro Portion: 17,6 g

Geflügel, Rindfleisch, Meeresfrüchte

Gebratene Lammkeule

10 Portionen

10–12 Pfund Lammkeule
6 Knoblauchzehen, in Scheiben geschnitten
1 Teelöffel Salz
2 Eßlöffel Rosmarin

Den Ofen auf 250°C vorheizen. Das Lammfleisch mit dem Messer mehrfach einritzen und die Knoblauchscheiben hineinstecken. Mit Salz und Rosmarin einreiben. Das Fleisch mit der fetten Seite nach oben in einen Bratentopf legen und bei 250°C 15 Minuten garen lassen. Hitze auf 170°C verringern und das Fleisch 2 bis 4 Stunden weiter garen lassen.

Gesamter Kohlenhydratanteil: 5 g
Kohlenhydratanteil pro Portion: 0,5 g

Lammedaillons mit grünen Linsen und Speck

2 Portionen

Gemüse (Zwiebeln, Sellerie, Lauch), je 30 g
2 gehackte Knoblauchzehen
geklärte Butter
½ Tasse kleine grüne Linsen
Lammfett mit Knoblauch
2 Lammedaillons aus dem zartesten Stück
4 Scheiben geräucherter Speck

Für die Zubereitung der Linsen Zwiebel, Sellerie, Lauch und Knoblauch kleinhacken und in geklärter Butter dünsten. Die Linsen und das Lammfett hinzugeben und garen, bis die Linsen zart sind. Auf jedes Lammedaillon einige gekochte Linsen geben und die Medaillons in geräuchertem Speck einwickeln, Speck mit einem

Geflügel, Rindfleisch, Meeresfrüchte

Zahnstocher feststecken. Auf jedem Teller ein Linsenbett anrichten. Das Lammfleisch obenauf legen und mit der Bratensauce aus Lammfleisch und Knoblauch übergießen. Das Gemüse um das Lammfleisch herumlegen.

Dazu passen feine grüne Bohnen.

Gesamter Kohlenhydratanteil: 35 g
Kohlenhydratanteil pro Portion: 17,5 g

Bratensauce aus Lammfleisch und Knoblauch

2 Portionen

Abgeschnittene Stückchen von frischem Lammfleisch, kein Fett
6 geschnittene Schalotten
4 zerdrückte Knoblauchzehen
60 g geräucherter Speck
¼ Flasche trockener Weißwein
½ l Brühe vom Lammfleisch
ungesalzene Butter

Das Lammfleisch braun braten und alles Fett abschneiden. Die Schalotten, den Knoblauch und den Räucherspeck dazugeben und weitere 2 Minuten braten lassen. Den Weißwein dazugeben und einkochen lassen, dann die Lammbrühe dazugeben und einkochen lassen. Wenn die Sauce um die Hälfte reduziert ist, durch ein feines Sieb gießen. Nach Geschmack würzen und ein wenig ungesalzene Butter hineingeben.

Gesamter Kohlenhydratanteil: 20 g
Kohlenhydratanteil pro Portion: 10 g

Geflügel, Rindfleisch, Meeresfrüchte

Cassolette aus Shrimps mit Gemüse und Lorbeerblättern

4 Portionen

1 Eßlöffel Butter
1 mittelgroße Pastinake, fein gehackt
1 mittelgroße Lauchstange, fein gehackt
2 Stangen Sellerie, fein gehackt
2 Lorbeerblätter
16 große Shrimps, geschält und ausgenommen
⅛ l trockener Weißwein
¼ l Sahne
Salz nach Geschmack
Pfeffer nach Geschmack
1 Tomate, abgezogen, entkernt und in Würfel geschnitten
1 Eßlöffel gehackter Schnittlauch

Die Butter im erhitzten Topf schmelzen lassen, darin das Gemüse und die Lorbeerblätter 2 Minuten lang schmoren. Die Shrimps dazugeben und 1 weitere Minute schmoren. Den Weißwein dazugeben und die Flüssigkeit auf die Hälfte reduzieren. Die Schlagsahne hinzufügen und alles etwa 3 Minuten köcheln lassen. Nach Geschmack mit Salz und Pfeffer würzen. Auf 4 Suppentassen verteilen und mit der gehackten Tomate und dem Schnittlauch garnieren.

Gesamter Kohlenhydratanteil: 32,4 g
Kohlenhydratanteil pro Portion: 8,1 g

Geflügel, Rindfleisch, Meeresfrüchte

Warme Avocados und Hummer glasiert mit Sauce Béarnaise

4 Portionen

2 mittelgroße, reife Avocados
1 Eßlöffel Butter
1 feingehackte Zwiebel
120 g blättrig geschnittene Champignons
220 g gekochtes Hummerfleisch, in Stücke geschnitten
1 ¼ l trockener Weißwein
ca. ⅛ l Sauce Béarnaise (Rezept siehe unten)

Die Avocados halbieren und den Stein entfernen. Das Fruchtfleisch herauslösen, dabei die äußere Hülle ganz belassen. Das Fruchtfleisch in mundgerechte Würfel schneiden. Butter in einem erhitzten Topf schmelzen. Die gehackte Zwiebel und die Champignons etwa 1 Minute schmoren. Das Hummerfleisch und das Fruchtfleisch der Avocados hinzugeben und umrühren. Den Weißwein hinzugeben und alles 3–4 Minuten köcheln lassen. Die Mischung in die leeren Avocadoschalen geben und mit Sauce Béarnaise bedecken. Goldbraun im Grill überbacken und sofort servieren.

Gesamter Kohlenhydratanteil: 67,6 g
Kohlenhydratanteil pro Portion: 16,8 g

Pochierter Lachs mit Sauce Béarnaise

4 Portionen

4 dicke Lachssteaks
1 Tasse Hühnerbrühe
1 Tasse Weißwein
1 Lorbeerblatt
Sauce Béarnaise
frischer Dill

353

Geflügel, Rindfleisch, Meeresfrüchte

Den Lachs in eine tiefe Pfanne legen und die übrigen Zutaten auf den Lachs geben. 10–15 Minuten leicht garen lassen und danach die Sauce und den Dill darübergeben.

Gesamter Kohlenhydratanteil: 27,2 g
Kohlenhydratanteil pro Portion: 6,8 g

Sauce Béarnaise

3 Eßlöffel trockener weißer Chablis
1 Eßlöffel Estragon oder destillierter Essig
6 schwarze Pfefferkörner
1 gehackte Schalotte
3 Eigelbe
¼ l warme, geklärte Butter
1 Eßlöffel gehackter Estragon

Den Chablis, den Essig, die Pfefferkörner und die Schalotte in eine Pfanne geben und ohne Deckel köcheln lassen, bis alles auf nur 1 Eßlöffel Flüssigkeit eingekocht ist. Abkühlen lassen und durch ein Sieb geben. Die Eigelbe zusammen mit der durchgesiebten Flüssigkeit in eine Schüssel geben und über einem Wasserbad vorsichtig schlagen, bis die Masse Fäden zieht. Langsam die geschmolzene Butter hinzugeben. Die Mischung weiterschlagen, bis die ganze Butter hineingeflossen ist. Die Pfanne vom Herd nehmen und gehackten Estragon dazugeben. Zu Fisch oder Fleisch servieren.

Gesamter Kohlenhydratanteil: 19,2 g
Kohlenhydratanteil pro Portion: 4,8 g

Salate und Dressings

Warmer Hummer mit einem Dressing aus Estragonbutter

4 Portionen

1 Bund frischer Estragon, eine Hälfte gehackt, die andere Hälfte zum Garnieren
1 Eßlöffel Estragonessig
½ Tasse Schlagsahne
100 g ungesalzene Butter
1 Prise Cayennepfeffer
1 Kopf Eisbergsalat
1 Pfund gekochtes Hummerfleisch, in große Stücke geschnitten
1 gehackte, rohe Zwiebel

Für das Dressing den gehackten Estragon und den Essig in einen Topf geben und aufkochen. Die Schlagsahne hinzugeben und etwa 2 Minuten köcheln lassen. Den Topf vom Herd nehmen und die Butter in die Sahne rühren. Mit Cayennepfeffer würzen.

Den Salat gründlich waschen, trocknen und in mundgerechten Stücken auf einen Teller legen. Das Hummerfleisch und die gehackte Zwiebel in das warme Dressing geben und die Mischung über den Salat gießen. Mit den frischen Estragonblättern garnieren.

Gesamter Kohlenhydratanteil: 40 g
Kohlenhydratanteil pro Portion: 10 g

Salate und Dressings

Schneller Lachssalat

1 Portion

200 g Lachsfleisch
2 gehackte Schalotten
½ Stange Sellerie gehackt
3 Eßlöffel Roquefortdressing (siehe Rezept unten)

Den Lachs von Gräten und Haut befreien und stückchenweise in eine Schüssel geben. Die Schalotten und den Sellerie mit dem Lachs vermischen. In eine Salatschüssel geben und das Dressing darübergießen. Man kann diesen Salat auch auf Kopfsalatblättern servieren.

Gesamter Kohlenhydratanteil: 2,6 g

Roquefortdressing

1 Tasse

¼ Tasse Estragonessig
¼ Teelöffel Würzsalz
Pfeffer aus der Mühle (3 Umdrehungen)
6 Eßlöffel Olivenöl
2 Eßlöffel Sahne
½ Teelöffel Limonensaft
¼ Tasse Roquefortkäse, in Stückchen gebrochen

Alle Zutaten außer dem Käse verrühren, Käse danach vorsichtig hineinrühren.

Gesamter Kohlenhydratanteil: 6,7 g

Salate und Dressings

Pilzsalat

6 Portionen

8 Scheiben gewürfelter Speck
1 kleine, gehackte Zwiebel
2 Eßlöffel geschmolzene Butter
3 Eßlöffel Limonensaft
2 Eßlöffel Petersilie
1 Pfund weiße Champignons, blättrig geschnitten
geriebener Parmesankäse

Den Speck glasig braten, die gehackte Zwiebel dazugeben. Alles zusammen braten, bis der Speck kroß ist und die Zwiebeln goldbraun. Das Fett vom Speck abgießen. Die Butter, den Limonensaft und die Petersilie dazugeben und aufkochen. Die Champignons darübergeben und mit geriebenem Parmesan nach Geschmack garnieren.

Gesamter Kohlenhydratanteil: 29,4 g
Kohlenhydratanteil pro Portion: 4,9 g

Grundrezept für French Dressing

½ Tasse

3 Teelöffel Estragonessig
1 Teelöffel Limonensaft
½ Teelöffel Würzsalz
Pfeffer aus der Mühle (3 Umdrehungen)
6 Teelöffel Olivenöl
2 Teelöffel Pflanzenöl
½ Teelöffel Dijon-Senf
¼ Teelöffel getrockneter Senf

Alle Zutaten gut verrühren.

Gesamter Kohlenhydratanteil: 2,5 g

Salate und Dressings

Avocadodressing

24 Eßlöffel

1 mittelgroße, reife Avocado, in Würfel geschnitten
½ Tasse Limonensaft
¼ Tasse Mayonnaise
1 Teelöffel Zuckerersatz
¼ Teelöffel Salz
¼ Teelöffel Paprika

Alle Zutaten bei hoher Geschwindigkeit verrühren.

Gesamter Kohlenhydratanteil:	**24 g**
Kohlenhydratanteil pro Portion:	**1 g**

Russian Dressing

20 Eßlöffel

½ Tasse Mayonnaise
½ Tasse saure Sahne
1 Teelöffel Dijon-Senf
1 Teelöffel Worcestersauce
½ Teelöffel geriebene Zwiebel
⅛ Teelöffel Knoblauchpulver

Alle Zutaten gut vermischen.

Gesamter Kohlenhydratanteil:	**10,0 g**
Kohlenhydratanteil pro Portion:	**0,5 g**

Salate und Dressings

Gurken in saurer Sahne

4 Portionen

1 große Gurke, in dünne Scheiben geschnitten
½ Teelöffel Salz
½ Tasse saure Sahne
¼ Teelöffel Zuckerersatz
1 Eßlöffel Essig
½ Teelöffel Dill

Die Gurken in eine flache Schüssel legen und mit Salz bestreuen.
Eine halbe Stunde stehenlassen und dann die Flüssigkeit abgießen.
Die restlichen Zutaten dazugeben und gut vermischen. Kalt stellen.

Gesamter Kohlenhydratanteil: 13,2 g
Kohlenhydratanteil pro Portion: 3,3 g

Salat aus warmem Rindfleisch, Pilzen und Wasserkresse mit Meerrettich

4 Portionen

2 Bund frische Wasserkresse
1 Eßlöffel Weinessig
4 Eßlöffel Sesamöl
450 g in Streifen geschnittenes, gekochtes Rindfleisch
220 g rohe Pilze, blättrig geschnitten
1 Eßlöffel frisch geriebener Meerrettich
2 Eigelbe
1 Eßlöffel geröstete Sesamkörner

Die Wasserkresse waschen und gründlich trocknen. Essig und Sesamöl vermischen, über die Wasserkresse geben und mischen. Die
Wasserkresse auf einem kalten Teller anrichten. Die Rindfleischstreifen, die Pilze und den geriebenen Meerrettich mit beiden Ei-

Salate und Dressings

gelben vermischen. Die Mischung auf die Wasserkresse geben und
mit den gerösteten Sesamkörnern bestreuen.

Gesamter Kohlenhydratanteil: 13,6 g
Kohlenhydratanteil pro Portion: 3,4 g

Kalter Salat aus Rühreiern und Hüttenkäse mit Spargel

4 Portionen

Rührei aus 6 Eiern, leicht gerührt und abgekühlt
1 Tasse Hüttenkäse
1 Eßlöffel gehackter Schnittlauch
Salz und Pfeffer
12 geschälte Stangen Spargel
3 Tassen Salat, gemischt aus Eisbergsalat, Endiviensalat, Radicchio, jungen Spinatblättern; gewaschen, verlesen und mundgerecht zerkleinert
1 Eßlöffel Weinessig
4 Eßlöffel Olivenöl

Die Eier schlagen, bis sie eine weiche Masse bilden, abkühlen lassen. Mit dem Hüttenkäse und dem Schnittlauch vermischen und
nach Geschmack Salz und Pfeffer dazugeben. Die Spargelstangen
in kochendes Wasser geben und 5 Minuten kochen. In Eiswasser
abkühlen lassen. Essig und Olivenöl vermischen, über den Salat
geben und mischen. Den Salat auf einem kalten Teller anrichten.
Ei-Käse-Mischung darauf geben und mit dem Spargel garnieren.

Gesamter Kohlenhydratanteil: 36 g
Kohlenhydratanteil pro Portion: 9 g

Salate und Dressings

Salat aus Hühnchenfleisch

6 Portionen

2 große Stücke Hähnchenbrustfilet, gebraten
2 große Dill-Pickles, gehackt
3 hartgekochte Eier, in Stückchen geschnitten
3 Schalotten, gewaschen und gehackt
½ Teelöffel frisch gemahlener Pfeffer
⅓ Tasse ungezuckerte Mayonnaise
⅓ Tasse saure Sahne
2 Eßlöffel getrocknete Kapern
2 Eßlöffel frischer, gehackter Dill
½ Tasse halbierte Pekannüsse

Hähnchenfleisch in Streifen schneiden und mit allen Zutaten gut vermischen.

Gesamter Kohlenhydratanteil: 30,6 g
Kohlenhydratanteil pro Portion: 5,1 g

Vegetarische Gerichte

Grüne Bohnen mit Walnußsauce

6 Portionen

¾ l Salzwasser
1 Pfund frische, geputzte grüne Bohnen
½ Tasse Hühnerbrühe
2 gehackte Knoblauchzehen
1 mittelgroße Zwiebel, fein gehackt
¼ Tasse Balsamico-Essig
3 Eßlöffel Dill, fein gehackt
⅓ Tasse Walnußöl
¼ Pfund Walnüsse, fein gehackt

¾ l Salzwasser im Topf zum Kochen bringen und darin die Bohnen ohne Deckel 10 Minuten bzw. gerade so lange kochen, daß sie noch Biß haben, garen. Die Bohnen abtropfen lassen. Alle übrigen Zutaten vermischen. Die Bohnen dazugeben und ebenfalls gut vermischen. Heiß oder kalt servieren.

Gesamter Kohlenhydratanteil: 68,4 g
Kohlenhydratanteil pro Portion: 11,4 g

Vegetarische Gerichte

Selleriesalat

2 Portionen

1 Knolle Sellerie
2 Eßlöffel saure Sahne
2 Eßlöffel ungezuckerte Mayonnaise
1 Teelöffel Sojasauce

Den Sellerie raspeln und mit den restlichen Zutaten vermischen. Servieren.

Gesamter Kohlenhydratanteil: 10,6 g
Kohlenhydratanteil pro Portion: 5,3 g

Spinat-Ei-Auflauf

4 Portionen

2 Pakete TK-Spinat oder entsprechende Menge frischer Spinat
½ Tasse Butter
6 Eier
frisch gemahlener Pfeffer
½ Teelöffel Salz
1 Teelöffel Backpulver
1 große, geriebene Zwiebel
½ Teelöffel Muskatnuß
3 zerdrückte Knoblauchzehen

Den Ofen auf 170° C vorheizen. Den Spinat auftauen und in 3 Eßlöffel Butter 5 Minuten garen. Die Eier in eine große Schüssel geben, Pfeffer, Salz und Backpulver hinzugeben und schaumig schlagen. Den abgekühlten Spinat, die geriebene Zwiebel, die Muskatnuß und den zerdrückten Knoblauch dazugeben und gut vermischen. Eine Auflaufform mit der restlichen Butter einfetten und in den vorgeheizten Ofen stellen. Wenn die Butter geschmolzen ist, die Auflaufform aus dem Ofen nehmen und die Eier-Spi-

Vegetarische Gerichte

nat-Mischung hineingeben. Die Form wieder in den Ofen stellen und etwa 45 Minuten bzw. bis der Auflauf goldbraun ist, backen.

Gesamter Kohlenhydratanteil: 31,2 g
Kohlenhydratanteil pro Portion: 7,8 g

Überbackener Spinat mit Basilikum und Ricottakäse

4 Portionen

2 Pfund zarte Spinatblätter
1 Eßlöffel frischer, gehackter Basilikum
2 Eßlöffel Ricottakäse
2 Eigelb
2 Tassen Schlagsahne
Salz
Pfeffer
Muskatnuß, gemahlen
1 Eßlöffel geriebener Parmesan

Ofen auf 220°C vorheizen. Den Spinat 1 Minute in kochendem Wasser garen, danach in Eiswasser abkühlen. Überschüssiges Wasser aus dem Spinat ausdrücken und diesen dann mit Basilikum, Ricottakäse, Eigelb, Sahne, einer Prise Salz, ein wenig gemahlenem Pfeffer und Muskatnuß in eine Küchenmaschine geben. Die ganze Mischung pürieren und dann in eine feuerfeste Form geben. Sahne in einem Topf ohne Deckel auf die Hälfte einkochen und über die pürierte Mischung geben. Den Parmesan darauf streuen und bei 220°C goldbraun backen.

Gesamter Kohlenhydratanteil: 54,4 g
Kohlenhydratanteil pro Portion: 13,6 g

Vegetarische Gerichte

Kroß gebackener Rosenkohl

2 Portionen

100 g Rosenkohl
3 Eßlöffel Olivenöl
¼ Teelöffel Salz

Den Ofen auf 200°C vorheizen. Den Rosenkohl putzen und blättrig pflücken. Die Blätter in eine Auflaufform geben, Olivenöl und Salz dazugeben und bei 200°C 40 Minuten garen. Gelegentlich umrühren.

Gesamter Kohlenhydratanteil: **17 g**
Kohlenhydratanteil pro Portion: **8,5 g**

Auberginenbällchen

8 Portionen

4 mittelgroße Auberginen
2 Eßlöffel Mehl
1 großes Ei
½ Teelöffel weißer Pfeffer
1 kleine Paprikaschote
1 Tasse Pflanzenöl

Die Auberginen schälen und in Salzwasser kochen, bis sie zart sind. Alle Zutaten außer dem Pflanzenöl in einen Mixer geben und pürieren. Das Pflanzenöl in einem schweren Topf erhitzen. Die Auberginenpaste mit einem Teelöffel zu Bällchen formen und im Öl goldbraun braten. Auf Küchenpapier abtrocknen.

Gesamter Kohlenhydratanteil: **66,4 g**
Kohlenhydratanteil pro Portion: **8,3 g**

Vegetarische Gerichte

Gebratene Champignons, gefüllt mit Ziegenkäse

4 Portionen

16 mittelgroße Köpfe von frischen Champignons
220 g Ziegenkäse
1 Knoblauchzehe
1 Teelöffel Oregano
Salz und Pfeffer
1 geschlagenes Ei
1 Tasse gemahlene Mandeln
Fett

Die Champignonköpfe mit einem sauberen Tuch putzen. Ziegenkäse, Knoblauch und Oregano in einen Mixer geben und pürieren. Salz und Pfeffer nach Geschmack hinzugeben. Die Champignonköpfe mit der Mischung füllen, in geschlagenem Ei, dann in
gemahlene Mandeln wenden. Nochmals in beiden Zutaten wenden, dann in heißem Fett knusprig braten. Auf Küchenpapier
trocknen und sofort servieren.

Gesamter Kohlenhydratanteil: 33,2 g
Kohlenhydratanteil pro Portion: 8,3 g

Zwischenmahlzeiten

Schweizer Snack

1 Portion

¼ Pfund Schweizer Käse, in Würfel geschnitten
4 Scheiben Speck
Öl

Jeden Käsewürfel in eine halbe Scheibe Speck einwickeln und 30
Sekunden in sehr heißem Öl braten.

Gesamter Kohlenhydratanteil: 4,1 g

Süßer Käsesnack

18 Häppchen

120 g Käse, Zimmertemperatur, kleingeschnitten
2 Eier, Eigelb und Eiweiß getrennt
1 Eßlöffel weißer Zuckerersatz

Den Ofen auf 170°C vorheizen. Den Käse mit Eigelb bestreichen
und Zuckerersatz darüberstreuen. Das Eiweiß steif schlagen. Den
Käse vorsichtig unter den Eischnee heben. Die Mischung teelöffelweise auf Backpapier geben und 10 Minuten bei 170°C backen.

Gesamter Kohlenhydratanteil: 5,4 g
Kohlenhydratanteil pro Portion: 0,3 g

Zwischenmahlzeiten

Guacamole

4 Portionen

1 reife Avocado, gewürfelt
2 mittelgroße Tomaten, gewürfelt
1 mittelgroße, gehackte Zwiebel
2–3 Eßlöffel Koriander
1 Teelöffel Meersalz
1 Teelöffel frische Limone

Alle Zutaten vermischen und gekühlt servieren.

Gesamter Kohlenhydratanteil: 34,8 g
Kohlenhydratanteil pro Portion: 8,7 g

Brot, Pfannkuchen, Muffins

Grundrezept für Proteinbrot

1 Laib

3 Eier, Eigelb und Eiweiß getrennt, Zimmertemperatur
2 Eßlöffel saure Sahne
2 Eßlöffel geschmolzene Butter
½ Tasse Sojapulver
1 Eßlöffel Backpulver

Den Ofen auf 170°C vorheizen. Die Eigelbe mit den übrigen Zutaten mischen. Das Eiweiß steif schlagen und unter die Mischung geben. Die Masse in eine gebutterte Brotform füllen und 50 Minuten bei 170°C goldbraun backen. Im Kühlschrank aufbewahren.

Gesamter Kohlenhydratanteil: 18 g

French Toast

1 Eßlöffel Butter
1 Eßlöffel Rapsöl
1 Ei
¼ Tasse Sahne
½ Teelöffel Vanilleextrakt
½ Teelöffel Ahornsirup
6 Scheiben Proteinbrot
Zimtpulver mit Süßstoff und Aspartam
eine Prise Salz

Brot, Pfannkuchen, Muffins

Die Butter und das Rapsöl in einer Pfanne erhitzen. Ei, Sahne, Vanille- und Ahornsirupextrakt in einer kleinen Schüssel verrühren. Das Brot in die Schüssel eintauchen und in der Pfanne goldbraun braten. Nach Geschmack mit Zimt bestreuen.

Kohlenhydratanteil pro Scheibe: 3–4 g

Grundrezept für Pfannkuchen

6 Portionen

½ Tasse Sojapulver
3 Eier
½ Tasse Wasser
¼ Teelöffel Salz
Öl

Die ersten 4 Zutaten mit dem Mixer vermischen. In einer flachen Pfanne mit großem Durchmesser das Öl erhitzen. In das sehr heiße Öl 3 Teelöffel Teig geben und gleichmäßig in der Pfanne verteilen. Auf der einen Seite schnell garen, dann wenden. Die Pfannkuchen auf einen Teller legen und den restlichen Teig backen. Diese Pfannkuchen eignen sich als Grundrezept für Canelloni, Lasagne, Blinis und Pizza.

Gesamter Kohlenhydratanteil: 12 g
Kohlenhydratanteil pro Portion: 2 g

Pizza

2 Portionen

4 Pfannkuchen (siehe vorhergehendes Grundrezept)
2 Eßlöffel ungesüßte Tomatensauce
¾ Tasse Mozzarella, in Stückchen geschnitten
2 mittelgroße Tomaten, in dünne Scheiben geschnitten
½ Tasse geriebenen Parmesan

Brot, Pfannkuchen, Muffins

Zwei Pfannkuchen aufeinanderlegen und Tomatensauce darauf verteilen. Die Mozzarellastücke und Tomatenscheiben obenauf legen. Mit Parmesan bestreuen. Backen, bis der Parmesan goldbraun ist. Auf diese Weise kann man jede beliebige Pizza zubereiten. Man braucht dem Grundrezept nur den Belag nach Wunsch hinzuzufügen.

Gesamter Kohlenhydratanteil:	**29,8 g**
Kohlenhydratanteil pro Portion:	**14,9 g**

Kleine Pfannkuchen

2 Portionen

½ Tasse Sojapulver
¼ Tasse Eiweißpulver
3 Eier
½ Tasse Selters
¼ Tasse Schlagsahne
¼ Teelöffel Salz
½ Tasse Öl
saure Sahne

Alle Zutaten außer dem Öl und der sauren Sahne vermischen. Der Teig sollte so beschaffen sein, daß er sich gießen läßt. Eine schwere Pfanne erhitzen und 2 Eßlöffel Öl hineingeben. Wenn das Öl heiß ist, den Teig teelöffelweise hineingeben. Der Teig soll sich von selbst in der Pfanne verteilen. Auf einer Seite etwa 2 Minuten backen, dann wenden und die andere Seite backen. Den fertigen Pfannkuchen auf einen Teller legen und warm stellen oder gleich mit viel saurer Sahne servieren.

Gesamter Kohlenhydratanteil:	**14,6 g**
Kohlenhydratanteil pro Portion:	**7,3 g**

Brot, Pfannkuchen, Muffins

Weizenkleie-Soja-Muffins

6 Portionen

3 Eier, Eigelb und Eiweiß getrennt, Zimmertemperatur
3 Eßlöffel saure Sahne
½ Tasse Sojapulver
⅛ Tasse Weizenkleie
¼ Tasse Walnüsse
½ Teelöffel Backpulver

Den Ofen auf 170° C vorheizen. Die Eigelbe mit den übrigen Zutaten vermischen. Das Eiweiß steif schlagen und vorsichtig unterheben. Den Teig in gebutterte Förmchen geben und bei 170° C backen.

Gesamter Kohlenhydratanteil: 31,2 g
Kohlenhydratanteil pro Portion: 5,2 g

Desserts

Rumtrüffel

10 Portionen

½ l Schlagsahne
3 Eßlöffel Rum oder Cognac
340 g ungesüßte Schokolade zum Backen
½ Tasse gemahlene Pekannüsse
10 Päckchen Süßstoff

Die Sahne aufkochen und den Rum oder den Cognac hinzugeben
und etwa 5 Minuten köcheln lassen. Die Schokolade dazugeben
und schmelzen lassen, dabei 2–3 Minuten ständig umrühren. Die
Nüsse hinzugeben und gut vermischen. Die Masse 10 Minuten abkühlen lassen, dann den Süßstoff dazugeben und gut einrühren.
Das Backblech mit Backpapier auslegen und die Schokoladenmasse gleichmäßig auf dem Blech verteilen. Mit Folie abdecken
und in den Kühlschrank stellen. Mehrere Stunden oder über
Nacht kalt stellen. Dann die Schokolade in quadratische Stückchen
schneiden. Zum Aufbewahren in eine Blechdose legen.

Gesamter Kohlenhydratanteil: 124 g
Kohlenhydratanteil pro Portion: 12,4 g

Desserts

Limonenmousse

12 Portionen

*3–10 Päckchen (je nach Geschmack) möglichst vieler verschiedener Zucker-
ersatzstoffe*
7 Eier, Eigelb und Eiweiß getrennt, Zimmertemperatur
Saft von 3 großen Limonen
1 Lage ungesüßte Gelatine
1½ Tassen Schlagsahne

Die Süßstoffe und Eigelbe pürieren. Den Limonensaft und die Gelatine im Wasserbad schmelzen und die gesüßten Eigelbe hinein-
laufen lassen, dabei ständig umrühren. Zur Seite stellen. Die Sahne
steif schlagen und unter die Ei-Gelatine-Mischung heben. Das Eiweiß schlagen, bis es steif ist. Ebenfalls unter die Masse heben.
Nach Geschmack süßen. Mit Folie bedecken und für mehrere
Stunden in den Kühlschrank stellen.

Gesamter Kohlenhydratanteil: 19,2 g
Kohlenhydratanteil pro Portion: 1,6 g

Schokoladentrüffel

10 Portionen

75 ml Schlagsahne
2 Eigelbe
10 Päckchen verschiedene Sorten Süßstoff
3 Eßlöffel Rum
340 g ungesüßte Schokolade zum Backen
½ Tasse geröstete Mandeln

Die Sahne etwa 5 Minuten köcheln lassen. Eigelbe und Süßstoff
schaumig schlagen, den Rum dazugeben und die Masse zur Seite
stellen. Die Schokolade in der Sahne schmelzen. Die Masse ganz
vorsichtig in das Eigelb geben, dabei ständig umrühren. Die Mandeln hinzugeben und umrühren. Die Schokoladenmasse auf

Desserts

einem mit Backpapier ausgelegten Backblech verteilen und für
mehrere Stunden in den Kühlschrank stellen.

Gesamter Kohlenhydratanteil: 124 g
Kohlenhydratanteil pro Portion: 12,4 g

Walnußbutterkekse

12 Portionen

2 Eier, Eigelb und Eiweiß getrennt, Zimmertemperatur
1 Eßlöffel Zuckerersatz nach Geschmack
1 Tasse gemahlene Walnüsse
3 Eßlöffel Rum
1 gehäufter Eßlöffel Eiweißpulver
1 Stückchen Butter
⅓ Tasse grob gehackte Walnüsse

Den Ofen auf 170° C vorheizen. 2 Eigelbe und den Zuckerersatz
schaumig schlagen. 2 Eiweiß steif schlagen und zur Seite stellen.
Die gemahlenen Walnüsse, den Rum und das Eiweißpulver schaumig schlagen und unter das Eiweiß heben. Den Teig eßlöffelweise
auf gebuttertes Backpapier geben, die gehackten Walnüsse darüberstreuen und etwa 40 Minuten backen oder so lange, bis die
Kekse braun sind.

Gesamter Kohlenhydratanteil: 63,6 g
Kohlenhydratanteil pro Portion: 5,3 g

Italienischer Rührkuchen

8 Portionen

5 Eier, Eigelb und Eiweiß getrennt, Zimmertemperatur
3 Eßlöffel Zuckerersatz
1 Eßlöffel und 1 Teelöffel Vanille
½ Teelöffel geriebene Limonenschale
3 Eßlöffel Sojapulver

Desserts

3 Eßlöffel Schlagsahne
½ Teelöffel Crème fraîche

Den Ofen auf 150° C vorheizen. Die Kuchenform einfetten. Die Eigelbe und den Zuckerersatz in eine Schüssel geben und mit dem Rührstab gut vermischen. Die Vanille und die Limonenschale dazugeben. Weitermischen und Sojapulver eßlöffelweise dazugeben. Alles gut vermischen, dann die Sahne hineingeben.
Das Eiweiß mit Crème fraîche steif schlagen und die Eigelbmischung unterheben. Das Eiweiß dabei nicht in Stücke zerreißen. In die Kuchenform geben und bei 150° C etwa 30 Minuten backen.

Gesamter Kohlenhydratanteil: 24 g
Kohlenhydratanteil pro Portion: 3 g

Zabaione

6 Portionen

1 Tasse Schlagsahne
3 Eier, Eigelb und Eiweiß getrennt
½ Eßlöffel Zuckerersatz
¼ Tasse Sherry
1 Korb Erdbeeren, gewaschen und entstielt

Die Sahne erhitzen (nicht aufkochen). Die Eigelbe mit einem Eßlöffel Zuckerersatz schlagen. Die Sahne über die Eigelbe gießen und mit dem Schneebesen gut verrühren. Die Masse im Wasserbad aufkochen und dabei ständig schlagen, bis sie andickt. Abkühlen lassen. Vom Herd nehmen und den Sherry einrühren. Die Eiweiße mit dem restlichen Süßstoff steif schlagen. Vorsichtig unter die Sahne heben, damit das Eiweiß nicht zerrissen wird. In den Kühlschrank stellen und mit ganzen oder geschnittenen Erdbeeren servieren.

Gesamter Kohlenhydratanteil: 33 g
Kohlenhydratanteil pro Portion: 5,5 g

Desserts

Obsttörtchen

8 Portionen

2 Lagen ungezuckerte Himbeergelatine
½ Tasse Erdbeeren, in Scheiben geschnitten
½ Tasse geschlagene Sahne

Eine Lage Gelatine nach Packungsanweisung zubereiten und Erdbeeren dazugeben. In eine Tortenform geben und abkühlen lassen, so daß die Masse fest wird. Die zweite Lage Gelatine ohne kaltes Wasser zubereiten. Abkühlen lassen und unter die Schlagsahne heben. Die Masse auf die Erdbeergelatine geben und mindestens 2 Stunden kalt stellen.

Um das Dessert aus der Form zu nehmen, mit einem nassen Messer am Rand der Form entlangschneiden. Den Boden der Form in warmes Wasser stellen. Den Forminhalt auf einen feuchten Teller geben.

Gesamter Kohlenhydratanteil: 16,8 g
Kohlenhydratanteil pro Portion: 2,1 g

Blaubeereis

9 Portionen (½ Becher pro Portion)

5 Eigelbe
3 Teelöffel Vanilleextrakt
2 Eßlöffel Zuckerersatz
¼ Tasse Wasser
½ Tasse gefrorene Blaubeeren, gut abtrocknen
2 Tassen geschlagene Sahne

Eigelbe, Vanilleextrakt, Zuckerersatz und Wasser im Mixer bei mittlerer Geschwindigkeit 30 Sekunden verrühren. Die Blaubeeren hinzugeben und weitere 10 Sekunden mixen. Die Masse unter die

Desserts

Schlagsahne heben und so lange verrühren, bis die Masse marmoriert aussieht. In einer geeigneten Form ins Tiefkühlfach stellen.

Gesamter Kohlenhydratanteil: 36 g
Kohlenhydratanteil pro Portion: 4 g

Vanilleeis

8 Portionen (½ Becher pro Person)

5 Eigelbe
3 Teelöffel Vanilleextrakt
2 Eßlöffel Zuckerersatz
¼ Tasse Wasser
2 Tassen geschlagene Sahne

Eigelbe, Vanilleextrakt, Zuckerersatz und Wasser im Mixer bei mittlerer Geschwindigkeit 30 Sekunden verrühren. Die Masse unter die Schlagsahne heben und vorsichtig verrühren. Darauf achten, daß die Schlagsahne nicht zu flüssig wird. In einer geeigneten Form ins Tiefkühlfach stellen und 2 Stunden einfrieren.

Gesamter Kohlenhydratanteil: 25,6 g
Kohlenhydratanteil pro Portion: 3,2 g

Kuchen

4 Portionen

5 Eier
¼ l Schlagsahne
¼ l Wasser
5 Päckchen Süßstoff
1 Kappe Mandelextrakt
eine Prise Muskatnuß oder Zimt

Desserts

Den Ofen auf 170° C vorheizen. Eier, Schlagsahne, Wasser, Süßstoff und Mandelextrakt 3–4 Minuten im Mixer verrühren. Die Masse auf ein großes Backblech oder in Einzelformen geben und mit Muskatnuß oder Zimt bestreuen. Im Ofen das Blech auf ein größeres Blech stellen, das zur Hälfte mit Wasser gefüllt ist. 40 Minuten backen.

Gesamter Kohlenhydratanteil: 24 g
Kohlenhydratanteil pro Portion: 6 g

Kohlenhydratangaben in Gramm

Lebensmittel	**Kohlenhydrat-angaben in Gramm**
Milchprodukte	
Milch (Vollmilch, 1 Tasse)	12
halb und halb (30g)	1,3
Sahne (mager, 30 g)	1
(saure Sahne, 30 g)	1
Sojamilch, ungesüßt, 30 g	5
Joghurt (Magermilch, 1 Tasse)	12
(Vollfett, 1 Tasse)	12
Käse	
Cheddar 30 g	0,6
Schweizer Käse 30 g	0,1
Hüttenkäse (mit Sahne, 1 Tasse)	7
(ohne Sahne, 1 Tasse)	5
Frischkäse 30 g	0,5
Camembert 30 g	0,5
Feta 30 g	1
Münsterkäse 30 g	0,3
Provolone 30 g	0,5

Kohlenhydratangaben in Gramm

Nüsse

Marzipanmasse 30 g	15
Mandeln 30 g	5
Mandeln 12–15 Stück	4
Paranüsse 4 Stück	2
Cashewkerne 30 g	8
Kokosnuß 60 g	12
Haselnüsse 30 g	5
Macadamianüsse 30 g	4
Nußmischung 30 g	6
Erdnüsse 30 g	5
Erdnußbutter 30 g	6
Pekannüsse (10 Hälften)	4
Pignolia 30 g	3
Pistazien 30 g	5
Kürbiskerne 30 g	4
Sesamkerne 30 g	6
Sojabohnen 30 g	7
Sonnenblumenkerne 30 g	6
Walnüsse 30 g	4

Getreideprodukte

Pumpernickel 1 Scheibe	13
Vollkornbrot 1 Scheibe	14
Vollkornmuffin 45 g	20
Waffel	28
Reis, gekocht 1 Tasse	50
Nudeln, gekocht 1 Tasse	37
Popcorn 1 Tasse	5

Kohlenhydratangaben in Gramm

Suppen

Hühnerconsommé 1 Tasse	2
Rahmsuppe vom Huhn 1 Tasse	8
Hühnergumbo 1 Tasse	9
Pilzrahmsuppe 1 Tasse	10

Kräuter

Piment 1 TL	2
Basilikum 1 TL	1
Kümmel 1 TL	1
Sellerie 1 TL	1
Zimt 1 TL	2
Koriander 1 TL	½
Dillsamen 1 TL	1
Knoblauchzehe 1	1
Safran 1 TL	1
Thymian 1 TL	1
Estragon 1 TL	½
Vanille (doppelt stark) 1 TL	3
Ingwerwurzel, frisch 30 g	3
Ingwerwurzel, gemahlen 1 TL	2

Gemüse

Spargel 6 Stangen	3
Grüne Bohnen, gekocht ½ Tasse	3,3
Gelbe oder Wachsbohnen, gekocht, ½ Tasse	3,7
Brokkoli 1 Strunk	8
Rosenkohl 4 Stück oder ½ Tasse	6
Kohl ½ Tasse	4

Kohlenhydratangaben in Gramm

Karotte	6
Blumenkohl 1 Tasse	5
Sellerie 3 Stücke	4
Mais 1 Kolben	16
Krautsalat 100 g	16
Gurke 6 Scheiben	2
Löwenzahn ½ Tasse	6
Endiviensalat ½ Tasse	2
Grünkohl ½ Tasse	2
Kohlrabi ⅔ Tasse	7
Romanosalat 2 Blätter	2
Eisbergsalat ⅙ Kopf	2
Pilze 10 kleine oder 4 große	4
Okraschoten 8	5
Zwiebel 6 cm ∅	10
Petersilie 1 Bund	1
Pastinake 1 Bund	18
Erbsen, gekocht, 1 Tasse	19›
Paprika, grün, 2 Ringe	1
Paprika, rot, getrocknet, 30 g	5
Kartoffel, gebacken, 12 cm x 6 cm	21
Kartoffelsalat ½ Tasse	1
Kürbis 100 g	7
Radieschen 4 mittelgroße	1
Spinat ½ Tasse	4
Sommerkürbis 1 kleiner	7
Winterkürbis 1 kleiner	7
Süßkartoffel 12 x 5 cm	36
Tomate, roh, 6 cm	9
Tomate, gekocht, ½ Tasse	5
Tomatensaft, ½ Tasse	5
Steckrübe, gekocht, 1 Tasse	8
Sojabohnen, gekocht, ½ Tasse	11

Kohlenhydratangaben in Gramm

Protein (fett oder mager, ohne Panade)

Fisch, Geflügel, Fleisch, Eier   0 – nur in Spuren vorhanden

Fette/Öle

Olivenöl, Rapsöl, Safloröl,
Sonnenblumenöl   0 – nur in Spuren vorhanden

Hülsenfrüchte

getrocknete halbe Erbsen 1 Tasse	52
Limabohnen ½ Tasse	25
Rote Kidneybohnen ½ Tasse	21
Tofu/Bohnenquark 100 g	3

Obst

Apfel 1 mittlerer, 7 cm	18
Apfelsauce, ungesüßt, ½ Tasse	13
Aprikosen, frisch, 3 Stück	14
Avocado (kalifornische)	12
Avocado (aus Florida)	27
Banane 1	26
Brombeeren 1 Tasse	19
Blaubeeren 1 Tasse	21
Himbeeren 1 Tasse	17
Erdbeeren 1 Tasse	13
Honigmelone ½ kleine	14
Kirschen ½ Tasse	13
Grapefruit, rosa ½	13
Weintrauben 1 Tasse	15
Zitrone	6,1

Kohlenhydratangaben in Gramm

Zitronensaft 1 Tasse	19,5
Oliven, grün, entsteint, 1	2,5
Pfirsich, mittlerer	10
Birne, mittlere Größe	25
Ananas 1 Tasse	19
Pflaume 1 mittlere	9
Backpflaumen, gekocht, ½ Tasse	39
Kiwi 1 mittlere	11
Papaya ½ mittlere	10
Mango ½ mittlere	17
Orange 1 mittlere	18
Rhabarber 110 g	4,2

Beispiele für »Dickmacher« mit mehr Kohlenhydraten

Blaubeermuffin 1 durchschnittl. Größe	17
Vanilleshake 1 durchschnittl. Größe	50
Bananensplit	91
Shake mittlerer Größe	90
Bohnen-Burrito	48
Taco	14
Cheeseburger Viertelpfünder	33
Waffeln, hausgemacht, 1	28
Pfannkuchen mit Buttermilch, 1	15
Apfelkuchen, hausgemacht, 1 Stück	61
Schokoladenplätzchen, selbstgebacken, 1	15
Marmelade aus Trauben 1 Eßlöffel	15
Zwiebelringe Fast Food	33
Tapiokapudding mit Sahne ½ Tasse	22
Apfeltasche	30
Kuchen mit Pekannüssen, selbstgebacken, 1 Stück	41
Donut mit Zuckerguß 1	22
Hot dog mit Brötchen 1	24
Roastbeef-Sandwich	20

Kohlenhydratangaben in Gramm

French Toast 2 Scheiben	34
Makkaroni mit Käse 1 Tasse	40
Pizza 1 Stück	24
Zitronenbrause ½ Tasse	45
weißer Zucker 30 g	28
gehackte Erdnüsse 30 g	23
Honig 30 g	34
Haferflocken 1 Tasse gekocht	23
Schokoladeneclair	26
Salzcracker 1	2
Vollkorncracker 1	8
Bonbons, Weingummi, Geleebonbons 30 g	25

Glossar

Adrenalin Ein Hormon, das Kraftreserven im Körper freisetzt. Es bildet sich im Nebennierenmark.

Arteriosklerose Arterienverkalkung. Bei dieser Gefäßerkrankung lagern sich Cholesterin, Lipoide und Kalksalze in die Wand der Arterien ein. Dadurch verschlechtert sich die Blutversorgung.

Atherosklerose siehe Arteriosklerose

Atopische Dermatitis Überempfindliche, entzündliche Hautreaktion.

Azidose Erhöhter Säuregehalt des Blutes und Gewebes, die alkalischen Reserven des Körpers sind erschöpft. Patienten mit hochgradiger Azidose leiden unter schwerer Atemnot, werden tief bewußtlos und können daran sterben. Eine leichte Übersäuerung des Blutes ist ungefährlich. Eine Azidose wird beobachtet im fortgeschrittenen Stadium der Zuckerkrankheit oder bei anhaltendem Durchfall, durch den der Körper viel Alkale verliert.

Benigne Gutartig (Gegenteil: maligne), bezieht sich meistens auf Tumoren oder Geschwülste.

Brenztraubensäure Ein Zwischenprodukt der Glykolyse, ein Verbindungsglied zwischen Aminosäuren und Glukosestoffwechsel.

Candida-Mykosen Sammelbezeichnung für Infektionen durch Sproßpilze der Gattung Candida.

Corticosteroide Hormone der Nebennierenrinde.

Denaturierte Lebensmittel Nahrungs- und Genußmittel durch schwer zu entfernende Zusätze ungenießbar machen.

Diabetes mellitus Chronische Stoffwechselerkrankung durch unzureichende Produktion von Insulin in den Langerhans-Inseln der Bauchspeicheldrüse oder durch eine mangelnde Insulinwirksamkeit verursacht.

Glucagon Hormon zur Regulierung des Blutzuckerspiegels. Gegenspieler des Insulins. Glucagon hebt, Insulin senkt den Blutzuckerspiegel. Glucagon ist auch in der Lage, die gespeicherte Glukose, das Glykogen, in der Leber abzubauen und somit wieder Glukose freizusetzen. Es kann auch die Freisetzung von Fettsäuren aus den Fettdepots des Körpers steigern.

Glossar

Glukose   Eine Zuckerart, die sich im Blutzucker und in bestimmten Früchten befindet.

Glykogen   Tierische Stärke, die in der Leber gespeichert wird. Wird Glykogen zur Energiegewinnung abgebaut, dann entsteht daraus zuerst Glukose.

Hämatogene Stoffe   Über den Blutweg entstehende Stoffe.

Humoral   Die Körperflüssigkeiten betreffend.

Hyperglykämie   Konzentration des Zuckers im Blut weit über das Normale hinaus (zum Beispiel bei Diabetes).

Hyperinsulinismus   Vermehrte Insulinbildung und dadurch bedingte Hypoglykämie.

Hypoglykämie   Verminderung des Blutzuckers.

Insulin   Hormon, das in den Langerhans-Inseln der Bauchspeicheldrüse gebildet und zur Behandlung des Diabetes mellitus zugeführt wird. Eine Überdosis Insulin ruft beim Diabetiker Hypoglykämie hervor, die nur durch sofortige Verabreichung von Zucker beendet werden kann.

Ischämie   Verminderung oder Unterbrechung der Durchblutung eines Organs, Organteils oder Gewebes infolge mangelnder arterieller Blutzufuhr.

Kardiomyopathie   Klinischer Begriff, der alle Erkrankungen des Herzmuskels umfaßt, die nicht durch Koronarsklerose, Erkrankung des Perikards, eine arterielle oder pulmonale Hypertonie oder angeborene bzw. erworbene Herzfehler bedingt sind.

Ketoazidose   Bezeichnung für eine durch Ketonkörper verursachte metabolische Azidose.

Ketone   Organische Verbindungen, Oxidationsprodukte sekundärer Alkohole, die alle die sogenannte Ketongruppe =C=C enthalten. Den Namen haben sie vom Azeton, dem einfachsten Keton. Ketose Störungen des Säure-Basen-Gleichgewichts, wobei zuviel Säure vorhanden ist.

Lipolyse   Spaltung von Triglyzeriden in Glyzerin und freie Fettsäuren infolge Aktivierung der Triglyzeridlipasen im Fettgewebe. Steigerung der Lipolyse bei vermehrter Adrenalinausschüttung oder nach Einnahme bestimmter Medikamente.

Olige-   Häufig gebrauchte Vorsilbe, bedeutet: vermindert, zu wenig, herabgesetzt.

Prädiabetes   Bezieht sich auf die Zeitspanne zwischen Konzeption und Erkennung des Diabetes mellitus.

Steroide   Bezeichnung für eine große Gruppe in der Natur vorkommender oder synthetisch hergestellter chemischer Verbindungen, die sich alle vom gleichen chemischen Grundgerüst ableiten, zum Beispiel Gallensäure, Hormone der Nebennierenrinde, Geschlechtshormone wie Androgen, Gestagen, Östrogen und Vitamin D.

Glossar

Vitamin C Das Vitamin C (Ascorbinsäure) wurde erst 1932 entdeckt. Zitrusfrüchte, Rosenkohl, schwarze Johannisbeeren und Kohl sind besonders reich an Vitamin C. Muttermilch (nicht aber Kuhmilch) ist eine andere Quelle. Fleisch enthält kein Vitamin C. Das Vitamin C wird durch Kochen zerstört und fehlt daher meist in eingemachten oder konservierten Nahrungsmitteln. Es ist wesentlich für die Bildung und Wiederherstellung des Bindegewebes und der Grundsubstanz, welche die Zellen umgibt, wie auch für die Wiederherstellung der kleinen Blutgefäße.

Vitamin-B-Komplex Zur Vitamingruppe gehören Thiamin (B_{21}), Nikotinsäureamid, Riboflavin, Pyridoxin (B_{26}), Folsäure, Cyanocobalamin (B_{12}), die drei erstgenannten sind lebenswichtige Faktoren im Kohlenhydratstoffwechsel und bei oxidativen Reaktionen, das vierte Vitamin ist beim Aminosäurenstoffwechsel beteiligt, die beiden letzten an der Blutbildung.

Benutzte Quellen

Dr. Atkins Diät-Offenbarung

1. Yudkin, J. und Carey, M., *The treatment of obesity by the ›high-fat‹ diet. The inevitability of calories,* Lancet 2 (1960), S. 939–941

Was dieses Buch Ihnen offenbaren wird

1. Putnam, J. J. und Allshouse, J. E., *Food Consumption, Prices, and Expenditures,* 1968–1989, United States Department of Agriculture, Statistical Bulletin No. 825, 1991, S. 61

Sind Sie das?

1. Putnam, J. J. und Allshouse, J. E., op. cit, S. 61
2. *Effect of sucrose and fructose on carbohydrate and lipid metabolism and the resulting consequences;* in Reitner, R., ed. Regulation of Carbohydrate Metabolism, Vol. II, Boca Raton, Florida, CRC Press, 1985
3. Dolnick, E., *Le Paradoxe Francais,* Hippocrates, May/June, 1990, S. 37–43

Insulin – das Hormon, das Sie dick macht

1. Bernstein, Richard K., *Diabetes Type II,* New York, Prentice Hall Press, 1990, S. 32–33
Auch: Ferrannini, E. et al., *Essential hypertension: an insulin resistance state,* Journal of Cardiovascular Pharmacology, 1990, 15 (Beilage 5), S. 518–525

Die große Fettschmelze – das Geheimnis einer ketogenen Diät

1. Cahill, G. und Aoki, T. T., *Medical Times* 98 (1970)
2. Grey, N. J. und Kipnis, D. M., *Effect of diet composition on the hyperinsulinism of obesity,* New England Journal of Medicine, 1971, 285, S. 827
Auch: Pfeiffer, E. F. und Laube, H., *Advances on Metabolic Disorders,* 1974, Vol. 7
Auch: Muller, W. A. et al., *The influence of the antecedent diet upon glucolagon and insulin secretion;* New England Journal of Medicine 285 (26) 1971, 1450–1454

390

Benutzte Quellen

3. Chalmers, T. M., Kekwick, A., Pawan, G. L. S. und Smith, I., *On the fat-mobilising activity of human urine,* Lancet, 1 (1958), S. 866

Siehe auch: Pawan, G. L. S. und Kekwick, A., *Fat-mobilising and ketogenic activity of urine extracts: relation to corticoh'ophin and growth hormone,* Lancet 2 (1960), S. 6

Der Stoffwechselvorteil – Traum aller Diätwilligen

1. Council on Foods and Nutrition, *A critique of low-carbohydrate ketogenic weight reduction regimens,* Journal of the American Medical Association 224:10 (June 4, 1973), S. 1415–1419

2. Kekwick, A. und Pawan, G. L. S., *Calorie intake in relation to body weight changes in the obese,* Lancet 2:155 (1956)

3. Kekwick, A. und Pawan, G. L. S., *Metabolic study in human obesity with isocaloric diets high in fat, protein or carbohydrate,* Metabolism 6 (1957), S. 447–460

4. Pilkington, T. R. E. et al., *Diet and weight reduction in the obese,* Lancet 1 (1960), S. 856–858

5. Kekwick, A. und Pawan, G. L. S., *The effect of high fat and high carbohydrate diets on rates of weight loss in mice,* Metabolism 13: 1, (1964), S. 87–97

6. Stevenson, J. A. R. et al., *A fat mobilising and anoretic substance in the urine of fasting rats,* Proceedings of the Society for Experimental Biological Medicine 115 (1964), S. 424

Siehe auch: Braun, T. et al., *Factor in human urineinhibiting lipid metabolism,* Experienta 19 (1963), S. 319

Auch: Friesen, H. et al., *Metabolic effects of two peptides from the anterior pituitary gland,* Endocrinology 70 (1962), S. 579

Auch: Li, C. H., *Lipotropin, a new active peptide from pituitary glands,* Nature 201 (1964), S. 924

7. Olesen, E. S. und Quaade, F., *Fatty foods and obesity,* Lancet 1 (1960), S. 1048–1051

Auch: Werner S. C., *Comparison between weight reduction on a high calorie, high fat diet and on an isocaloric regimen high in carbohydrate,* New England Journal of Medicine 252 (1955), S. 661–665

8. Benoit, F. et al., *Changes in body composition during weight reduction in obesity,* Archives of Internal Medicine 63:4 (1965), S. 604–612

9. Grande, E., *Energy balance and body compositions changes: a critical study of three recent publication,* Annals of Intern 41 Medicine 68 (1968), S. 467–480

10. Krehl, W. A. et al., *Some metabolic changes induced by low carbohydrates diets,* The American Journal of Clinical Nutrition 20:2 (1967), S. 139–148

11. Young, C. M. et al., *Effect on body composition and other parameters in young men of carbohydrate level of reduction diet,* American Journal of Clinical Nutrition 24 (1971), S. 290–296

12. Rabast, U. et al., *Comperative studies in obese subjects fed carbohydrate-restricted and high carbohydraste 1.000 calorie formula diets,* Nutritional Metabolism 22 (1978), S. 269–277

Benutzte Quellen

13. Kasper, H. et al., *Response of body weight to a low carbohydrate, high fat diet in normal and obese subjects,* The American Journal of Clinical Nutrition 26 (1973), S. 197–204

Auch: Rabast, U. et al., *Therapy of adiposity using reduced-carbohydrate and high-carbohydrate isocaloric formula diets (comparitive studies).* Verhandlungen der Deutschen Gesellschaft für Innere Medizin 81 (1975), S. 1400–1402

Auch: Rabast, U. et al., *Dietetic treatment of obesity with low and high carbohydrates diets,* International Journal of Obesity 3(3) 1979, S. 201–211

Auch: Reigler, E., *Weight reduction by a high protein, low carbohydrate diet,* Medizinische Klinik 71, (24) 1976, S. 1051–1056

Auch: Rabast, U. et al., *Loss of weight, sodium, and water in obese persons consuming a high or low carbohydrate diet,* Annals of Nutrition and Metabolism 26 (6) 1981, S. 341–349

Die Leiden der Hypoglykämie und die Gefahren der Diabetes

1. Ricketts, H. T. et al., *Biochemical studies of pre-diabetes,* Diabetes 15 (12) 1966, S. 880–888

2. Ezrin, Calvin und Kowalski, Robert, *The Endocrine Control Diet* (New York, Harper and Row, 1990)

3. Muller, W. A. et al., *The influence of the antecendent diet upon glucagon and insulin secretion,* New England Journal of Medicine 285 (1971), S. 1450–1454

4. Cohen, A. M., Senatsanhörungen, April 30, 1973

5. Jarrett, R. J. et al., *Glucose tolerance and blood pressure in two population samples: their relation to diabetes mellitus and hypertension,* International Journal of Epidemiology 7 (1978), S. 15–24

Auch: Wright, D. W. et al., *Sucrose-induced insulin resistance in the rat: modulation by exercise and diet,* The American Journal of Clinical Nutrition 38 (1983), S. 879–883

Auch: Reaven, G. M. et al., *Characterization of a model dietary-induced hypertriglyceridemia in young, non-obese rats,* Journal of Lipid Research 20 (1970), S. 371–378

Auch: Zavaroni, I. et al., *Effect of fructose feding on insulin secretion and insulin action in the rat,* Metabolism 29 (1980), S. 970–973

Auch: Hwang, I. S. et al., *Fructose-induced insulin and hypertension in rats,* Hypertension 10 (1987), S. 445–454

6. Freund, H. et al., *Chromium deficiency during total parenteral nutrition,* Journal of the American Medical Association 241 (5) 1979, S. 496–498

Auch: Liu, V. J. und Abernathy R. P., *Chronium and insulin in young subjects with normal glucose tolerance,* American Journal of Clinical Nutrition 25 (4) 1983, S. 661–667

7. Solomon, S. J. und King, J. C., *Effect of low zinc intake on carbohydrate and fat metabolism in men,* Federal Proc. 42 (1983), S. 391

Auch: Tarui, S., *Studies of zinc metabolism: A clinical aspect.,* Endocrinol. Japan 10 (1963), S. 9–15

Benutzte Quellen

8. Coggeshall, J. C. et al., *Biotin status and plasma glucose in diabetics,* Annals of New York Academy of Science 447 (1985), S. 389–392

9. McNeill, J. H., *Insulinlike effects of sodium selenate in streptozocin-induced diabetic rats,* Diabetes 48 (12) 1991, S. 1675–1678

Auch: McNeill, J. H. et al., *Enhanced in vivo sensitivity of vanadyl-treated diabetic rats to insulin,* Canadian Journal of Physiology and Pharmacology 68 (4) 1990, S. 486–491

Die Welt der Pilzinfektionen

1. Crook, W. G., *The Yeast Connection* (Jackson, Tennessee: Professional Books, 1985)

2. Svare, C. W. et al., *The effect of dental amalgams on mercury levels in expired air,* Journal of Dental Research 60 (9), 1981, S. 1668–1671

Nahrungsmittelunverträglichkeiten

1. Egger, J. et al., *Is migraine food allergy? A double-blind controlled trial of oligoantigenic diet treatment,* Lancet (October 29, 1984), S. 719–721

Ein guter Schutz für Ihr Herz

1. Council on Foods and Nutrition, *A critique of low-carbohydrate ketogenic weight reduction regimens,* Journal of the American Medical Association 224 (10) 1973, S. 1415–1419

2. Tolstoi, E., *The effect of an exclusive meat diet on the chemical constituents of the blood,* Journal of Biological Chemistry 83 (1929), S. 753–758

3. Reissel, P. K. et al. *Treatment of hypertriglyceridemia,* American Journal of Clinical Nutrition 10, (1966), S. 84–98

4. Krehl, W. A. et al., *Some metabolic changes induces by low carbohydrate diets,* The American Journal of Clinical Nutrition 20 (2) 1967, S. 139–48

5. Rabast, U. et al., *Outpatient treatment of obesity using a low carbohydrate diet,* Medizinische Klinik 73 (2) 1978, S. 55–59

6. Riegler, E., *Weight reduction by a high protein, low carbohydrate diet,* Medizinische Klinik 71 (24) 1976, S. 1051–1056

7. Rieckman, F. et al., *Changes in serum cholesterol during the Stillman diet,* Journal of the American Medical Association 228 (1974), S. 54

8. Phinney, S. D. et al., *The transient hypercholesterolemia of major weight loss,* The American Journal of Clinical Nutrition 53 (1991), S. 1404–1410

9. Newbold, H. L., *Reducing the serum cholesterol level with a diet high in animal fats,* Southern Medical Journal 81 (1988),

10. Kaplan, N. M., *The deadly quartet: upper-body obesity, glucose intolerance, hypertriglyceridemia and hypertension,* Archives of Internal Medicine 149 (1989), S. 1514–1520

11. Lichtenstein, M. J. et al., *Sex hormones, insulin, lipids, and prevalent ischemic heart disease,* American Journal of Epidemiology 126 (1987), S. 647–657

Benutzte Quellen

Auch: Pyarala, K., *Relationship of glucose tolerance and plasma insulin to the incidence of coronary heart disease: results from two population studies in Finland,* Diabetes Care 701 (1985), S. 38–52

Auch: Fontbonne, A. et al., *Coronary heart disease mortality risk: plasma insulin level is a more sensitive marker than hypertension or abnormal glucose tolerance in overweight males: the Paris prospective study,* International Journal of Obesity 12 (1988), S. 557–565

12. Manninen, V., *Joint effects of serum triglycerides and LDL cholesterol and HDL cholesterol on coronary heart disease in the Helsinki Heart Study. Implications for treatment.* Circulation 85 (1) 1992, S. 365–367

13. *Medical Tribune* 33 (2), January 30, 1992

14. Reiser, S. et al., *Serum insulin and glucose in hyperinsulinemic subjects fed three different levels of sucrose,* The American Journal of Clinical Nutrition 34 (1981), S. 2348–2358

15. Reaven, G. M. et al., *Role of insulin in endogenous hypertriglyceridemia,* Journal of Clinical Investigation 46 (1967), S. 1756–1767

Siehe auch: Coulston, A. M. et al., *Deleterious metabolic of high-carbohydrate, sucrose-containing diets in patients with non-insulin-dependent diabetes mellitus,* American Journal of Medicine 82 (1987), S. 213–220

16. Siehe 37 Referenzstellen in Coulston, A. M. et al., *Original articles: Persistence of hypertriglyceridemic effect of low-fat high-carbohydrate diets in NIDDM patients,* Diabetes Care 12 (2) 1989, S. 94–101

17. Reaven, G. M. et al., *Hypertension as an Disease of Carbohydrate and Lipoprotein Metabolism,* The American Journal of Medicine 87 (suppl. 6A) 1989, S. 6A–2S bis 6A–6S

18. Reaven G. M., *The role of insulin resistance in human disease,* Diabetes 37 (1988), S. 1595–1607

19. Stout, R. W., *Hyperinsulinaemia – a possible risk factor for cardiovascular disease in diabetes mellitus,* Hormone and Metabolic Research 15 (1985), S. 37–41

20. Rocchini, A. P., *Proceedings of the council for high blood pressure research, 1990: insulin resistance and blood pressure regulation in obese and nonobese subjects: special lecture,* Hypertension Supplement 1, 17 (6) 1991, S. 837–842

21. Childs, M. T. et al., *The contrasting effects of a diety soya-lecitin product and corn oil on lipoprotein lipids in normolipidemic and familiar hypercholesterolemic subjects,* Atherosclerosis 38 (1981), S. 217–228

22. Horrobin, D. F., *The importance of gamma-linolenic acid and prostaglandin E, in human nutrition and medicine,* Journal of ilolistic Medicine 3 (1981), S. 118–139

23. Saynor R., *Effects of omega-3 fatty acids on serum lipids,* Lancet 2 (1984), S. 696–697

24. Railes, R. und Albrink, M. J., *Effect of chronium chloride supplementation on glucose tolerance and serum lipids including high density lipoprotein of adult men,* American Journal of Clinical Nutrition 34 (1981), S. 2670–2678

Benutzte Quellen

25. Cattin, L. et al., *Treatment of hypercholesterolemia with pantethine and fenofibrate: An open randomized study on 43 subjects,* Current Therapeutic Research 38 (3) 1985, S. 386–395

Siehe auch: *Pantethine treatment of hyperlipidemia,* Clinical Therapy 8 (1986), S. 537

26. Grundy, S. M. et al., *Influence of nicotinic acid on metabolism of cholesterol and triglyceridese in man,* Journal of Lipid Research 22 (1981), S. 24–36

27. Bordia, A., *Effect of garlic on blood lipids in patients with coronary heart disease,* The American Journal of Clinical Nutrition 34 (1981), S. 100–103

Auch: Ernst E. et al., S 369 *The metabolical effects of L-carnitine in angina pectoris,* International Journal of Cardiology 5 (1984), S. 213

29. Simons, L. A. et al., *Long-term treatment of hypercholesterolaemia with a new palatable formulation of guar gum,* Atherosclerosis 45 (1) 1982, S. 101–108

Auch: Kay, R. M. und Truswell, A. S., *Effect of citrus pectin on blood lipids and fecal steroid excretion,* The American Journal of Clinical Nutrition 30 (2) 1977, S. 171–175

Fett in der Nahrung

1. Tremblay, A. et al., *Nutritional determinants of the increase in energy intake associated with a high-fat diet,* The American Journal of Clinical Nutrition 53 (1991), S. 1134–1137

2. Cleave, T. L., *The Saccarine Disease* (New Canaan, Connecticut, Keats, 1978)

3. Masironi, P., *Bulletin of World Health Organization,* 42 (1970)

4. McGill, jr., H. C., *The relationship of dietary cholesterol to serum cholesterol concentration and to athereosclerosis in man,* The American Journal of Clinical Nutrition 32 (1979), S. 2664–2702.

5. Masironi, op. cit

6. Herrick, J. B., *Clinical features of studden obstruction of the coronary arteries,* Journal of the American Medical Association, 1912, LIX, 2105

7. Willett, W. C. et al., *Relation of meat, fat, and fiber to the risk of colon cancer in a prospective study among women,* The New England Journal of Medicine 323 (24) 1990, S. 1664–1672

8. Willett, W. C. et al., *Original article: dietary fat and the risk of breast cancer,* The New England Journal of Medicine 316 (1) 1987, S. 22–28

9. Macquart-Moulin, G. et al., *Case-control study on colorectal cancer and diet in Marseilles,* International Journal of Cancer 38 (2) 1986, S. 183–191

Auch: Berta, J. L. et al., *Diet and rectocolonic cancers. Results of a case-control study,* Gastroenterologie Clinique et Biologique 9 (4) 1985, S. 348–353

Auch: Haenszel, W. et al., *A case-control study of large bowel cancer in Japan,* Journal of the National Cancer Institute 64 (1) 1980, S. 17–22

Auch: Tuyns, A. J. et al., *Colorectal cancer and the intake of nutrients: oligosaccarides are a risk factor, facts are not. A case-control study in Belgium,* Nutrition and Cancer 10 (4) 1987, S. 181–196

Benutzte Quellen

10. Warburg Otto, *The Metabolism of Tumors* (London, Constable und Co., 1930)

11. Dilman, V. M., *Pathogenic approach to prevention of age associated increase of cancer incidence,* Annals of the New Yorker Academy of Science 621 (1991), S. 385–400

12. *Federal Register* Department of Agriculture Document, 56 (no. 229), November 27, 1991, S. 60764–60824

Ernährungszusätze – die Geheimnisse des Atkins-Centers

1. Evan, G. W., *The effects of chronicum picolinate on insulin controlled parameters in humans,* International Journal of Biosocial Medical Research 11 (1989), S. 163–180

2. Cattin, L. op. cit.

3. McNeill, J. H. op. cit.

4. Coggeshall, J. C. op. cit.

5. Naylor G. J. et al., *A double-blind placebo trial of ascorbic in obesity,* Nutrition and Health 1985, S. 425

6. Ferrari, R. op. cit.

7. Van Gall, L. et al., *Exploratory study of coenzyme Q_{10} in obesity,* in Folkers, K. und Yamamura, Y. eds. Biomedical and Clinical Aspects of Coenzyme Q, vol. 4, (Amsterdam, Elsevier Science Publishers, 1984), S. 369–373

8. Klinischer Einsatz von Glutamin im Atkins Center for Complementary Medicine

9. Klinische Ergebnisse aus dem Atkins Center for Complementary Medicine

10. Azuma et al., *Therapeutic effect of taurine in congestive heart failure: a double-blind crossover trial,* Clinical Cardiology 8 (1985), S. 276–282

11. Ellis, FR. und Nasser, S., *A pilot study of vitam B_{12} in the treatment of tiredness,* British Journal of Nutrition 30 (1973), S. 277–283

12. Atkins, Robert C., *Dr. Atkins' Health Revolution* (Boston, Houghton Mifflin, 1988)

13. Mohler H. et al., *Nicotinamide is a brain constituent with benzodiazepine-like actions,* Nature 278 (1979), S. 563–565

Auch: Yogman, M. und Zeisel, S., *Diet and sleep patterns in newborn infants,* The New England Journal of Medicine 309 (19) 1983, S. 1147

14. Anderson, R. A. et al., *Chromium supplementation of humans with hypoglycemia,* Federal Proc. 43 (1984), S. 471

Auch: Curry, D. L. et al., *Magnesium modulation of glucose induces insulin secretion by the perfuses rat pancreas,* Endocrinology 101 (1977), S. 203

15. Coggeshall, J. C. op. cit.

Auch: Liu, V. J. und Abernathy, R. P., *Chromium and insulin in young subjects with normal glucose tolerance,* The American Journal of Clinical Nutrition 25 (4) 1982, S. 661–667

Benutzte Quellen

Auch: Ceriello, A. et al., *Hypomagnesemia in relation to diabetic retinopathy,* Diabetic Care 5 (1982), S. 558–559

Auch: Shigeta, Y. et al., *Effect of coenzyme Q, treatment on blood sugar and ketone bodies of diabetics,* Journal of Vitaminology 12 (1966), S. 293

16. Childs, op. cit.

Auch: Horrobin, op. cit.; Saynor, op. cit.; Railes und Albrink, op. cit.; Cattin, op. cit.; Grundy, op. cit.; Bordia, op. cit.; Ernst, op. cit.; Simons, op. cit.; Day und Trueswell, op. cit.

17. Jamal, C. A. et al., *Gamma-linolenic acid in diabetic neuropathy,* Lancet 1 (1986), S. 1098

Auch: Ceriello, A. et al., *Hypomagnesemia in relation to diabetic retinopathy,* Diabetes Care 5 (1982), S. 558–559

18. Cohen, L., *Magnesium and hypertension,* Magnesium Bulletin 8 (1986), S. 1847–1849

Auch: Azuma, J. op. cit.,

Auch: Norris, P. G. et al., *Effect of dietary supplementation with fish oil on systolic blood pressure in mild essential hypertension,* British Medical Journal 293 (1986), S. 104

19. Kosolcharoen, P. et al., *Improved exercise tolerance after administration of carnitine,* Current Therapeutic Research November 1981, S. 753–764

Auch: Haeger, K., *Long-time treatment of intermittent claudication with vitamin E,* American Journal of Clinical Nutrition 27 (10) 1974, S. 1179–1781

Auch: Kamikawa, T. et al., *Effects of coenzyme Q_{10} on exercise tolerance in chronic stable angina pectoris,* American Journal of Cardiology 56 (1985), S. 247

Auch: Taussig, S. J. and Nieper H. A., *Bromelain: its use in prevention and treatment of cardiovascular disease: Present status,* Journal of International Academy of Preventive Medicine 6 (1) 1979

Auch: Bordia, op. cit.

20. Goebel, K. M. et al., *Intrasynovial orgotein therapy in rheumatoid arthritis,* Lancet 1 (1981), S. 1015f.

Auch: Barton-Wright, e. C. und Elliot, W. A., *The pantothenic acid metabolism of rheumatoid arthritis,* Lancet 2 (1963), S. 862–863

Auch: Roberts, P. et al., *Vitamin C and inflammation,* Medical Biology 62 (1984), S. 88

Auch: Sorenson, J., in *The Anti-inflammatory Activities of Copper Complexes, Metal Ions and Biological Systems,* Marcel Dekker, 1982, S. 77–125

Register

Adipositas 30
Aerobische Übungen 267, 268
Allergien 22, 29, 140, 257; *siehe auch Nahrungsmittelunverträglichkeiten*
Anaerobische Übungen 268
Antidiabetika 95
Antioxidanzien 110, 192, 273
Arteriosklerose 30, 141
Arthritis 20, 193
– Ernährungszusätze 281

Ballaststoffe 192, 279
Benigne-Diät-Ketose (BDK) 22, 44, 68 ff.
Biotin 156, 274, 277
Blutdruckmessung 98
Blutfettwerte 45
Bluthochdruck 17, 29, 30, 45, 66, 98
– Ernährungszusätze 281
– als Herz-Kreislauf-Risiko 182
– und Hyperinsulinismus 184
Bluttests 96, 130
Blutzuckerspiegel 16, 102

Candida albicans 139, 160, 192
Candidamykose 160
– Krankheitsbild 164
– Standardbehandlung 166
Carnitin 192, 278
Cholesterinspiegel 20, 45, 95, 96, 133
– Ernährungszusätze zur Senkung des 281
Chrom 155, 276, 279
Chrompicolinat 156, 191, 274
Coenzym Q_{10} 278

Dauerdiät *siehe Diätphase zwei*
Depressionen 18, 28
Desserts 373–379
Diabetes 16, 29, 30, 45, 64, 98, 141, 146 ff., 264
– Ernährungszusätze 281
– Nährstoffgaben 156
Diät
– bewußt unterbrechen 293
– fettarme 37, 40
– ketogene 68
– kohlenhydratreduzierte 16, 27
Diätformel 274, 275
Diätphase drei 28, 247 ff.

Diätphase eins 28, 69, 75, 93
– Abendessen 109, 318
– auswärts essen 123
– Frühstück 314
– Getränke 322
– Mittagessen 109, 316
– Regeln 101 ff.
– Snacks und Brot 313
– Speiseplan 105 ff., 310
– Vorüberlegungen 95
Diätphase vier 28, 45, 69, 247, 250 ff.
– Abendessen 321
– Frühstück 315
– Getränke 322
– Mittagessen 317
– Snacks und Brot 314
– Speiseplan 312
– Spezialfrühstück 316
Diätphase zwei 28, 103, 113, 217 ff.; *siehe auch Reduktionsdiät*
– Abendessen 318
– Frühstück 315
– Getränke 322
– Mittagessen 317
– Snacks und Brot 313
– Speiseplan 311
Diuretika 95, 236
Dressings 355–361
Durchfall 190

398

Register

Eierspeisen 331–336
Einleitungsdiät *siehe*
    Diätphase eins
Emotionale Unausgegli-
    chenheit 142
Ernährungsbedingte Be-
    schwerden 29, 30, 130,
    139 ff.
Ernährungszusätze 110,
    155, 156, 189, 191 ff.,
    237, 272 ff.
    – Grundformel 279
Eßverhalten, zwanghaftes
    286

Fette 26, 198 ff.
    – Vorzüge 40
Fettempfindlichkeitstest
    189
Fettfasten 243
Fettleibigkeit 16, 30, 45,
    164
    – gestörter Kohlen-
    hydratstoffwechsel 18
    – des Oberkörpers als
    Herz-Kreislauf-Risiko
    182
    – stoffwechselbedingte
    98
Fettmobilisierende
    Substanz (FMS) 72, 80,
    102, 241
Fettsäuren, essentielle
    277
Fettsucht *siehe Fettleibigkeit*
Flüssigkeitsretention 279
Formuladiät 241, 284
Frühstücksgerichte
    314–316
Fünfstunden-Glukosetole-
    ranztest (GTT) 98, 151,
    160

Geflügelgerichte 337–354
Gelenkschmerzen 28, 130
Getränke 322

Gewichtstabelle 222
Glukose 60
Glukosespiegel 96, 139
Glukose-Intoleranz *siehe*
    Hypoglykämie
Glukosetoleranzfaktor
    (GTF) 155, 276
Glukosetoleranztest
    (GTT) 97, 98, 145, 152
    – Bewertung 154
    – eingeschränkte 155
Glykopathie 141
Glyzerin 157

Harnsäurespiegel 95, 96
Heißhungeranfälle 291
Herz-Kreislauf-Beschwer-
    den 16, 17, 29, 45,
    174 ff., 264
    – Ernährungszusätze
    281
    – und fettreiche
    Ernährung 203
    – Tödliches Quartett
    182
Hunger 73
    – Hilfe gegen 279
Hyperinsulinismus 16, 30,
    40, 45, 51, 55, 63 f., 98,
    141, 150, 154, 234,
    256
    – als Herz-Kreislauf-Ri-
    siko 182
Hypoglykämie 29, 45, 51,
    65, 102, 139, 141
    – Ernährungszusätze
    280
    – als Herz-Kreislauf-
    Risiko 182
    – reaktive 98, 100, 142,
    151
    – Symptome 142, 157

Idealgewicht 221
    – Anhaltswerte 222
    – halten 250, 268, 285

Insulin 16, 29, 60 ff., 95,
    148
Insulinfalle 66
Insulinmangeldiabetes
    62, 71
Insulinresistenz 16, 63,
    141, 259
Insulinspiegel 95, 96
    – hoher als Herz-Kreis-
    lauf-Risiko 68, 182

Kaliummangel 241
Kalorien
    – Definition 19
    – und Gewichtszu-
    nahme 19
Kalorientheorie 16
Kekwich, Prof. Alan 77
Ketoazidose 71
Ketogene Diät 68
Ketose 22, 67, 68 ff., 102,
    110, 241
Kohlenhydratabhängig-
    keit 52
Kohlenhydratangaben
    380–386
Kohlenhydrate 16, 26
    – gesunde 31
    – richtiges Niveau
    252
Kohlenhydratgehalt 105
Kohlenhydratschwelle,
    kritische (KKSG) 113,
    224, 227, 284
Kohlenhydrat-
    steigerungen 229
Kohlenhydratstoffwech-
    sel, gestörter 18, 26, 48
Kohlenhydratsucht 17,
    51, 257
Kohlenhydrattabelle
    380 ff.
Konzentrationsprobleme
    28, 142
Kopfschmerzen 18, 28,
    130

Register

Krebserkrankungen 264
– und fettreiche
Ernährung 208 ff.
Kritische Kohlenhydrat-
schwelle (KKS) 33, 254,
290

Lecithinkörner 191
L-Glutamin 157
Lipid-Mobilisierer 72,
241; *siehe auch Fettmobi-
lisierende Substanz (FMS)*
Lipidprofil 189
Lipolyse 22, 67, 68 ff., 88,
102, 110, 241
Lipolyse-Teststreifen
(LTS) 110, 112, 227,
238

Magnesium 156
Mangan 156
Mangelernährung 140
Mattigkeit 18
Medikamente, gewichts-
verlusthemmende 95,
236
Meeresfrüchtegerichte
337–354
Müdigkeit 18, 22, 28, 102,
142
– Hilfe gegen 280
Muskelschmerzen 28

Nährstoffgruppen 26, 277
Nahrungsmittelabhängig-
keit 140
Nahrungsmittelunverträg-
lichkeiten 29, 45, 51,
139, 160, 168 ff., 257;
siehe auch Allergien
– Symptome 172
Nervosität, Hilfe gegen
280
Niacin 192
Nikotinabhängigkeit 29

Omega-3-Fettsäuren 191,
277

Pantethein 191, 274, 276
Pawan, Gaston L. S. 77
Permanente Diätphase
siehe Diätphase zwei
Pilzinfektionen 29, 45,
139, 159 ff., 256
Prädiabetes 98, 100, 141
Prämenstruelles Syndrom
29, 146, 277
Proteine 26
Psychische Probleme 142
Psychologische Vorteils-
mahlzeit 322
Pyridoxin-Alpha-Keto-
glutarat (PAK) 278

Reduktionsdiät 217 ff.;
siehe auch Diätphase zwei
Reizbarkeit 18, 28, 142
Rindfleischgerichte
337–354
Rotationsdiät 171, 172

Salate 355–361
Schilddrüsenprobleme
237
Schlafstörungen 28, 142
– Hilfe gegen 280
Schlaganfall 16
Schwindelgefühle 28
Selen 157, 193, 273, 274,
276
Sodbrennen 28
Speisepläne 310–312
Sport 220, 263 ff.
Stoffwechselstörungen
16, 30
– Beschwerde-
symptome 18, 22, 102
Stoffwechselvorteil 75,
103, 265, 283
Stoffwechselwiderstand
34, 45, 113, 134, 223

– Anhaltswerte 224
– hoher 235 ff., 242, 245
– relativer 236
Suppen 328–330

Triglyzeridspiegel 95, 96,
134
– Ernährungszusätze
zur Senkung des 281
– hoher als Herz-Kreis-
lauf-Risiko 182

Übergewicht, Grund-
muster 48
Umkehrungsdiät 292
Untersuchungen,
vorbereitende 96 ff.

Vegetarische Gerichte
131, 362
Verstopfung 131, 166, 279
Versuchungen, Strategien
gegen 285
Vitamin C 156, 193, 273,
277
Vitamin-B-Komplex 156,
192, 274
Vitaminzusätze 53, 135,
273
Vor-Erhaltungsdiät
siehe Diätphase drei
Vorteil auf Stoffwechsel-
basis 75, 103
Vorteilsmahlzeit,
psychologische 322

Warnhinweise zur Atkins-
Diät 96, 115, 135
Wassereinlagerungen 28
Wunschgewicht 15;
siehe auch Idealgewicht

Zink 156, 274
Zucker 58
Zwischenmahlzeiten
367–368